他的癌細胞消失了

1～99歲都適合，讓你告別癌細胞、不生病的82道全食物料理

〔暢銷新版〕

陳月卿——著

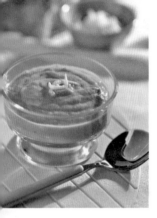

目錄 CONTENTS

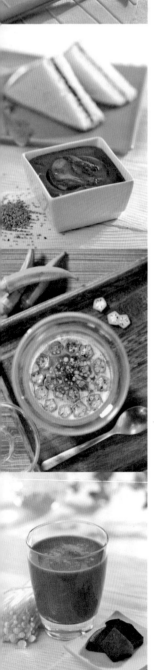

part 1
養命之道：防癌、抗病的全食物飲食法

part 2

自癒力之本：全天然雞尾酒飲食法 82 道對症精力湯食譜

本書僅供預防及調養，不可取代醫療

全食物是愛的養生法

　　因為媽媽的愛，也因為太愛媽媽了，所以認識、也同時跟著實行了月卿姐的全食物精力湯養生法。

　　三餐幾乎都是外食的我，很容易營養不均衡。以前，我會猛塞各種維他命求心安，但自從接觸全食物養生法之後，現在只要早晨喝一大杯充滿各式蔬果、堅果，以及酵素打成的精力湯，就可以將飲食不均衡時要吞下的瓶瓶罐罐維他命全丟進垃圾桶，同時也可以避免讓身體還要花力氣去分解那些濃縮化學藥錠。

　　我喝精力湯最明顯的效果，就是從小飽受便秘困擾的狀況獲得了改善，現在經常是喝到一半就得去解放身體裡的毒素、廢物了。每天早晨一杯精力湯，再搭配一碗大燕麥，這樣高膳食纖維的早餐讓我輕鬆維持身材，也讓我的便秘及遺傳性高膽固醇獲得了改善。

　　在月卿姐提倡的全食物概念中，蔬果的皮、梗、果肉、籽等，都是人體需要而有益的營養素。這個想法也讓我聯想到，人生好像也是如此，不管什麼樣的遭遇，我們都要全盤接受、勇敢面對，人生才會完整。

　　真的很開心能受月卿姐之邀，跟大家分享我喝精力湯的經驗和心得。我想，我真的得收筆了。這本書的內容都是月卿姐花了很多努力和心思，為大家的健康整理出來的專業資訊，我再講下去，就真的是在關公面前耍大刀了！最後，我要邀請大家跟我一起為月卿姐的用心與愛心掌聲鼓勵！本書版稅將捐贈給癌症關懷基金會，讓我們在閱讀這部寶典養生的同時，也能幫助需要幫助的人，既養生，也養心！

知名歌手

田馥甄 Hebe

患上癌症後如何抗癌？
我的抗癌心得

　　大家知道我生病後，很熱心地跟我分享抗癌心得。例如，陳月卿女士分享自己如何利用飲食照顧同樣罹癌的丈夫蘇起，讓他逐漸康復，也給了我不少信心。那天，她帶我們到工作室，親自示範了用全食物調理機製作五種兼顧營養和美味的精力湯，有鮮豔的果蔬精力湯，也有用蒸熟的黑木耳、黑豆、黑糯米飯、黑芝麻和黑糖調理的補氣黑五寶精力湯，以及適合當早餐的綜合米漿飲品。回家後，我們照著做，每天早上一杯精力湯，減肥、通便、排毒、增強免疫力。最重要的是，一早起來，胃是空的，這時候吞下肚正是胃吸收最好的時機，你吃健康的東西讓它全吸收進去，多好。

　　一段時間後，我慢慢適應了健康食物的口感，精神變好了、便秘問題解決了、所有指標都正常了，痛風也沒了。不過，還要強調一點的是，健康飲食的目的是健康，減肥是次要的；還要配合良好的睡眠習慣和運動，同時也要注意食物的來源，除非確知是無農藥的有機蔬菜，否則要避免生食。

　　我的飲食原則大抵著重四大類食物的質量均衡：

　　（1）多吃蔬果、全穀類、海產品、低脂或無脂食品，以及豆類、堅果等；

　　（2）少吃紅肉和加工過的肉類；

　　（3）糖是公認對身體不好的食品，也是癌細胞最愛的養分，少攝取油炸類食物、甜食和含糖飲料。

　　總的來說：

1、首先，睡眠是非常重要的。

2、心情和壓力，要做適當的運動鍛鍊身體。

3、有飲食方面，要均衡飲食。

4、幽默感是治療癌症的良藥。

創新工場董事長
李開復

親身實證 一餐一杯精力湯，
讓我的 B 肝帶原「不見了」！

　　結婚幾十年很少下廚甚至不開冰箱門的我，最近幾年卻愛上了廚房，常常在廚房裡東摸摸、西弄弄。過去不做，是因為工作太忙實在沒有時間張羅吃的喝的，全靠老婆大人一手主持。現在半退休了，時間不再那麼緊張，在做完自己有興趣的事情以後，晃進廚房洗幾個碗、燒個小菜，具有難得的調劑甚至療癒的效果。

　　說它療癒，是因為過去不管在政府工作或研究教學，很多事情常常忙得精疲力盡，最後卻發現白忙一場。但在廚房裡，任何事絕對一分耕耘、一分收穫，絕不會白忙；成就感是立即的，老婆的讚美更加甜蜜無比。

　　三餐裡的早餐當然是重中之重。過去都是月卿操刀，現在多半由我負責，這樣她較有時間打坐，做點晨操、美容操。我依她的規劃，一天做豆穀漿，一天做以蔬果為主的綠拿鐵，每人每天五百 CC，材料常依季節更換，力求種類及顏色的多樣化。剛開始做時嫌麻煩，熟練以後卻覺得所需時間其實不算多。最重要的是，每天出門前有信心自己身體當天所需的營養已經打好了基礎。去年健檢時醫生居然告訴我說，我的 B 肝帶原「不見了」。這當然讓我每天更有動力為我倆的健康而努力。

　　在這個大變動的時代，所有身外之物，說來就來，說走就走。唯一不變的就是自己和家人健康的重要性。所以不管您多忙，每天花點時間照顧一下健康，絕對是必要的！

台北論壇董事長
蘇起

創造「真健康」的幸福人生

　　月卿嫂與蘇起兄是一對令人稱羨的夫妻，除了平常朋友聚會時總是看到他們出雙入對、十指緊扣的恩愛模樣，月卿嫂對蘇起兄的關愛與溫情，更已成舉世皆知的透明資訊。

　　為了照顧先生，月卿嫂可以想盡各種方式上山下海，為了對一人之愛啟發了生機飲食的探索之旅，也因為如此，蘇起兄的病情得以奇蹟式地恢復，歷經二十多年而未復發，甚至比以前還要健康。後來月卿嫂更將這份對一人之愛擴及大眾，轉化為更寬廣的分享，這種精神令人佩服。

　　當側面聽到我動腎臟手術的消息後，月卿嫂不但主動關懷，並給予指導，但是我必須坦白招認我真的不是個好學生，雖然稍有努力，至今仍無法百分之百的力行。但我也確信月卿嫂從國內橫跨國際所研究、推廣的全食物養生法，為讀者創造了快速學習的捷徑，相信一定對許多有健康困擾的朋友有很大的助益。

　　隨著高齡化社會的來臨，保持健康的身體，是每個人必須對自己、對家人以及對社會負責任的表現，如何健康終老將是每個人一生重要的課題。「你的食物就是你的良藥。」讓我們跟著月卿嫂的腳步，藉由吃對食物、吃真食物、吃全食物，創造一個「真健康」的幸福人生！

公益平台文化基金會董事長
嚴長壽

成功案例與見證心得分享

第一次見到陳姐，是在癌症關懷基金會 2013 年舉辦的「小樂活親子夏令營」裡。沒有名人的架子，親切地和大家閒話家常，是我對她的第一印象。

這兩年持續撰寫癌友生命故事，更深切瞭解癌友透過陳姐的飲食著作，以及基金會推廣的「癌友飲食指導專班」所獲得的實質幫助。藉由正確飲食觀念的建立，讓許多人擺脫罹癌的徬徨無助，從改變中看到重生的希望。

在陳姐身上，我感受到她力行「一點點」哲學的柔性力量。凡事一點點持續做，期許自己也能成為對他人產生良性影響的那顆蒲公英種子。

癌症關懷基金會志工　念慈

年輕時為了長輩的期待，也為了符合社會期許，努力工作絲毫不敢倦怠。漸漸的賺錢與升職成了最重要的事，常常塞個麵包就繼續工作，或下班後補償性的大吃大喝。當感到頭痛、胃痛、感冒、過敏、就胡亂塞止痛藥。

身體終於抗議了，那是 104 年的事。醫生宣判我罹患乳癌 2 期，淋巴也遭到感染，必須立刻手術及接受 16 次的化療。當時除了接受正規的治療，來自四面八方關心的親友陸續提供許多抗癌秘方、抗癌食物和網路上、書局裡過多的資訊常讓我不知所措。

直到看見名主播陳月卿女士，用全食物照顧術後 5 年存活率低於 3 成、罹患肝癌的蘇起先生，20 多年來竟然被照顧的更健康，那是多麼振奮人心，這才是我所追求的啊！

剛好在癌症關懷基金會網站上看到：癌友飲食專班台中班第一屆招生，立刻報名參加。連續 16 週的課程及營養師量身訂製的飲食規劃，教我利用當季盛產的

全食物為自己抗癌，只要改變飲食習慣，根本不需要花大錢買貴森森的營養品，就能獲得最佳免疫力。

我最大的改變就是不再頭痛，胃潰瘍也好了，順利完成化療。神奇的是臉上原有的斑點也消失了，整個人看起來更年輕。多虧月卿姐將對蘇起大哥的愛化為大愛，推動全食物、全營養的飲食觀念，照福的不只是癌友、慢性病患；還有小樂活健康飲食推廣，讓孩子們養成良好基礎。月卿姐更時常親自在志工群組叮嚀、分享正向的資訊，例如世界上最快樂的人 詠給明就仁波切如何從憂鬱走出來的方法，讓我身心都受到很棒的啟發。

每天早上兩杯的約定，一杯黑芝麻糙米豆漿，一杯精力湯，簡單又有效率的開啟美好的一天。現在我與先生比以前更健康有活力，今年即將脫離重大傷病卡，我好想大聲的說聲：謝謝您！

癌症關懷基金會癌友 育慧

~~~~~~

人生如戲，只是有些橋段會被迫脫稿演出，102 年 3 月老天送來一份大禮，接著在先生、小孩及親友的支持下開始長達一年半的化療。期間先生買回"每天清除癌細胞"一書，每天參照食譜飲用百合薏仁漿，大大減緩化療副作用，治療期間體重上升還能料理三餐，洗衣，接送小孩，由衷感謝陳姐的分享。

一次機會在先生的陪伴下聆聽工研院為院友舉辦的一場講座，見到陳姐本人，會後興奮地跟心目中的偶像當面表達感謝，也經由這個機緣參與癌症關懷基金會的飲食專班，三個月的課程皆有專業營養師細心教導，量身打造專屬的黃金密碼。結業後奇蹟發現竭盡所能改善五年的高膽固醇居然出現正常值！其中好的膽固醇指數還大幅上揚，內心充滿無限希望且信心倍增。

學會這套簡單容易執行的全食物飲食法，讓我成為家人的營養師，先生一年內自然減重將近十公斤，兩個女兒也清楚食物的搭配跟取捨，更進而推廣給女兒學校的同學、老師、志工們還有周遭的親友。

感謝陳姐與基金會的教導，讓我們在飲食調理跟心理都有堅強的依靠。現在生活中最快樂的事情之一就是每週五到基金會當志工和在重生紀念日捐款給基金會，因為答應孩子要白首偕老，所以希望持續捐款五十年，也效法陳姐不斷地把愛傳出去。

癌症關懷基金會癌友　**莉慧**

~~~~~~

我是在 2013 年的 6 月確診得了攝護腺癌的。由於身心障礙，身體嚴重變形，花了 8 個小時才完成摘除手術；術後不是很理想，體重掉了 10 公斤，PSA 一度飆升至 0.7，主治醫生懷疑可能移轉，動用注射型荷爾蒙阻斷劑才勉強控制住，那時的我命若懸絲、萬念俱灰，連身後事都已經安排好。

2014 年 10 月參加了癌症關懷基金會的飲食指導班，陳月卿董事長的第一堂課，就如醍醐灌頂，她要我們先自覺為何得癌症，然後改變不好的飲食習慣，這樣才有希望。以前我無肉不歡，嗜好甜食，喜吃香腸，這些都是致癌的有力佐證，隨著課程的進展，黃金密碼和兩種湯，澆灌我生命深處，並身體力行。

2017 年 7 月從大學教職屆齡退休，馬上轉銜務農種柚子，閒暇時練習寫作，以每年出版一本的進度自我要求，尤足樂道者，與妻登大山 (黃山、玉龍雪山…等)，遊遠方 (布拉格、維也納、巴黎等)，踏遍大江南北，日子過得緊湊歡愉，且充滿盼望。

今年 4 月完成絲路青海之旅，站在鳴沙山上，望著漠漠黃沙，深深體會絕非病床所能望其項背，感謝董事長及癌症關懷基金會夥伴，賦予我新的生命歷程，也期盼癌友們遵照董事長的提示，秉持好食物、真食物、全食物，貫徹實踐，一起享受健康平安和快樂。

<div align="right">癌症關懷基金會癌友　**春山碧樹綠**</div>

~~~~~~

2015 年與死神擦肩而過，腫瘤與主人同樣的性格，再大的挫敗也不向命運低頭，做了四次化療，藥已用到最毒的了，它 (腫瘤) 依舊屹立不搖的守在我的腦內。

原本正想向世界宣佈輸了的我，突然接到一通電話：「2016 年 9 月 2 日請您到癌症關懷基金會來聽一下第十梯飲食指導專班的說明會」，就這樣與您和基金會結緣至今。感謝您的大愛帶領著基金會內的所有人，幫助著這些中獎後不知所措的人找到出路，多了一線希望。

因本身在生病前，完全沒有買過菜，煮過飯，更不用說什麼菜是什麼名字，看了也叫不出來。剛開始每天準備精力湯及高鈣黑芝麻豆漿真的花了非常多時間，但是，找到自己的方式後就輕鬆了許多，甚至現在就跟我在工作時一樣，不斷的求新求變，常常會把精力湯的原食譜改版，改成自己喜歡的口味。

現在最大的收穫就是我比生病前吃得更健康，還可以跟別人分享我的抗癌歷程及目前的養生方法。我常常都會跟周邊的朋友說，想更愛自己的話，就要每天一早起床，先把一天所需要消耗能量的兩杯精力湯喝下去；還要告知他人癌症並非絕路，它 (身體) 只是在提醒你，要你改變，好好對待它。重要的是你要改變對它的方式。

癌症關懷基金會癌友　富裕

自序
戰勝最致命的死亡原因

2019/4/10

　　世界上最可怕、比癌症還致命，全球 50% 死亡人口都因為它，你揪出這個凶手了嗎？

　　根據最新的醫學期刊「柳葉刀」刊出華盛頓大學莫瑞教授 (Christopher Murray) 的分析，2017 年，全球 1/5 人口，高達 1100 萬，是因為這個原因而白白送命——吃太鹹、健康食物吃不夠。

　　要解決這個問題很簡單，那就是多吃健康食物，這也是這本書最重要的主旨——幫助大家用最簡單、易實踐的方法，吃夠健康食物。

　　無論是我先生從肝癌患者到 B 肝帶原完全消失；或是化療無效、放療只縮小 0.3 公分，帶著 3.2 公分的淋巴癌腦轉移來參加癌症關懷基金會飲食專班的癌友，半年後腦瘤完全消失；以及從過去到現在，許多跟我分享因為實踐我推薦的飲食方式而輕鬆走過化療、戰勝疾病、重獲健康、減肥成功、改善三高、過敏、失眠、更年期症候群的朋友，都讓我對這一套飲食方式所帶來的療癒力量更有信心，也讚嘆人體的自癒力實在太奇妙，更發願要把這樣的好消息、好方法傳布給更多有需要的人。

　　二十八年前我先生蘇起因為健康檢查發現一個超大的肝腫瘤，直徑達 16 ～ 18 公分，手術成功切除後，為了避免轉移和復發，並全力爭取當時不到 15% 的五年存活率，我走上了研究健康養生之路。或許是上蒼指引，或許是機緣巧合，我很快就找到了恢復健康的第一把鑰匙——那就是天然食物。尤其在聽過一場演講後，我學到了把多元的天然好食物攪拌成精力湯這個概念，從此好像溺水的人找到了浮木，每天不間斷的實踐、檢驗、改進，終於……不僅自救成功、先生和我都恢復健康，又生了兩個可愛的寶寶，如今都已長大成人；還在不知不覺中感染了許多人，和我們一樣走上健康飲食之路。全食物飲食法不僅讓我的人生從黑白變彩色，且越

來越充實、富足、幸福，我心裡充滿感恩，除了努力回饋，再無其他奢求。

於是，我把這一連串因為「先生罹癌」這個晴天霹靂而學到的寶貴功課，寫成這本書的前身〔每天清除癌細胞〕，並且捐出部分版稅，藉著癌症關懷基金會，幫助更多癌友進行飲食營養改善；又從校園著手，組織營養師運用生動活潑的動漫教材、教小朋友學習健康飲食的觀念，提早預防肥胖和慢性疾病。

一晃將近十年。我知道不少讀者把〔每天清除癌細胞〕當成他們的葵花寶典，但是隨著時間，我又累積了更多資訊、經驗和食譜，醫學上又有更多的發現，食物更成了改變基因、預防疾病的顯學，於是為了補「每天清除癌細胞」的不足我進行了大規模的改寫，不僅增添新的研究資料、更新增許多實用的食譜。尤其癌症、化療部分，內容幾乎全部更新，以納入許多新的研究發現，以及因應不同癌別而推薦的食物。當然也包含過去幾年來我們在癌症關懷基金會進行癌友飲食指導計畫所獲得的經驗和統計結果，希望更充實的內容，能幫助更多人找回健康。

2010 年，「每天清除癌細胞」首次出版，我引「用食物做化療」的理論，鼓勵大家實踐健康飲食，用天然食物特別是植物抗發炎的力量來防癌、抗癌，並預防或加速各種因發炎引起的慢性疾病的痊癒。當時這方面的研究剛露出曙光，醫療界對用飲食、營養抗癌仍莫衷一是，有些甚至斥為無稽。但越來越多的研究一再證實：改變飲食習慣和生活方式，無疑才是逆轉健康，讓身體展開自癒的關鍵因素。就連醫師現在也承認：未來疾病的解藥，不是靠藥物，而是靠天然食物中的植化素與抗氧化物質 [1]。更令人振奮的是，近年來歐尼斯 (Dean Ornish, M.D.) 和最早發現端粒酶的布萊克本 (Elizabeth Blackburn) 博士合作的一連串研究發現：提高端粒酶活性、逆轉細胞老化的，不是減重、也不是運動，而是飲食 [2]。甚至「好的營養還可以預防先天基因所造成的疾病」[3]。因此，越來越多患者在接受醫療的同時，也希望能調整飲食以加速痊癒。為了滿足這些讀者的需要，本書特別針對不同症狀的營養需求和宜忌，提出飲食建議，並且將食譜分門別類，以方便讀者查考和進行飲食調養。

不過，本書最主要的目的還是預防。因為「預防勝於治療」始終是顛撲不破的真理。用飲食預防疾病，包括癌症、心臟病、高血壓、糖尿病、肝病不僅可行，也是二十一世紀預防醫學的主流。好的飲食通常對全身的健康都有益，所以書中

的所有食譜都適合未病者用以增進健康、預防疾病。除了健康之外，好吃和簡單方便也是食譜設計的考慮因素，希望幫助忙碌的現代人用美好的飲食促進健康。

這本書除了我個人的經驗和食譜之外，也分享了一些「達人」和「過來人」的心得、實例和食譜。他們的分享與見證使本書更多元、更具說服力，相信也能嘉惠更多人。在這裡特別要謝謝他們無私的分享。

這本書能順利出版，要感謝許多讀者跟我分享實踐這套飲食帶給他們的「健康加分」，他們的喜悅和鼓勵給我很大的激勵。我也要感謝所有在我的部落格和臉書粉絲頁上提出個人健康問題的朋友，為了解答你們的問題，我做了許多研究，是你們的問題推動我在這個領域繼續成長，並且研發更多適合不同疾病患者的全食物精力湯。

我還要謝謝大侑健康的講師群，包括莊曉錡、王欣瑜、張雅雲、賴碧玲、何佳臻、邱于恬、和許意鈴。她們不僅提供自己的得意食譜，還幫我做實驗、抓食材比例，測試怎麼做更好吃、更營養，並且幫我逐道計算熱量。改版增添許多新食譜，要感謝我的助理黃筱蓉幫我彙整近年來我在各雜誌、節目、演講所分享的食譜。沒有她們，這本書不可能順利完成。

尤其要感謝台北郵政醫院黃淑惠營養師幫我審閱食譜，並提供寶貴意見。黃營養師本身學營養，兼習中醫，還每天洗手做羹湯，跟我一樣既關注家人飲食，又希望有助提升公眾健康。當然，這本書的編輯群更是功不可沒，除了讓本書更具可讀性之外，你們的耐心催稿，是這本書能如期改版完成的重要因素。

為了感恩惜福，回饋社會，這本書的部分版稅將持續捐助「癌症關懷基金會」，進行「癌友飲食指導計畫」。這個計畫由營養學者、公衛專家、醫師和營養師一起推動，不僅幫助高風險、低收入的癌友家庭改善飲食營養、提升生活品質，同時希望計畫的研究成果能逆轉不斷加速的癌症時鐘，提升全民健康。謝謝許多愛心人士捐款贊助這個 計畫，也歡迎您的加入。讓我們一起攜手藉著健康美味的飲食，逆轉癌症、三高的發生率，建立一個更健康、更美好的社會。

註 1　喬爾 傅爾曼醫師《用植物營養素戰勝疾病》
註 2　麥克 葛雷格醫師與金 史東合著，《食療聖經》，P.39
註 3　柯林 坎貝爾博士 (T. Colin Compbell)，《救命飲食》，P.23

用食物為自己做化療

我們能藉著飲食餓死癌症嗎？Can we eat to starve cancer?

過去，許多人的答案是「笑話！」、「怎麼可能?!」，但是現在越來越多科學家認為可能，並且呼籲大眾採取行動。

2010 年二月，美國血管新生基金會共同創始人、也是癌症研究專家李威廉(William W. Li, M.D.)[1] 受邀在知名的 TED 講堂發表演說指出：「無論是哪一種癌症都以血管新生為重要特徵，若沒有血液供給，原初的腫瘤頂多長成半立方毫米大小。」那麼，除了各種抗血管新生的標靶藥物之外，在飲食中加入能抗血管新生的食物，是否能刺激體內的防禦系統反擊餵養癌細胞的血管？也就是，「我們能藉著吃來餓死癌症嗎？」

李威廉堅定的說：「是的！因為大地之母早已遺下了大量能夠天然地抑制血管新生的食物、飲料和藥。——實驗測試能夠抑制血管新生的藥物，並比較某些食物跟這些藥物對血管新生的效果，**我們發現某些食物的效果甚至比藥物好，如大豆、荷蘭芹、大蒜、葡萄跟莓類、番茄，也有一些證據顯示這樣的飲食能減少大約一半的罹癌機率**」。

所以李威廉在演講最後呼籲：「重視我們的飲食，**食物本身就是我們一日三次的化療。**」

那天，當我看完這場精采的演說，忍不住熱淚盈眶，並且擊掌叫好。因為，我終於找到一個知音，看到清楚的科學根據，可以更大聲、更堅定地推廣我的**「用營養抗癌」**計畫。因為過去十幾年來，我一直運用這樣的飲食來協助我先生避免癌症復發，而我自己也從一個「藥罐子」變成「健康達人」，還在 40 歲高齡先後生育一對兒女。可以說：我用自己和家人的人體實驗，見證了「用食物做化療」

的可行性和成效。

我的秘密武器就是用大豆、荷蘭芹、葡萄、莓類、番茄、花椰菜、紅蘿蔔、南瓜、全穀類、堅果——這些自然界的平凡靈芝草，混合起來打成全食物精力湯，讓它們發揮「協同作用」。這就是我認為的「用食物為自己做化療」，是最健康、最自然、也最便宜的「食物雞尾酒療法」。

李威廉也在演講中提到食物的『協同效果』，發現「當混合兩種單獨使用時效果不高的茶，其效果比各自單獨使用來得高」。許多頂尖的癌症專家也有同樣的結論。由於營養免疫學的各種發現，這些專家開始在癌症療程中加入營養豐富的食材，但是他們發現，單一植物性食物的抗癌功效並不能帶來理想的治療效果，不同種類的植物營養素似乎必須發揮協同作用，相互配合運作才能產生最佳效果，因此他們建議**均衡多元的攝取有益健康的全食物，以發揮綜效，他們認為這是提升免疫力對抗癌症最好的方法**。

其實不只是癌症，李威廉說，**包括心血管疾病、糖尿病、阿茲海默症、肥胖等 70 多種疾病，表面上看起來毫無關係，事實上，都以「異常血管新生」為共同特徵**，所以同樣可以用這種飲食來預防或加速痊癒。

李威廉強調：「對這個世界的許多人而言，藉著改善飲食來治療癌症，可能是唯一可靠且實際的辦法；因為並不是每個人都能夠負擔末期癌症治療的費用，但是**每個人都能因為地區性、永續性的抗血管新生飲食而受惠。**」

這也是我的心願，而且我和一群志同道合的學者專家、營養師已經攜手走上這條道路。

註 1　李威廉（William W. Li,MD），現任美國血管新生基金會會長，是血管新生領域研究開創者哈佛教授福克曼博士（Dr. Judah Folkman）的學生，投入血管新生研究及臨床醫療二十九年，曾受邀於美國國會為血管新生等議題作證，並經常受邀在政府單位及醫學機構發表演講，並於《新英格蘭醫學期刊》等知名刊物發表論文。他領導的美國血管新生基金會是一個非營利機構，致力於血管新生等學術研究與國際合作，合作單位包括美國國家衛生院（National Institutes of Health）、美國癌症研究院（National Cancer Institute）及美國食品與藥物管理署（Food and Drug Administration）等。

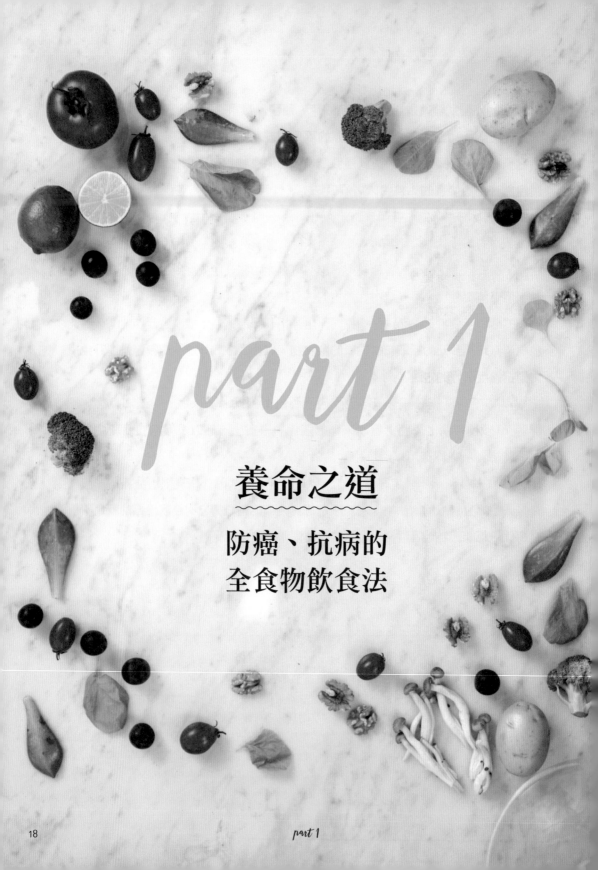

part 1

養命之道

防癌、抗病的
全食物飲食法

你知道有 70% 的人都處於亞健康狀態，

並非真正健康嗎？

健康檢查看似沒有大問題，實際上卻常不舒服；

睡不好、鼻過敏、便秘、皮膚癢、頭痛、關節痠痛

都是家常便飯，再嚴重一點，

你的身體就是長期處於發炎狀態的癌前體質！

與其狂吞各種人工營養劑卻效果有限，

不如從最貼近日常三餐的飲食著手吧！

許多水果種籽含有能殺死癌細胞的苦杏素，

許多蔬菜或芽苗擁有「二十一世紀維他命」之稱的植化素，

對抗慢性病、預防癌症、喚醒身體的自癒機能，

聽起來很神奇，其實只需要做一點飲食改革──

粗糧細作，不輕易捨棄上天賜予人類的抗病寶物，

把全食物變成美味細緻的精力湯，

就是能預先消化、最無負擔的「養命湯飲」！

自己的身體自己救：
肝癌奇蹟痊癒！

我的另一半曾經罹患肝癌開刀，十八年後做了磁振造影檢查，醫生說他的肝看起來很健康！透過經驗分享，我希望幫助更多家庭一步步改善生活和飲食型態，創造跟我先生一樣的健康奇蹟！

　　2018 年 3 月，當我聽見醫生告訴我，我先生的肝已經完全沒有問題，「連 B 肝帶原都不見了，這是極少見的情形。」我既驚訝又感動，幾乎說不出話來。

　　其實，因為之前疏忽了例行的追蹤檢查，那段時間又特別忙、特別累，去做年度健康檢查的當下，心情有點忐忑，沒想到結果出來，竟是意料之外的大好消息。醫生說這非常不容易，因為當 B 肝表面抗原消失，就表示 B 型肝炎已經痊癒，肝臟就不會再因為 B 肝病毒作怪而發炎，肝癌復發的風險幾乎消失。

　　更難得的是，我先生跟台灣許多帶原者一樣，是在出生時受到母親垂直感染而帶原，根據研究，感染 B 肝病毒的年紀越輕，表面抗原消失的機率越低。我先生竟然能創造這個幾乎不可能的奇蹟，除了感動、感

恩，我真不知該說甚麼。

脂肪肝改善，腰圍像大學生

我的另一半蘇起，曾經因為罹患肝癌開刀，每隔一段時間都要回醫院定期追蹤檢查。最初是每兩個月檢查一次，兩年後改為 3 個月，5 年以後延長為 4 個月，10 年後是半年一次。他是個聽話的病人，對於檢查更是按表操課，絕不拖延。

每次他去做追蹤檢查，看來總是一派從容，彷彿例行公事，檢查完了，照例會打通電話跟我報告結果，一句「醫生說沒事」，總能讓我高懸的心舒坦地放下。久而久之，我也從最初的忐忑不安，到越來越習以為常，甚至不以為意。

直到有一次他接受記者訪問，提到每一回躺在檢查台上接受檢查，有如等待接受法官宣判是否還有明天；十幾年來，歷經多次「宣判」，早已漸漸看淡生死。我這才意識到，原來在他從容的外表下，也曾有一顆忐忑的心；原來疾病與死亡的陰影，從來不曾真正消失。

2008 年到 2010 年他特別忙，從閒雲野鶴再度回到忙碌、壓力大的政治圈，尤其他的工作相當敏感，為了保守工作機密，他連回到家都守口如瓶；媒體上的負面批評或錯誤報導，他不願回應，所有事都悶在心裡。加上外食頻率增加，除了早餐之外，幾乎很少回家吃飯，天天忙到三更半夜，全家跟著晚睡早起，周末也不得休息，讓我非常擔心，深怕多年的保養功虧一簣。

2009 年 5 月 20 日，他就任新職滿一年，也是開刀後的 18 週年，因為他已有 4 年沒做較精密的檢查，醫生特地為他安排了磁振造影（MRI）檢查，並且跟 4 年前的結果比對。最後，醫生說他的肝看起來比 4 年前還健康，脂肪肝的現象大幅改善。他非常開心，檢查完迫不

及待打電話告訴我這個好消息，還語帶幽默的說：「妳那套『玩意兒』看來效果還真不賴。」讓我好氣又好笑，吃了十幾年精力湯，就算鐵證歷歷，他口頭上還是有那麼一點心不甘情不願。

2010 年辭卸公職之後，比較舒緩的生活型態加上適量的運動和睡眠，讓他一度出現的輕微食道逆流現象不藥而癒，腰圍和 BMI 數字也越來越小。通常進入 60 歲以後，肌肉量只會越來越少，但他 65 歲還在長肌肉，醫生笑說這表示他睪固酮指數還不錯，體能也維持 40 歲的標準。很多人都說他越來越年輕，還有人開玩笑說：「從背後看，還真像個大學生。」

八千多杯精力湯，澆灌出奇蹟

多年前，曾有一位醫生打電話給我，問我究竟是怎麼照顧我先生的，因為他當時正在照顧一名肝癌病患，跟我先生的狀況很類似。他們都很幸運，雖然腫瘤不小，但有一層膜緊緊包著，沒有擴散和轉移，位置也很好，可以一刀切除，但是這名病人兩年後肝癌又復發了。

在討論過程中，醫生問了我先生腫瘤直徑的公分數，這讓我很為難，因為當時這個數字我連對我先生都保密。但我轉念一想，醫生經常用腫瘤公分數來判斷手術後的存活率，這個數據對他很有參考價值，於是我勉為其難的告訴他。他聽完倒吸一口氣，直說行醫二十多年，他只能用「奇蹟」來形容我先生的康復狀況。

我相信這個奇蹟是由榮總的醫療團隊、我先生的高 EQ，以及願意積極調整飲食、生活方式的行動力所共同成就的。**酒量不錯的他，從來者不拒到滴酒不沾；抽了二十多年、曾經戒過、復抽後抽得更兇的菸也成功戒除；從每晚熬夜讀書筆耕的夜貓子，到晚上十二點前一定上床睡覺；從無肉不歡，到少肉多蔬果，尤其堅持每天一杯全食物精力湯，**

到現在二十多年，八千多杯精力湯，澆灌出堅實的健康基礎。

這就是我不斷宣揚全食物飲食法的動力來源，希望透過我們的經驗分享，幫助更多有需要的家庭從改善飲食開始，一步步改善生活型態，創造跟我先生一樣的健康奇蹟。更希望能有更多人藉此讓健康升級，從「亞健康」進入真正的健康。最重要的是，讓我們的下一代從小養成健康飲食的習慣，變得更有健康力、更有學習力，創造一個更幸福、更有競爭力的國度。

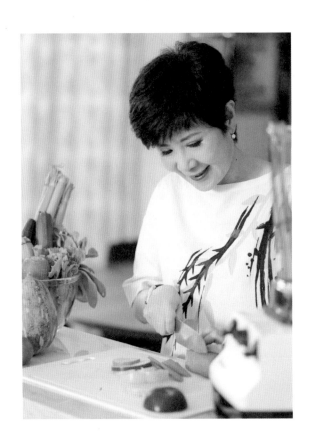

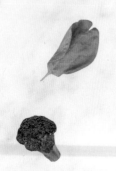

六大黃金飲食定律，
從「亞健康」到真健康！

我的肝纖維化竟完全改善了！許多疾病對身體的傷害是不可逆轉的，肝硬化是其中之一，但我的情況就好像火車倒退嚕，讓我不得不感嘆：食物營養和人體的自癒力真是太神奇了。

身體就是不舒服！醫生無法解答的毛病

說起「亞健康」，我比誰都感受深刻。

從小就被母親形容為「大病沒有，小病不斷」；還在新婚蜜月期間，竟被先生冠上「藥罐子」稱號，還說他下了很大的決心才娶我，因為他曾發誓絕不娶一個藥罐子。當時的我，從事緊張、壓力又大的電視新聞工作將近十年，胃照三餐在痛；每天起床不是頭疼就是腰痠背痛，不到中午人就累了；常常動不動就感冒，上個感冒才好，下一個又緊接著報到；加上三不五時犯的腸胃炎，身邊必備藥物真的不少。

因為都是些煩人但無關緊要的小毛病，自己原本不太在意，但被先生這麼一說，趕緊去做了全身健康檢查。結果出來，醫生竟然恭喜我，

說我很健康，肝、腎指數都很好。我十分不解，明明每天身體都很不舒服，不是這兒疼、就是那兒痛，疲倦不堪、精神更差，這樣竟然叫「很健康」？

醫生說：「是呀！妳的肝、腎指數都很標準，按照理論來說，妳就是健康的。」

理論上是健康的，實際上卻很不舒服；因為不是病，醫生也無計可施，我只好自力救濟。再加上老公突然因為在健康檢查時發現好大的肝腫瘤，進行手術治療，為了自救、也為了幫助老公重拾健康，我一步步走上探尋健康之路。

經過多年研究，我才知道，我當時的狀況就叫「亞健康」，**而一般人大約有 70% 都是處於亞健康狀態，真正健康的人實在不多**。亞健康的人求醫無門，我並不是唯一的特例，很多人都有這樣的經驗。我的一個朋友更慘，換了好幾家醫院、看過許多醫生，都查不出病因，後來醫生被她煩得受不了，終於開藥給她，結果老公一查藥典，竟然是鎮靜劑！原來醫生以為她是身心疾病患者，是心理症狀影響到了身體健康。

醫院只能救命，飲食革命靠自己

我非常信服一句話，那就是：「**醫生只能治你的急病，卻無法讓你健康。**」而失去健康的第一步，常常是從飲食開始。於是我就從飲食革命做起，挽救自己和家人的健康，堅守以下六大原則：

一. 吃食物不吃食品。

二. 少油少鹽少糖、不炸少烤少煎炒。

三. 多植物少動物，把葷食的比例降到 20% 以下。

四. 部分生機飲食，約佔日常飲食的 30%。

五. 盡量吃全食物，也就是天然完整、不經加工的食物。

六. 重視早餐，盡量豐富多元。

這六大飲食改革一步步實踐下來，果然全家都越來越健康。

其中最讓我驚豔的是全食物精力湯，也就是用蔬菜、水果、芽苗、種籽、豆類、全穀、堅果等全食物，經過適當比例搭配、打成的蔬果濃汁或奶漿。我發現喝精力湯不僅能讓我吃到足量的蔬果及五穀雜糧，同時可以吃到牙齒咀嚼不了的果皮、種籽的豐富營養，一點也不浪費，還能兼做環保。更理想的是它很容易消化吸收，不僅不會增加腸胃道的負擔，還能修復腸胃道。

破皮的胃得到新生，肝纖維化神奇逆轉

記得早年胃痛嚴重時，我照過胃鏡，醫生說我的胃紅腫、破皮，但還沒到胃潰瘍的地步，是典型的慢性胃炎，這是性格、生活習慣和職業壓力共同造成的，很難改善。後來，我開始喝精力湯不久，就發現胃痛漸漸少了，過沒多久，竟完全忘了這回事。前幾年心血來潮，想到年年健康檢查都很少照胃鏡，應該看看它現在怎麼樣了。沒想到胃鏡一進入食道，醫生就驚訝地說：「哇！妳的食道怎麼乾淨得像小Baby 一樣。」然後又說：「妳的胃也一樣，很乾淨、很漂亮。」

我心想：「怎麼會呢？當年紅腫、破皮，難道不會留下痕跡嗎？」當我看到胃鏡錄下的影像，自己也詫異於它的乾淨美麗，在鏡頭下真像粉色的花瓣。

我跟我先生同「肝」共苦。我也是 B 型肝炎帶原者，這種人平常沒有異狀，但罹患肝癌和肝硬化的機率比一般人高了幾十倍，固定每半年要檢查一次。記得早年檢查時，醫生曾提醒我要小心，因為我的肝「粗粗的，像砂紙一樣」，後來才知道這叫**肝纖維化**，是肝硬化的前兆。因為當年醫藥知識不足，不懂得害怕，等知道了嚴重性，才開

始擔心。後來做肝臟超音波檢查時，我都會問醫生：「我的肝怎麼樣？有沒有粗粗的？」醫生的回答都是：「沒有呀！看起來很柔軟、很正常。」

記得看過一些文章，提到許多疾病對身體的傷害是不可逆轉的，就像一列不斷前行的火車，只會前進不會倒退，肝硬化便是其中之一。而我的肝纖維化能完全改善，就好像火車倒退嚕，讓我不得不感嘆：「食物的營養和人體的自癒力真是太神奇了」。

最開心的是我變得一整天精力充沛、神采奕奕，老公再也不敢叫我「藥罐子」，而改口叫我「長效電池」。很多朋友都懷疑是時間老人忘了我，還是我把生理時鐘倒轉了？

飲食對健康和幸福的重要，我親身體會、感受很深。所以，從電視台退休以後，我專注研究和推廣全食物飲食法，熱情不亞於過去從事新聞報導工作，態度一樣是「追求真相」、「提供解決方案」，希望能幫助更多人從亞健康回復健康。

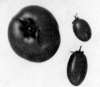

避免成為癌前體質：
提升免疫力的生化作用

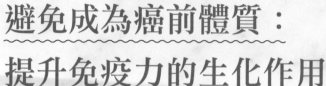

「免疫力」，就是保護人體不受各種病原微生物侵害的能力。提升免疫力最好的方法，就是均衡的飲食，供給免疫系統充分的原料，讓它能根據身體需要進行各種不同的生化作用。

從感冒到癌症，都是免疫失調！

　　吃對食物、給細胞足夠的養分，不僅能強化人體自癒力，也是提升人體免疫力的不二法門。所謂「免疫力」，簡單地說，就是保護人體不受各種病原微生物侵害的能力。人類有八、九成的疾病，從感冒到癌症，都跟免疫力失調有關。

　　如果你跟以前的我一樣，經常覺得疲勞、感冒不斷、體力變差、動不動就胃痛或鬧肚子、容易感染或傷口不易癒合，那就是免疫力低下、處於亞健康狀態。套一句莊淑旂博士的話，這就是「癌前體質」。因為即使沒有任何外來刺激或致癌物，人體每天也會有數千個癌細胞產生，而免疫力就是人體嚴密的防護機制，可以控制與抑制癌細胞生長。當免

疫力下降、健康狀況不佳時，防護機制不足以抑制癌細胞大量增生，癌症發生只是遲早或有沒有誘因罷了。

　　所以，不論是我成為藥罐子，或是我先生成為癌症病患，追根究柢都是免疫功能失調惹的禍。許多讓我們感到不舒服的症狀，正是免疫力在幫我們維修身體所產生的現象。例如感冒發燒是身體為了跟病毒作戰，必須提高體溫來增加淋巴球；起疹子是免疫細胞努力把對身體不好的東西排出體外；不明疼痛或腰痠背痛是自癒功能為了改善血液循環，分泌一種讓血管擴張的物質，它的副作用就是引起發熱和疼痛。

　　由此可知，靠藥物來抑制病症不是真正的健康，而是要強化身體內部比任何藥物都強大的免疫功能和自癒能力，才是治本之道。許多研究都顯示：提升免疫力和自癒力最好的方法，就是均衡的飲食，供給免疫系統充分的原料，讓它能根據身體需要進行各種不同的生化作用。

「活」的食物，優於人工健康食品

　　我們吃的日常食物才是造就健康的王道，不需要刻意去吃提升免疫力的健康食品。

一．多吃有生命力的全食物

　　天然完整、未經加工精製的食物，如蔬果、糙米、豆類、堅果。這類食物含有人體所需的完整營養，如構成細胞的蛋白質、組成細胞膜的脂質、提升免疫力的礦物質和膳食纖維、促進新陳代謝的維生素，以及被稱為「天然藥物」的植化素，如花青素、茄紅素、胡蘿蔔素等，這些超級抗氧化劑對提升免疫系統功能都很有幫助。最重要的是，這些食物都有生命力，套句養生界流行的一句話：**「活的食物才能養生。」**

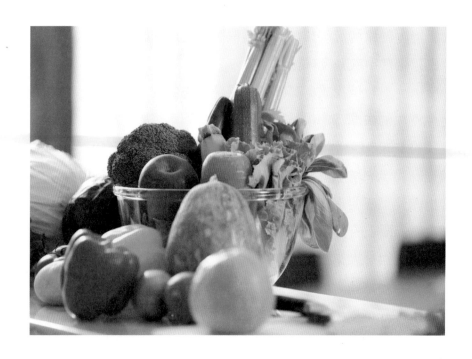

二. 適量攝取肉類和乳製品

　　避免吃進太多動物性脂肪和蛋白質。吃得太油膩，尤其是攝取太多不良脂肪，會使體內的免疫細胞變得慵懶而無法發揮作用，所以油炸食物和肥肉要盡量少吃，反式脂肪更是最好不要碰。蛋白質過多或過少都會損害免疫功能，以前國人的問題是蛋白質攝取量不足，導致營養不良；現在卻是攝取量遠遠超過身體所需，尤其是過多的動物性蛋白質，不僅傷害免疫力，還大大增加了肝腎的負擔，刺激身體發炎。

　　很多女生聞脂肪而色變，一點脂肪也不碰，這又矯枉過正了，因為人體不能缺乏脂肪。最好的脂肪來自深海魚、堅果、種籽、酪梨和一些健康油（如未精製的橄欖油、亞麻仁油、冷壓芝麻油、苦茶油），可以提供人體無法自製的必需脂肪酸，卻沒有飽和脂肪會引起肥胖、血脂肪增加的問題。

三．將全食物打成精力湯飲用

我會把蔬菜、水果、堅果，或五穀、豆類、菇蕈類，以適當的比例混合，加上好水，打成全食物精力湯，就是免疫大軍最好的養料。**這等於是每天用一杯混合了上千種植化素、各種維生素、礦物質、微量元素、充足酵素、好的不飽和脂肪、蛋白質、複合式碳水化合物等營養物質的超級飲品，為自己的身體進行雞尾酒化療，果然使免疫大軍陣容壯盛。**

免疫力一提升，以前不時來騷擾我的感冒和腸胃炎，慢慢就消聲匿跡了。記得 2003 年 SARS 流行時，有一天，我覺得有點小感冒，不敢大意，趕緊跑去住家附近的家醫科就診。這才發現，過去 7 年當中，我都沒有用過健保卡。換句話說，開始喝精力湯一、兩年後，我就幾乎不曾感冒了；即使不小心著了涼，只要多喝溫開水、多休息，或是喝一些特別調製的精力湯，很快也就痊癒了。

提升免疫力不僅讓我遠離感冒和腸胃炎、疲勞感和頭痛，腰痠背痛這些惱人的小毛病也一掃而空，讓我隨時隨地充滿活力，簡直是煥然一新。而我先生在癌症開刀後不到兩年，就出任繁重的政府職務，工作時間長、壓力大，但他不僅通過每次的追蹤檢查，肝臟也越來越健康。兩個在爸爸肝癌開刀後才出生的小朋友，從小吃粗糧、喝精力湯，幾乎很少看醫生，登山、長泳、騎自行車環台也難不倒他們。這些都讓我對全食物飲食法提升免疫力的功效越來越有信心。

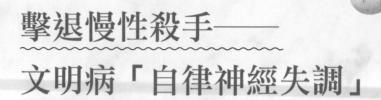

擊退慢性殺手──
文明病「自律神經失調」

自癒力不只能保護身體不受疾病侵害，還能促進新陳代謝，提高身體機能，防止細胞組織老化。所以自癒力好的人，不僅修復能力強、看起來比較年輕，膚質和體態也會更理想。

皮膚粗、長痘痘？自癒力就是修復力

　　人類有史以來就不斷在追尋健康不病、青春不老、延年益壽的秘密，拜科學發展之賜，我們終於領悟，不老仙丹不需外求，就在我們自己體內，那就是設計精密的免疫系統和自癒力。

　　自癒力，是身體的自我修復能力，包含了免疫力、修復力、內分泌調節力、應激力、協同力等，這個系統是經過自然界億萬年的洗禮，不斷地進化而形成的，不只能保護身體不受外來細菌、病毒的侵害，防禦感染，還能治療傷口，修復體內的疲勞細胞，讓我們健康、活力充沛；更重要的是，它還能促進新陳代謝，提高身體機能，防止細胞組織老化。所以自癒力強的人不僅修復能力強、看起來比較年輕，連女性在意的皮

膚粗糙、長痘痘等問題，都能幫上忙。

　　對於這點，我深有體會。記得 1984 年年底，我遠赴印度採訪達賴喇嘛，那是國內電視媒體的創舉。長年累積的工作壓力，加上長途跋涉的疲憊和當地公共衛生的落後，又有突然湧入大量人潮而引發的感冒流行，使免疫力低落的我立刻淪陷，且發展迅速，當我終於有機會面對面訪問達賴喇嘛時，幾乎完全失聲。禍不單行的我臉頰還長了一顆大痘痘，紅腫化膿，使我幾乎毀容，一連好幾個月未見痊癒，朋友都笑我：「這是不是見了達賴喇嘛長出來的舍利子？」一位一、兩年沒見的朋友和我同進一部電梯，居然認不出我來，在我主動打招呼後還詫異地說：「妳怎麼變成這樣？」害我當天回家哭了一整晚。

　　強烈的對比出現在 2009 年年底。我一時大意，騎腳踏車下坡時誤用右手緊急剎車，導致前輪驟停、後輪繼續行駛，我整個人彈起，牙床著地，摔了個結實的狗吃屎。唇齒的劇烈疼痛和血跡，讓我的心涼了半截，「毀了，牙齒一定斷了。」沒想到舌頭一舔，牙齒顆顆俱在，沒有絲毫動搖；再試著站起身，發現雖然到處有不同程度的疼痛，但還能行走，大概沒有骨折；一照鏡子，嘴唇腫得像掛了一條香腸，臉頰、鼻頭擦傷，下巴瘀青並腫了起來，左手好幾個皮翻肉綻的傷口。

　　由於是星期假日，找不到開門的診所，又覺得去大醫院急診有點小題大作，於是我回家自行清理傷口，還給家人做了午、晚餐。晚上洗臉時，發現手痛得連擰毛巾的力氣也沒有，覺也睡得不安寧，彷彿身體到處有電流在竄，讓痛的地方更痛了。沒想到第二天起床，手居然自動復原了，提、舉、轉、扭，全無問題。但是胸部劇痛未減，陸續做了牙齒和胸部 X 光檢查後，醫生也都說沒有異狀。這神奇的恢復速度讓老公都嘖嘖稱奇，不到兩個星期，除了手上幾個傷口碰到水有點發炎之外，臉部外傷幾乎已看不出來。

平衡自律神經，飲食和呼吸有神效

兩件事發生前後相差 25 歲，修復能力卻是昔不如今，體力和身心狀態也更勝當年。以前身心狀況很差時，曾做過一連串檢查，醫生提醒我有自律神經失調的現象，但又說：「這是文明病，很多人都有。」讓我不以為意，但萬萬沒想到對自癒力影響最大的，就是自律神經。

自律神經系統由丘腦、腦幹經脊髓傳達到全身的體表、肌肉骨骼和體內所有的器官，佔了周邊神經的 90%，而掌管我們運動和感覺的體神經只佔 10%，可見自律神經的重要性。除了掌控心臟本身的血流、心跳節律和收縮壓力之外，自律神經還負責調節全身各處局部的血液循環。良好的血液循環，帶來足夠的營養、氧氣、荷爾蒙、抗體和免疫細胞等，同時運走代謝廢物和各種毒素，使各個器官能發揮正常的功能，這就是所謂的自癒力。

那自律神經為什麼會失調呢？自律神經又分成在活動或興奮時佔優勢的交感神經，以及在休息或放鬆時佔優勢的副交感神經，兩者維持平衡，器官之間就能和諧運作，維持良好的自癒力。可惜現代人長期處在平日過分繁忙疲憊、假日又過度慵懶閒散這兩個極端，加上心理壓力沉重、飲食不均衡、運動量不足，自癒力自然發揮不了作用，積累出各種慢性疾病。

要平衡自律神經、提升自癒力，以飲食和呼吸的效果最快。而我選擇的食材，正好是可以提升副交感神經的五穀、蔬菜、藻類和水果，含有豐富的鎂、鈣、鉀等礦物質和膳食纖維。 加上 1993 年我開始接觸佛法，學習靜坐調整呼吸，配合規律的運動和積極正面的心態，果然一洗「藥罐子」的稱號。很多老朋友多年不見，都驚訝我皮膚、氣色越來越好，體態變化不大。更有許多人聽說我先生已年近七十，都表示他本

人看起來年輕許多，而且氣色非常好，一點也看不出來曾是癌症患者。
我想這都是藉由飲食和生活習慣調整自律神經系統、提升自癒力的成
果。

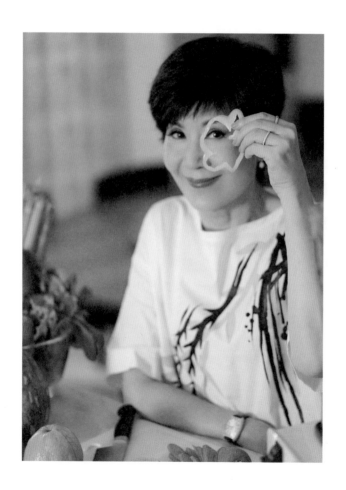

提升自癒力的「四要三戒」

○ 要懂紓壓：
壓力會刺激交感神經，讓身體分泌腎上腺皮質素，使得體內發炎物質的濃度上升，導致腫、痛，甚至引發自體免疫問題。悲傷、憤怒、怨恨、煩惱等情緒也會產生壓力；常覺得快樂、能正向思考的人自癒力比較好。

○ 要提升睡眠品質：
優質的睡眠可促使血液中的淋巴細胞顯著提升、誘導出特殊的免疫蛋白，抵抗力也會加強。同時，睡眠中適當分泌的生長激素，也能幫助人體提高代謝率。睡眠的黃金時間是晚上 10 點到清晨 4 點，晚上最好能在 11 點以前上床睡覺。

○ 要適當運動：
運動可以促進新陳代謝，提升免疫力，但是在身體疲勞時運動，以及激烈或過度運動，反而會產生自由基，破壞免疫功能。最好的運動是能用到大片肌肉、又能增加耐力的運動，如體操、快走、游泳、爬山等，每週 3 次以上，不激烈、但持續 20 ～ 40 分鐘。

○ 要練習呼吸與打坐：
口呼吸和淺呼吸會更加刺激交感神經；用鼻子深呼吸或腹式呼吸，則可以安定情緒，使副交感神經處於優勢，平衡自律神經。

✕ 戒除菸、檳榔、酒：
就是要戒除香菸、檳榔和酒。這三種嗜好都很容易上癮，產生大量自由基和消耗維生素，任何一種過量都會降低自癒力，三種相乘的破壞力更是驚人，也是產生各種疾病的原因。

避免細胞長期發炎，
「養」出更多病

亨利・畢勒醫生說：「你的食物就是你的良藥。」
飲食不當，無法消化的東西堆積成為毒素，
身體就會開始拉警報。
要吃毒還是吃補、養生還是「養死」，只能自己選擇。

氣喘、過敏、皮膚炎，往往是吃出來的！

飲食是提升自癒力的幫手，也可能是破壞免疫力的元兇。

科學研究證實，細胞層次的長期慢性發炎，是導致生病、老化的主因。
飲食不當，無法消化的東西堆積成為毒素，身體就開始拉警報，像氣喘、
過敏、關節炎、皮膚病等症狀，大多是吃出來的。

我一位朋友的兒子飽受異位性皮膚炎困擾，皮膚動不動就過敏紅腫。
雖然老公是醫生，平素作息也挺正常，但是兒子怎麼打針吃藥就是不見改
善。做媽媽的很著急，以為是家中塵蟎惹的禍，除了勤加打掃，每天把家
裡整理得纖塵不染，還把客廳的沙發、地毯、窗簾，和兒子房間的被單、
枕套，全換成防塵蟎的材質。

「什麼方法都用了，他的皮膚還是糟啊！」朋友束手無策，問我有何解決之道，我馬上問她兒子都吃些什麼？她如夢初醒，問題可能出在食物上，回家立刻幫兒子寫起飲食日誌，逐一記錄他的三餐、宵夜和零食，以揪出元兇。

「如果想變帥，平常吃什麼最好如實招來。」在媽媽恩威並施的脅迫下，記錄表終於發揮功效。她發現只要兒子外食次數一多，皮膚就會出狀況，尤其是吃了炸雞、泡麵的隔天，鐵定紅腫發炎，屢試不爽。

「炸雞、薯條、泡麵就是兇手！」像是偵破案件般，她火速頒布禁食令，兒子起先還不相信，但飲食日誌一攤開，鐵證如山，他也只好答應戒掉這些高油脂的炸物。果然，不吃炸雞泡麵之後，皮膚真的大有改善，朋友也成功解救了兒子俊俏的臉龐。

另外一位朋友也曾向我求救，說她兒子到外地念書沒多久，就帶著整背的痘痘回來，讓她十分擔憂。「這是身體急速排毒的現象，他是不是常吃炸的東西？」聽我這麼一問，朋友馬上想起，上回陪兒子逛校園，發現四周的小吃攤，幾乎賣的都是烤香腸、炸雞排、天婦羅這些炸物，這類食物吃多了，身體承受不住，只好將毒素急速排出，才會大量冒痘子。於是她重新調整孩子的飲食，要他多吃蔬果，少吃肉類和油炸食品，症狀立刻得到改善。

8 歲就中風 ?! 不良脂肪惹的禍

少吃油炸食物，除了減少細胞發炎、乃至罹癌，還可以減少肝臟負擔，也可以避免吃進劣質油或回鍋油，這兩種油對健康都有很大的傷害。最近國內一項經由人體尿液分析的研究證實，每天吃一小包炸薯條或洋芋片，致癌風險會暴增五百倍！**油加上澱粉，那更是體重的頭號助胖劑，「脂肪和精製碳水化合物一旦合體，便會發出強力訊號，促使身體儲存脂肪。」**

現代父母常常以速食或零食當獎勵，結果小孩吃慣了油炸食物，卻對有益健康的蔬果、全穀不屑一顧，導致有孩子年紀輕輕就要換肝、14 歲就大腸癌末期、18 歲就心肌梗塞；我兒子的同學竟然 8 歲就中風，這都是不當飲食惹的禍。

改變飲食習慣是救命的第一步。我以身作則，先戒掉愛吃炸物的習慣，說不吃就不吃，態度一定要堅決，家人才會跟著你一起實踐。接下來，我改變烹調方式，不炸少烤少煎，盡量以低溫炒菜，每天準備適量的蔬果生食，補充能幫助身體排毒的酵素。

真正讓我打從心底愛上健康飲食的主因，還是精力湯。因為它既方便又易學，味道也好極了，還能讓家人吃到全食物的植化素和膳食纖維，一舉多得，讓我把過去曾經吃錯的失誤，慢慢彌補回來。

無論是母親對孩子的苦口婆心、或是妻子給丈夫的循循善誘，家庭中只要有一個人覺醒，好的改變就有可能發生。亨利‧畢勒醫生（Henry G. Bieler，M.D.）說：「你的食物就是你的良藥。」至於要吃毒還是吃補、養生還是養死，只能自己選擇。

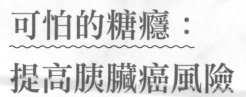

可怕的糖癮：
提高胰臟癌風險

任何食物過量就是毒。一旦甜食吃太多，血糖維持高檔，讓胰島腺總是加班，久了疲乏失常，燃料就會變身為毒素，進而刺激細胞發炎，降低免疫力，對身體的傷害很大。

甜食會影響白血球活動，別讓身體染上糖癮

除了高油之外，另一個會引起身體發炎的是糖分。

很少有人不喜歡吃糖，但普林斯頓大學的研究發現，狂吃甜食和吸毒一樣，都會上癮；更糟糕的是，**甜食會影響白血球的製造與活動，降低身體抵抗疾病的能力。**

我很愛吃巧克力，每次吃都欲罷不能，但是糖吃多了對身體不好，於是在先生開刀割除肝腫瘤後，我們約定他戒菸、我戒巧克力，各自對抗自己的癮頭。然而，這些年他身體越來越健康，疾病的警報解除，平常又聽聞許多吃巧克力的好處，例如可以抗憂鬱、舒緩情緒等，所以有時我會忍不住破戒，以為只是在生理期吃一顆，應該沒什麼關係。

不過，除了可可含量在 75 ～ 85% 的黑巧克力之外，一般市售的巧克力含糖量都太高。而且，我還真是小看了甜食撩撥慾望的能力，雖然腦袋努力克制自己只吃一顆，手卻不由自主伸向糖果盒，又拿了第二顆，接著就停不下來，一口接一口。

吃糖的困擾就在這裡，就像有人刻意說了甜言蜜語，聽了一句，就想再聽第二句，讓人輕易掉進謊言的陷阱；等到發現盒子空了，過量的糖分和人工添加物也已經準備作怪了。果不其然，前陣子到醫院做年度健康檢查，血糖值真的偏高，只好又把巧克力戒了。

糖分代謝不良，老得快、胰臟癌風險高

糖果、甜點多含有大量蔗糖，吞下肚馬上能被吸收，讓血糖迅速升高。只要血液裡糖分一高，胰島素就會開始工作，想辦法將糖分代謝為燃料；如果熱量沒用完，就轉換成脂肪，造成肥胖。更嚴重的是，一旦甜食吃太多，血糖維持高檔，讓胰島腺總是加班，久了疲乏失常，燃料便會轉變為毒素，進而刺激細胞發炎，降低免疫力，對身體傷害很大。

細胞受損，各種過敏、發炎現象就會出現。**國外有一項動物研究發現：喝糖水的老鼠，呼吸道發炎的機率是喝水老鼠的兩倍。**現在越來越多孩子有氣喘問題，可能都與甜食吃太多有關。美國一項最新研究顯示，極度喜好甜食的小朋友，除了容易蛀牙、發胖外，長大成人後，可能還容易罹患憂鬱症及貪杯酗酒。

另外一項研究則指出，**每週喝含糖軟性飲料如汽水、可樂兩次以上，罹患胰臟癌的風險會大幅提高 87%。**中央研究院研究團隊最新研究證實，高糖會讓胰臟細胞產生基因突變，引發胰臟癌。

成年人和老年人的新陳代謝能力更差，吃糖過量造成的問題也更加嚴重。英國的醫學期刊更指出，糖將促使皮膚從 35 歲開始老化，除了讓

人變老變醜之外，還會引發各種發炎症狀，有些體質敏感的人，甚至一吃糖蕁麻疹就發作。

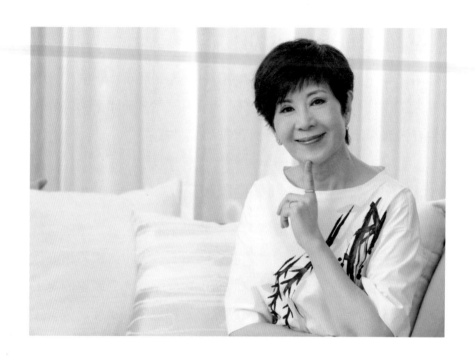

搶救異位性皮膚炎，先戒糖！

記得有一次，我出席兒子學校的家長會，有位媽媽知道我一直在推廣健康飲食，忍不住向我訴起苦來：「我被異位性皮膚炎折磨很久了，看了很多醫生，打針吃藥都無法根治。最近去做了癌症指數檢測，醫生說我的發炎指數偏高，好煩惱哦！」更無奈的是，醫生怎麼都查不出病因，懷疑是壓力造成的。

「妳從事什麼行業？」醫生問。她滿腹狐疑，「我是全職家庭主婦啊。」「孩子正在青少年叛逆期吧？」醫生鍥而不捨。「沒有啊！兩個

孩子都還在讀小學呢！」「那是妳先生有外遇嗎？」醫生突然冒出這句玩笑話。「問得好！通常先生外遇，太太都是最後知道，我現在還沒發現，也還不構成壓力！」她把與醫生的對話當笑話講給我們聽，但看得出來她頗為煩惱。

我立刻想起亨利·畢勒醫生提到的身體急速排毒現象，覺得這可能和飲食有關，於是問她特別愛吃什麼。「吃得也還算清淡，不過，特別愛吃糖，怕孩子們看到，都偷偷藏起來吃。」原來，她每天傍晚5點多會忍不住大吃特吃甜食，隔天早上10點左右，皮膚就會起疹子，紅腫發癢非常難受。雖然過一陣子就會自動消退，但是每天都來上這麼一回，也夠受的。我當機立斷：「這就是過量的糖變成毒，身體無法依循正常管道代謝出來，只好從皮膚發散，就成了異位性皮膚炎。」

「戒掉甜食吧！」我誠心地建議她。3天之後，我們在學校碰面，她很興奮地說：「嗨！妳真神耶！我當天回去就開始不吃糖，結果這3天異位性皮膚炎都沒有發作。」我很高興幫她除掉了心腹大患，也感佩亨利·畢勒醫生早在幾十年前就有這種真知灼見：原來很多疾病真的是飲食造成的；很多發炎症狀，都是身體為了自救所進行的排毒現象。

身體自有一套排毒系統，補充好的食物可以讓它運作順暢、神采奕奕；相反地，若是不懂克制嘴饞的慾望，任意地吃，超負荷的系統有一天終會崩解。

飲食是日常大事，點心零食看似無關緊要，卻可能造成不小危害。若真的想吃甜食，天然的水果既香甜又鮮豔，還藏有大自然的靈丹妙藥——植化素，絕對比糖果更好。切記，天然水果如果糖分太高、吃的量又多，身體也是會負荷不了的喔！這真是應驗了：**任何食物過量了就是毒。**

前肉食主義者的告白：
什麼是優質蛋白質？

很多人迷信吃肉長肉，父母更擔心孩子肉吃得不夠會營養不良。其實肉吃多了，除了飽和脂肪太高會引發心血管疾病，動物性蛋白質過多也會提高癌症、阿滋海默症和腎結石的罹患機率。

為身體減負，每周不超過 500 克紅肉

除了油、鹽、糖，還有一個健康殺手是動物性食物，特別是紅肉。

醫學研究已證實，攝取過多動物性食物，尤其是來自紅肉的飽和脂肪，會提高消化系統和生殖系統的罹癌風險，前者包括大腸癌、直腸癌、胰臟癌、膽囊癌；後者包括攝護腺癌、子宮內膜癌和乳癌。世界癌症研究基金會因此建議：**每星期最好不要吃超過 500 克紅肉，也就是平均每天不能超過 2 兩紅肉。**

我以前也愛吃肉，先生更是標準的肉食主義者，尤其喜歡吃久燉久滷、汁濃味厚的大塊肉，一餐沒肉就感覺若有所失；至於蔬菜，則是可有可無，常是象徵性吃幾口意思意思。我總笑他是無肉不歡，直到他肝

癌開刀，我才警覺，飲食錯誤可能就是引發這場大病的罪魁禍首。

肉類長久以來一直被視為優質蛋白質，很多人迷信吃肉長肉，不少父母更擔心孩子肉吃少了長不高、營養不良。其實肉吃多了，除了飽和脂肪過高會增加血中膽固醇、引發心血管疾病之外，動物性蛋白質過多也會提高癌症、骨質疏鬆、阿茲海默症和腎結石的罹患機率。

我的第一個啟蒙老師亨利・畢勒醫生點醒我，動物性蛋白質經高溫烹調會產生質變，難以消化，造成肝腎負擔，引起細胞發炎，導致老化和疾病。有研究顯示，只要吃肉，腎臟的腎絲球過濾率和血流率就會提高，其中又以紅肉最高，代表負擔最重，白肉次之。肉品經加工處理，製成火腿、香腸、培根後，更會加重身體負荷，世界衛生組織已經在2015年10月宣布加工肉品是一級致癌物，而新鮮紅肉是可能致癌的2A級致癌物。燒烤的肉品對身體影響尤其巨大，一塊8盎司的炭烤牛排會生成相當於600根香菸的致癌物質！

所以在我先生罹癌後，這些食物全成了我家餐桌上的「稀客」。

好蛋白質：豆類、堅果、海藻

然而，老公總是抱怨：「我們家孩子肉吃得太少了。」「不給孩子喝牛奶，萬一長不高怎麼辦？」讓我心底不免掙扎。直到看了有「營養學界愛因斯坦」之稱的美國營養學權威柯林・坎貝爾（T. Colin Campbell）所寫的《救命飲食》一書，才讓我慶幸自己的堅持是對的。

柯林・坎貝爾為了研究動物性蛋白質和癌症的關係，用含有黃麴毒素的飼料餵食老鼠，再把感染黃麴毒素的老鼠分為兩組，每天分別餵食5%和20%的酪蛋白——也就是動物性蛋白質。結果前者沒事，後者全得了肝癌，致癌率竟是0：100。若改成餵食20%的大豆和小麥等植物性蛋白質，結果則跟餵食5%的酪蛋白一樣，並不會引起肝癌。

反覆進行了 27 年的動物實驗後，柯林‧坎貝爾證實：以牛奶、肉類為主的動物性飲食，會引發肥胖、冠心病、腫瘤、骨質疏鬆等慢性疾病。高纖的全食物蔬食才是延年益壽的靈藥，不僅能預防疾病，而且「有清楚的證據顯示，即使是心臟病末期、幾種癌症、糖尿病，都可以藉由飲食來扭轉病勢」。他和他的兒子，也從一個大塊吃肉的農場子弟，變成百分百的全食物蔬食主義者。

我家飲食革命的第一步，就是少葷多素，把動物性食物降到 15% 以下，讓長年負荷超載的身體不再累積毒素。先生剛動完刀那兩年，甚至力行全蔬食，僅吃少許蛋和魚，原本從肉類攝取的蛋白質、鐵、鈣和脂肪，全以豆類、堅果和蔬菜、海藻取代。擔心全食物蔬食吃得不夠，每天再喝一杯精力湯補充酵素、植化素和膳食纖維，真的讓我們找回健康。

動物是怎麼被養大的？聽了會怕！

吃肉除了要擔心膽固醇、肝腎代謝的問題，現代畜牧業的養殖方式更是健康最大的威脅。雞、鴨、豬、牛被豢養在狹小難行的空間裡，為了避免動物生病、使其加速生長，往往會施打生長激素、抗生素或是開胃藥。這些化學藥劑殘留在動物的血肉臟腑中，一旦被人吃下肚，就可能造成內分泌和免疫系統功能的紊亂。

曾擁有上萬畝農場和數千頭牛隻的霍華‧李曼（Howard Lyman），就是在經歷病痛折磨後，才重新回頭檢討肉品「製造」的過程。他不僅上節目、出書，踢爆畜牧業的黑幕，還從美國畜牧大亨變身為國際素食聯盟主席。倡導「新世紀飲食」的約翰‧羅賓斯（John Robbins），本身是美國「三一冰淇淋」的少東，但他在瞭解「食物」的真相之後，就決定放棄接管家族事業，進而揭露工廠化養殖農場的問題，力勸世人不要

吃牛奶、雞蛋及最大宗的肉品。

　　動物是怎麼養大的？每次揭露事實，總讓人毛骨悚然。況且地球暖化的危機也跟人類大量肉食有關；大片森林被砍伐，改種穀物豆類，其中有 70% 用來飼養動物，而全世界有兩成的溫室氣體便是由畜牧業所造成。所以我家很少吃雞肉和紅肉，最近幾年雖然不再吃全蔬食，但是吃肉的次數和量也很少，要吃也會選擇體型小、無污染的深海魚，以及沒有荷爾蒙與抗生素殘留的蛋。

　　多吃全食物蔬食少吃肉，千萬別讓「恐怖片」在家人的五臟六腑中反覆上演。

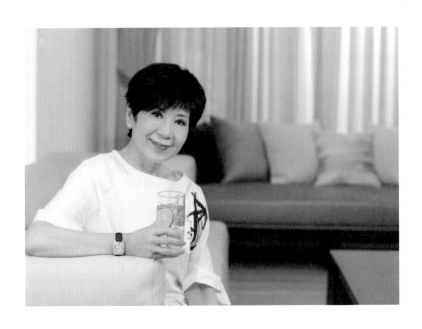

蔬食者的陷阱：
是健康素還是「毒素」？

不少素食者為了追求口味，烹調時往往添加更多調味料，
或是採用煎、炸的料理方式，如此自然加重胰臟負擔。
吃素沒有不好，但低溫烹煮和部分生食才是最理想的料
理方式。

吃素女性，竟容易有代謝症候群？

　　為了追求健康和對抗暖化，越來越多人開始吃素。但是，卻有許多
統計顯示，台灣的素食者不一定比較健康，其中吃素女性罹患代謝症候
群的比例，竟然還比「什麼都吃」的女性高。

　　我有位朋友茹素多年，非常重視健康，又樂於行善助人，可是卻在
一次健康檢查中發現得了乳癌，不到 50 歲，就離開親愛的家人和一手創
辦的慈善事業。我非常難過，而且百思不得其解，吃素為什麼會得乳癌
呢？通常愛吃紅肉和油膩食物的人才比較容易得乳癌呀！

　　經過仔細觀察，我才發現：**並非吃素不好，而是國內部分素食者吃
得太油了。**不論是素食餐廳、或是在家自己做菜，總不外乎煎炒、油炸，

而且最愛熱鍋快炒，非得等到油冒煙了，才急忙倒下青菜。大火燒得噗滋噗滋響，香氣四溢，看似美味爽口，其實卻暗藏大「創」人心的危機。油品一過「冒煙點」，就會氧化變質、產生毒素，造成三酸甘油脂和壞膽固醇偏高，反而提升了心血管疾病和各種癌症發生的機率。

　　吃素最怕營養不均衡，豆類再製品和氧化油脂吃太多、生鮮蔬果吃得少，將導致身體機能失調，衍生各種病症。市面上販賣的素料多含人工添加物，鈉含量也高，容易致癌，影響代謝系統。另一位吃素長達 20 年的朋友，日前被診斷出胰臟癌時，遲遲不敢相信，她質疑著：「我不吃肉，怎麼會得這種病？」醫生告訴她，台灣不少素食者嫌青菜豆腐過於清淡，往往添加過多調味料，或是煎、炸得香脆才入口，這跟多吃紅肉、油脂一樣，都會加重胰臟負擔。

當令、彩虹、全食物，補充維生素

　　所以，我提倡吃「全食物健康蔬食」，也就是——

一．**盡量吃當地、當季生產的新鮮蔬果**：當季生產的食物最合節令，農藥最少，所含營養也正符合身體所需；當地生產的食物不需要遠距運送，減少碳足跡，是最新鮮、酵素最多、營養最豐富，風味也最好。

二．**盡量吃全食物**：減少加工步驟，才能吃到最天然完整的營養。

三．**注意均衡多元**：除了穀類、蔬食之外，多利用豆類、堅果補充蛋白質和優質的植物油脂。

四．**攝取彩虹飲食**：食物的顏色最好繽紛多樣，因為不同顏色的蔬果含有不同的植化素，可以提升身體抗發炎、抗氧化、預防癌變的能力。

五．**從食物中補充維生素 B12**：素食者易缺乏維生素 B12，可以多吃

全麥、糙米、納豆、海藻（如紫菜、海帶）、酵母和自製泡菜、豆漿優格來補充，或是酌量補充蛋、起司、優酪乳。

食物選對了，烹調方式也很重要，不當的烹調容易讓食物變質、營養流失。低溫烹煮和生食才是健康的料理方式，尤其蔬果生食能補充酵素，是細胞修復的關鍵。所以我喜歡將芽菜、水果、堅果、種籽和豆類適當搭配，打成精力湯喝，維生素、礦物質、植化素、酵素和膳食纖維一應俱全，即使吃素，也不用擔心營養不良或飲食不均衡的問題。

米＋豆＋堅果，搭築堅強的防護盾

很多人擔心吃素會有蛋白質攝取不足的問題。蛋白質是維持身體運作的必要營養，絕不能捨棄，但也不需要太多，應該佔每日攝取熱量的12%；或者以體重計算，小孩每1公斤需要2公克，成人是0.8～1.2公克。**植物性蛋白質只要搭配均勻，並不會有蛋白質缺乏的顧慮，米加豆就是很好的搭配。**米裡面沒有的胺基酸豆裡有，豆裡面沒有的胺基酸米裡有，所以用糙米加黃豆，可以提升蛋白質利用率達40%。我就常利用這個竅門調製豆穀奶漿，喝起來營養更豐富、也更可口。

豆類、堅果都是很好的蛋白質和油脂來源。**堅果被公認為「護心食物」，所含的油脂是以單元不飽和脂肪酸為主，有利於提高血中好膽固醇的濃度，減少體內壞的膽固醇，具有降血脂功能，可以預防心血管疾病。**已有研究證實，常吃堅果的人，發生冠狀動脈心臟病的風險較小。

我自己就是很好的例子。由於高、低密度膽固醇的數值比總膽固醇的數值更能反映心血管健康的程度，所以醫師建議高密度膽固醇（也就是好膽固醇）男性應高於40，女性應高於50；低密度膽固醇（壞膽固醇）應低於130。而我是好膽固醇高於100，壞膽固醇低於90，總膽固醇跟

高密度膽固醇的比值 2.2，是許多醫師眼中不可能的數字，我想也許就是常喝加了堅果的精力湯之故。

堅果除了提供好油脂，還含有豐富的維生素和礦物質。像是芝麻、腰果、杏仁、亞麻仁籽、南瓜籽等，富含鎂、銅、錳、硒和維生素 A、C、E 及 B 群，能協助身體清除自由基，並有助於各種營養素代謝，而且堅果中的植物纖維，也能促進消化和預防便秘。我打精力湯時都會依據口味，添加不同種類的生堅果，既能增添蔬果汁的風味，又能讓營養更完備。

堅果因富含油脂，容易氧化，開封後最好放入冰箱冷藏，若量多一時吃不完，最好冷凍保存。如果吃起來有油耗味、刺鼻味或苦味，表示已經開始變質，不宜再吃。**最好選擇未經加工處理的完整生堅果，或低溫烘焙堅果**，千萬別買高溫烘焙或油炸的堅果，因為這兩種處理方式會導致堅果中的好油變質，不僅失去吃它的好處，甚至吃進更多自由基，導致身體發炎。同時還要提醒大家，堅果雖然是好食物，但熱量也很高，適量攝取就好，一天別超過 30 克，多吃還是會胖！

我不鼓勵吃肉，而是藉由多元、豐盛的精力湯，吃到比肉類還要優質的營養。素食也要健康吃，才能獲益。

吃食物，不吃食品，
孩子才有未來

飲食會殺人，餵孩子吃工業化食物，結果就是出現越來越多氣喘、過動，或憂鬱傾向的下一代，而癌症、心血管疾病、糖尿病也有越來越年輕化的趨勢。

別再用工業化食物餵養孩子！

在速食餵養下長大，世界會變成什麼樣？

「明天校外教學想帶什麼去啊？」朋友牽著就讀小學的女兒走進便利商店，架上五顏六色的零嘴，甜的、鹹的、酸的，什麼口味都有，小女生來來回回逛了好幾圈，最後卻只拿了一瓶水。

「為什麼呢？」媽媽不解地問。

「我很想拿餅乾，可是妳說過，成分含 5 種以上的人工添加物，就不能吃啊。」

「答對了！」朋友得意地笑了。

朋友學的是營養學，從小就教育孩子吃真的食物，原本想趁著校外

教學讓女兒解解饞，不料她自有堅持，拒絕吃下看不懂的色素和香精。不過，隔天女兒滿臉困惑的回來，似乎發現了什麼大祕密：「有個同學好可憐，都拿洋芋片配可樂當早餐，他……他是不是沒有媽媽啊？」

吃食物、不吃食品，是全食物飲食的第一步。聽完朋友描述，我一方面佩服她把孩子教得這麼好，一方面則擔憂，如果只有少數人節制，多數孩子都在漢堡、炸雞和洋芋片、可樂的餵養下長大，這個世界會變成什麼樣子？**更別說根據統計資料，台灣超過六成五的學童經常吃零食，洋芋片、餅乾、麵包是他們的最愛。**2014 年癌症關懷基金會曾經針對雙北市三至六年級的小學生做了近 4,000 份問卷，結果發現高達 75% 的學童會吃零食點心，66.5% 的學童會喝含糖飲料，更有 61.9% 的學童幾乎每天都會吃油炸物、零食點心及含糖飲料。2017 年針對雙北、台中、高雄 4 個都會區 3 萬份的學童親子問卷調查顯示：96% 的學童會吃零食；94% 會喝含糖飲料，其中超過八成還是家長準備的；91% 會吃油炸食物；85% 會吃加工肉品。由於許多家長不知道吃加工肉品會有致癌風險，從早餐到點心、晚餐都會讓孩子吃。看起來孩子吃得不健康，是因為父母本身飲食的觀念就不正確。

速食和加工食品本是為了誘惑人的味覺而設計的，所以很容易一口接一口停不下來，導致過重和肥胖，而這也是目前全球最大的健康問題。根據醫學期刊發表的最新調查報告，全球有超過 1/8 的成人屬於肥胖；美國有 2/3 的人口體重超重，1/3 的兒童過重或肥胖；近年經濟崛起的中國大陸也不遑多讓，肥胖人口直逼美國，達到 9 千萬，胖小孩在亞洲也是數一數二。台灣成人過重及肥胖盛行率也很嚇人，達到 45.4%，幾乎每兩個人就有一個過重或肥胖，12 歲以下肥胖及過重的兒童高達 1/3，居亞洲之冠。

除了肥胖，從小到大，我們不知道吃進多少色素、糖精。一包洋芋

片沒什麼大不了，但長期亂吃下來，堆積在身體內的毒素相當驚人。全球每年因為飲食問題導致過早死亡的人數達一千萬人左右，孩童時期吃錯食物引發的健康問題更嚴重，根據研究，40～50% **的兒童過敏病例都是食品添加物造成的。** 飲食會殺人，餵孩子吃工業化食物，結果就是出現越來越多氣喘、過動，或憂鬱傾向的下一代，而癌症、心血管疾病、糖尿病也有越來越年輕化的趨勢。

傑米・奧利佛的「給我好料」運動

「不能再這樣下去！」營養學權威柯林・坎貝爾提出建言，吃越多肉越危險，全食物蔬食才是最健康的飲食方式。美國營養教育學者瓊安・古索（Joan Gussow），及珍・古德（Jane Goodall）博士，也相繼推動永續飲食，他們一致認為，**吃當令、當地和有機生產的全食物，才是對人和土地最好的作為。**

於是，歐美各國的有志之士陸續發起飲食革命，從學校營養午餐開始，拯救孩子的健康。1996 年，艾麗絲・渥特斯（Alice Waters）在美國加州啟動「從種籽到餐桌」計畫，在學校闢建菜園、廚房，讓孩子接近泥土，親自摘採、烹調美麗的蔬果，吃完整豐饒的作物。她讓學生知道，胡蘿蔔不是從超市來的，而是土地養大的；蘋果和柳橙長在樹上，而不是產自工廠出產的鋁箔包裡。

8 年之後，英國廚師傑米・奧利佛（Jamie Oliver）也發起「Feed Me Better」（給我好料）活動，訓練學校廚師，捨棄加工及油炸食品，改以有機鮮採的食材，做出滋味更勝披薩、漢堡的餐點，改造兩萬名倫敦學童的中餐。雖然歷經各種抵制，但半年後孩子健康改善的成效終於感化學生、家長，並演變為全國響應的運動，一份 30 萬人聯署的請願

書，讓當時的首相布萊爾訂定校園飲食的新標準，並提撥將近 3 億英鎊來改善英國的營養午餐。美國歐巴馬總統夫人蜜雪兒也是 2008 年一進入白宮，就積極推動兒童飲食改革計畫，並在白宮闢建菜園。顯然要挽救孩子的健康，先得改善他們的飲食。

癌症關懷基金會深深瞭解：預防癌症和其他慢性疾病年輕化，就要從改變孩童的飲食習慣開始，於是從 2014 年起深入校園提供雙北市國小免費健康講座，2016 年 9 月推廣至台中及高雄。利用活潑有趣的動漫，融入健康營養知識，讓小朋友能快樂從故事中學習，從小為健康扎根。這樣的講座不僅深獲學校師長及小朋友的喜愛，我們也鼓勵孩子把他們學到的知識帶回家跟父母分享，甚至舉辦競賽，鼓勵孩子把全家共餐的照片上傳，以影響更多人。現在很多學校老師和家長也主動申請上這樣的課程，更有縣市政府和許多營養師加入，我們希望這樣的行動終有一天能匯集更多力量，翻轉國人健康。

全食物的風潮悄悄從校園的廚房展開，成為蔓延全球的趨勢。如果連小學生都能明白吃「真食物」的好處，多吃蔬果少吃肉，堅定拒吃成分不明的食品，那麼表示你我也一定做得到！

對抗慢性病的關鍵：
蘊含強大能量的全穀類

現代人的許多疾病，可能都與飲食過分精緻有關，很多該有的營養都在精製過程中消失了。只有全食物才能提供全營養，人類自作聰明的磨掉這、削去那，結果導致營養跟著大打折扣。

人類竟然扔掉了 95% 的營養！

喜歡吃鬆軟的白飯、麵包，不碰五穀雜糧等全穀類，也是現代人漸漸流失免疫力甚至罹患各種慢性疾病的原因。因為，只有全食物才能提供全營養，人類自作聰明的磨掉這、削去那，結果導致營養跟著大打折扣。

全穀類就是最好的全食物，像是糙米、黑米、小米、燕麥、薏仁、高粱等五穀雜糧，營養價值很高，含有構成細胞所需的蛋白質、能量的來源醣類、扮演免疫關鍵角色的礦物質和膳食纖維，以及非常豐富的維生素 B 群，如 B1、B2、B6、B12 和葉酸、菸鹼酸等，可以維護神經系統的穩定，增加能量的代謝，舒緩緊張、穩定情緒，是最佳紓壓食物。

現代人生活在高度競爭的壓力鍋中，許多疾病如身心症、高血壓、胃

潰瘍、甲狀腺機能亢進，多是壓力所造成，但也可能與飲食過分精緻有關，很多該有的營養都在精製過程中消失了。

譬如稻穀，脫去稻殼就是糙米，但大家嫌粗糙不好吃，所以進一步精製把表皮去除，就變成了胚芽米；還嫌不好吃，把胚芽也去除乾淨，就變成白白淨淨的白米了。一般所說的米糠，就是精製過程中去除的糙米表皮和胚芽，佔糙米體積 8%，精米（也就是胚乳）佔 92%。可是營養成分如維生素、檸檬酸的含量，表皮佔 29%，胚芽佔 66%，而胚乳只有 5%。也就是說，95% 的營養成分都在廢棄的米糠中，而**只吃白米的人把 95% 的營養成分都扔掉了，天天這樣吃，身體能不出問題嗎？**

美國臨床營養學雜誌就指出，**吃全穀類可以降低罹患數種慢性病的風險，包括癌症、心臟病、高血壓及第二型糖尿病。**

日本免疫學權威安保徹博士是糙米的擁護者，但他也是到 54 歲才開始吃糙米飯，發現效果驚人，才一個星期，「不僅腸道變得活躍、血液循環改善，排便多又順暢，而且臉色變好、皮膚也變光滑了。」3 年後健康更大幅提升，由於糙米有飽足感，食量減少，體重減了 11 公斤；血壓也穩定了，很少感冒，連過敏的老毛病都不藥而癒；更不可思議的是「個性也變了，不再毛躁，很少生氣」，顯然抗壓性也提高了。

其實只要張開嘴，就能發現人類天生就該以穀類為主食。成人的牙齒一共有 32 顆，其中就有 20 顆是專門用來磨碎食物的，這樣的設計本來就是為了吃到多元的穀物，而且是全穀。

很多人不知道，**吃全穀類也能攝取植化素，因為穀物裡的皂角苷（Saponin）和木質素（Lignin），都有抑制癌細胞、降低膽固醇的功能，是最好的主食。**以我自己的經驗來說，全穀應佔每日飲食的 25%，另外再吃 30% 的蔬菜，20% 水果、10～15% 的豆類、堅果，以及 10～15% 的奶、蛋、魚、肉類。

五穀米漿，充滿生機又順口

　　五穀雜糧雖然營養好，但口感較硬，我也是捱到最後一步才進行這項飲食革命。果然，改吃糙米飯沒多久，就發現健康狀況又有提升，於是堅定地執行下去。可是，家人卻不肯輕易妥協，孩子還小，隨我擺布，先生卻面有難色。EQ 極好的他，為了避免爭議，每次開飯前，總會偷偷地溜進廚房蒸兩個白饅頭，自力救濟，也是無言的抗議！

　　白饅頭也是精緻食物啊！為了改變他的觀念，我使出主播的能耐，引經據典說了許多五穀飯的營養價值，但他絲毫不為所動。雖然是為他的健康著想，但如果為了吃五穀飯而在飯桌上起爭執，對健康的影響更大。後來我靈機一動，為什麼不把五穀飯打成米漿呢？

　　於是，**我展開各種實驗，把糙米飯跟煮熟的黃豆加溫水一起打，就成了溫熱的豆穀漿，不僅營養提升、口感更滑順；再加入黑芝麻粒，補充維生素 E 和人體必需的脂肪酸，還補了鈣和鐵。**最棒的是，先生不僅乖乖地喝，還讚許為「幸福的滋味」，一點也沒察覺裡面有他討厭的糙米或五穀飯。口感的問題迎刃而解，每天也能吃到適量的全穀類和全豆類。

　　溫熱的豆穀漿也是充滿生機的精力湯。2007 年，美國癌症研究院公開史上最全面的飲食和癌症分析，其中一個建議就是每餐都要食用全穀物和豆莢類（豌豆、裂莢豌豆、鷹嘴豆或扁豆）。不是每週或每天，是每一餐[1]。用豆穀漿補充這些營養是很方便的一個方式，還可以加料，每天變換不同食材。放入煮熟的紫薯，當天早餐就是奇幻的紫色米漿；選用紅心地瓜或南瓜，調出來的色澤便是鮮豔的橘色。最重要的是，番薯、南瓜都連皮一起打，保留更多植化素和膳食纖維，保證色、香、味俱全，營養百分百。當芋頭盛產，加入芋頭和梅汁蘿蔔乾打成鹹粥，也很受歡迎。在寒冷的冬天早晨，家人起床看到這一杯，眼睛瞬間就亮了，不用我催促，都歡歡喜喜地喝下肚呢！

混搭炊飯，一次不超過 5 種！

　　除了打漿，我也研究出「煮好飯」的秘訣。首先，將米浸泡 3～4 小時，泡軟之後較易熟透；另外水量也要比純白米多加半杯到一杯，吃起來就不會硬澀。尤其現在有各種針對煮糙米飯或五穀飯設計的電子鍋，完全不需要浸泡，只要照標示放進適當水量就可以了，不僅方便，煮出來的口感也不錯。

　　五穀飯要好吃，要注意穀類的比例和口感的相互搭配。我一次加的穀類不會超過 5 種，其中糙米大概佔一半，其他穀類如小米、黑米、糙薏仁、燕麥、藜麥、綠豆、扁豆和埃及豆等，則任選 4 種輪流替換。若無法馬上適應全穀飯，也可以從白米加糙米或胚芽米開始，一次增加一種，慢慢就能養成習慣。現在我先生認為我家的五穀飯好吃到就像一道菜。

　　有次一位義大利朋友來訪，送了一包手掌大的野米當贈品，我很好奇，當天就加入五穀飯裡煮，沒想到相當好吃，上網搜尋才知道野米其實是茭白筍的種籽，非常營養。另外，莧菜籽的鈣含量高，綠豆和紅豆雖然名字叫豆，卻是主食類，營養也很豐富。

　　多吃五穀雜糧，攝取到的營養絕非空有熱量的白飯可比擬。這也是全食物的好處：**一物全體、豐富多元，才是真正的美食──美好的食物。**

註 1　World Cancer Research Fund/American Institutefor Cancer Research. Food, Nutrition,Physical Activity, and the revention of cancer: a Global Perspective. Washionton, D.C.:AICR,2007.

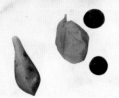

彩虹蔬果飲食，
打造抗老防癌保護罩

蔬果能修補細胞回到正常狀態，還具有防癌、抗老的植化素，可防止血管細胞病變，減少罹患各種慢性病和癌症的風險，稱得上是全食物的最佳代表。

植化素可抗氧化，是天然維他命

除了全穀類和豆類、堅果之外，蔬菜水果更是全食物的首選。全世界的媽媽都苦口婆心要孩子多吃蔬菜、水果，這是人類代代相傳的智慧；而拜現代科學之賜，我們終於知道蔬果為什麼能抗癌防老，「多吃蔬果」也被認為是唯一可以被稱為普世真相的飲食法則。

蔬果防癌的觀念開始於一九八〇～九〇年代，可能是自從發明電冰箱，人們每天都能吃到新鮮蔬果，讓胃癌、食道癌的死亡率明顯降低，科學家們才開始關注蔬果的益處。後來的研究果然發現，蔬果吃下肚後，首先受益的就是食道和胃，意即蔬果能修補細胞回到正常狀態。隨後又發現蔬果中具備防癌、抗老功效的物質，也就是五顏六色的植化素，這

些抗氧化成分可以防止血管內部細胞病變，減少各種慢性疾病和癌症的風險。

流行病學調查顯示，每天吃蔬果多於 4 份，就有降低癌症的效果，於是，「天天五蔬果」從九〇年代起，成為美國「全民飲食防癌」的新主軸，植化素更被譽為「21 世紀的維他命」。**最好的抗癌蔬菜就是十字花科蔬菜，包括綠花椰菜、白花菜、芥藍菜、青江菜、大白菜、小白菜、芥菜、油菜、小松菜、大頭菜、蘿蔔、紅蘿蔔、蕪菁、芝麻葉和各種品種的高麗菜。**因為它們含有的抗氧化活性物質蘿蔔硫素，可以防止腫瘤細胞失控繁殖，卻不危害正常細胞的生長。研究發現，多吃蔬果不僅能降低癌症的罹患率，也能提高患者的存活率。

多吃全食物蔬果還能減少肥胖過重，預防各種慢性疾病。前一陣子國內風起雲湧的綠拿鐵風潮，號召綠拿鐵同好和上班族每天喝一杯用綠色蔬菜加水果和堅果打成的「綠拿鐵」，增加蔬果攝取量。結果減重效果驚人，很多人連膽固醇、血脂肪和血糖都降低了，也減少得心臟病、高血壓和糖尿病的機率。多吃蔬果還能幫你對抗 21 世紀的黑死病——憂鬱症，研究顯示，較高的蔬菜攝取量能將憂鬱症的機率降低 62%。

台灣因為飲食西化，最近 30 年來，肉食量和加工食品量大幅增加，外食比例更不斷攀升，各種因飲食不當所造成的慢性疾病，如肥胖、糖尿病、高血壓、心臟病等也日益增加，成為國人健康的殺手。因此衛生單位大力推動「天天五蔬果」。但是各種飲食調查也發現，國人在蔬果的攝取量上，70% 的人每天吃不到衛福部建議的 3 份蔬菜；90% 的人每天吃不到兩份水果，更別說要達到不少學者專家建議的「蔬果五七九」，也就是鼓勵 6 歲以下的兒童一天至少吃 5 份蔬果，包括 3 份蔬菜 2 份水果；學童和女性吃 7 份，4 份蔬菜 3 份水果；18 歲以上的青少年和男性則要吃到 9 份，5 份蔬菜 4 份水果。除了量，蔬果的質也很

重要，要多樣化，尤其要盡可能吃到各種不同顏色的蔬果，因為不同顏色的蔬果含有不同的植化素，擁有不同的抗發炎和預防疾病的效果。如果能每天都用紅、橙、黃、綠、紫、黑、白這 7 種繽紛的顏色來妝點自己的餐盤和人生，想不健康也難！

至於「1 份」是多少呢？蔬菜通常是 100 公克，生菜 1 份大約是 1 碗，熟菜則約為大半碗；水果 1 份約 150 克，相當於 1 個拳頭，或大約 1 碗。你吃到你的「份」了嗎？

善用果皮果核，保留高密度養分

可惜的是：我們吃蔬果也像吃全穀一樣，常把最營養的部分給扔了。蔬果的皮是植物抵擋風吹、日曬、蟲咬的防護罩，也是植化素最豐富的部位；果核、種籽是植物繁衍生命的中心，含有最密集的營養成分。像番茄皮，植化素含量是果肉的三倍；包著番茄籽的黃色液體具有一種化合物，可以抑制血小板的活性，減少會導致心臟病和中風的血栓[2]，很多人做菜喜歡拿掉番茄籽和這些湯汁，效果就沒啦！還有研究發現，一些植化素只能跟身體特定的受體和蛋白結合，就像花椰菜和芳香烴受體。最近科學家更發現一種細胞表面受體會結合蘋果皮的營養素，除非你吃下這些特定食物，否則這些特定蛋白不會被活化，某種功能也永遠不會產生。所以攝取蔬果最好的方式，就是連皮帶籽吃全食物，也就是盡量一物全體，根莖花果葉都要吃到，因為就算是同一種蔬菜，部位不同，營養成分和健康效果可能也不同。當然，更不可以偏食啦！

或許你會懷疑，有必要為了植化素去吃香蕉皮嗎？可是，市面上的飲料或健康食品所標榜的茄紅素、花青素或多醣體，打的不正是植化素的名號嗎？現代人常貪圖方便，以為包裝上有提到的，就一定有效，其實，天

然ㄟ尚好！

　　世界癌症研究基金會（WCRF）定出全球最具權威的癌症預防建議，其中一條就是：「不要用營養保健食品來預防癌症。研究顯示，高劑量的營養保健食品和罹癌機率有相關性，最好以均衡飲食來取代保健食品。」意思就是說，**單一營養素或植化素，不論是合成或從植物萃取，都可能增加罹癌風險。**要攝取 β - 胡蘿蔔素，倒不如直接吃胡蘿蔔，因為胡蘿蔔還有其他成分，可以發揮協同作用，防止癌症發生。

　　生命不能重新組裝，**從天然食物攝取的營養，才能真正發揮「協同作用」，讓人體完全吸收蔬果的精華。**

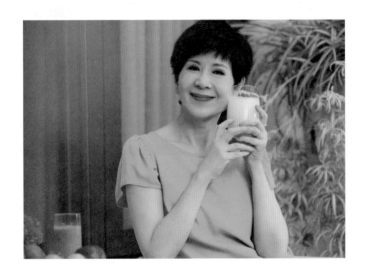

註2　哪些皮能吃，哪些皮不能吃，可以根據傳統和常識判斷，也可以上網、找書查詢。芒果皮、柿子皮、荸薺皮、馬鈴薯皮、芋頭皮不建議吃，我也不吃木瓜皮和籽。有朋友將奇異果連皮下去打，我對那細毛還是有些顧慮。安·威格摩爾把西瓜青色的皮一起打成汁，我也試過，但很難吃。所以，覺得不好吃、不太安心的食材，就不要勉強吃。飲食、賞心悅目和口感還是有一定的重要性。

植化素的分類與功能

植化素	種類	功能
類黃酮素	槲皮素、芸香素、兒茶素、木犀草素、花青素、白藜蘆醇	• 抗發炎、抗菌 • 抗氧化防癌（乳癌、卵巢癌） • 降低血脂及膽固醇
類胡蘿蔔素	胡蘿蔔素、葉黃素、玉米黃素、隱黃素、辣椒紅素、茄紅素	• 清除自由基 • 轉化成維生素 A 保護心血管 • 維護視力（視紫、視網膜老化） • 抑制腫瘤成長
酚酸類	綠原酸、阿魏酸、沒食子酸、鞣花酸	• 鍵結於細胞壁釋出後可抓住自由基 • 預防冠心病、動脈硬化 • 癌症（消化道癌症、肺癌、肝癌） • 減緩糖尿病症狀
有機硫化物	蒜素、麩胱甘肽、蘿蔔硫素、吲哚	• 帶有特殊氣味，可抵抗來自陽光、空氣污染的破壞 • 預防癌變（乳癌、前列腺癌） • 提高肝臟解毒功能、預防動脈硬化
植物性雌激素	木酚素、異黃酮素、豆香雌酚	• 雙向調節雌性激素 • 預防骨質疏鬆 • 降低乳腺與結腸癌風險
其他	薑黃素、麥胚固醇、葉綠素、檸檬酸烯、檸檬苦素、皂素、苦瓜、薯蕷皂素	• 各有不同功效 （降血糖、降血脂、抑制腫瘤與防癌）

五色蔬果功能表

（癌症關懷基金會提供）

五色蔬果	代表食物	主要的植化素	主要生理功效
● 紅色	紅鳳菜、紅甜椒、甜菜根、紅番茄、紅蘿蔔、紅櫻桃、紅辣椒、蔓越莓、紅蘋果、紅石榴、西瓜、草莓、紅李	茄紅素 槲皮素 花青素	• 降低罹癌風險 • 強化心血管 • 強化黏膜組織 • 避免泌尿道感染
黃色 橘色	南瓜、玉米、地瓜、薑、甜蘿蔔、黃豆及其製品、木瓜、柑橘、鳳梨、葡萄柚、黃桃、芒果、柿子	胡蘿蔔素 玉米黃素 類黃酮素	• 降低罹癌風險 • 強化心血管 • 維持視力健康 • 提高免疫功能
● 綠色	花椰菜、蘆筍、菠菜、芥菜、韭菜、莧菜、芹菜、青蔥、地瓜葉、四季豆、九層塔、青椒、奇異果、芭樂、酪梨、綠茶	類胡蘿蔔素 吲哚 麩胱甘肽	• 維持視力健康 • 降低罹癌風險 • 強化骨骼與牙齒
● 紫色 ● 黑色	海藻類、黑木耳、紫甘藍、香菇、黑豆、芝麻、茄子、紫葡萄、藍莓、黑棗	類黃酮素 花青素	• 降低罹癌風險 • 強化泌尿系統 • 維持記憶力 • 抗老化
○ 白色	大蒜、白菜、白花椰菜、包心菜、白蘿蔔、洋蔥、蘑菇、美白菇、山藥、百合、杏仁、香蕉、水梨、柚子	蒜素、多酚、花青素、微量元素硒、植物性雌激素	• 強化心血管 • 降低膽固醇 • 降低罹癌風險 • 提高新陳代謝

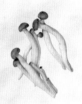

一天一餐精力湯，
連皮帶籽營養不漏失

最多的營養，就藏在天然蔬果和全穀的皮與籽裡。一天
裡可以有一餐以攪碎的方式將食材打成精力湯，就能輕
鬆吃進蔬果皮和籽富含的植化素、維生素、膳食纖維和
各種礦物質及微量元素。

藏在葡萄籽和香蕉皮的秘密

吃全食物，最好是連皮帶籽打成精力湯，把所有營養全部吃下去。

天然的蔬果和全穀，是老天賞賜的保健抗癌聖品，最多的營養就藏在
皮和籽裡。**尤其是被稱為「21 世紀維他命」的植化素，在皮和籽裡含量最
多，具有抗氧化的功能，可以清除人體內有害的自由基、預防癌症和慢性
疾病。**

例如，葡萄皮含有能抗癌的白藜蘆醇，能預防心、腦血管疾病的單寧；
葡萄籽含有原花青素，具有抗氧化、增強肝機能、保護心血管等功效，但
大家通常只吃果肉，卻把營養豐富的皮和籽吐掉。一顆蘋果蘊藏了 389 種
植化素，其中多數存在皮中，削掉了皮，營養就損失很多；一根紅蘿蔔也

有 490 多種植化素，當然，薄薄的皮和皮下含量最多。最讓大家咋舌的是地瓜皮，它的抗氧化能力比地瓜肉高出 10 倍，直逼藍莓水準，尤其是紫色地瓜，想不到吧！

有句俗話說：「失戀要吃香蕉皮。」因為那滋味又苦又澀，只有親自嚐過才知道。現在想來，古人可不是在開玩笑，綠色香蕉皮富含可調節情緒的 5HP（血清素前驅物），可以抗憂鬱；成熟的黃色果皮帶有葉黃素、類胡蘿蔔素等植化素，對視網膜有益處。遠離悲傷，把眼光放遠一點，香蕉皮果然是很好的療情傷聖品！我的營養師朋友黃翠華常常把香蕉連皮加入精力湯一起打，她說只加半條，其實味道不錯，先生孩子都沒有抗議呢！

除了皮，果核和種籽的營養也不遑多讓。像冬瓜曬乾的外皮固然是中藥，可用來治療水腫，暑熱口渴，小便短赤。而冬瓜籽，也是中藥，用於痰熱咳嗽、肺癰、腸癰、淋病、水腫、腳氣、痔瘡，酒糟鼻。南瓜也渾身是寶，外皮富含胡蘿蔔素、維生素、礦物質鋅等，能夠強化免疫力、預防感冒、保護上呼吸道；南瓜籽富含鋅，可預防攝護腺腫大；就連包覆南瓜籽的瓜瓤也是好東西，所含的 β - 胡蘿蔔素比南瓜果肉多出 5 倍以上，因此應盡量一起食用。

果核、柑橘類水果的種籽相當苦，所以我會去除，至於蘋果、梨子等，種籽含有 B17，又稱苦杏素，具有殺死癌細胞的作用，但也有微毒，那到底能不能吃呢？有人算過，每公斤蘋果籽中的氰苷大約能產生 700 毫克氰化物。因此，要一下子吃掉 18 個蘋果，並且把裡面大約 150 粒蘋果籽都咬碎才有可能會中毒。記得，腸胃比較脆弱的老人、小孩和化療病人，打蔬果精力湯時可以去除蘋果籽，以免發生嘔吐腹瀉等反應。

粗糧變佳餚，不必勉強「吃草啃皮」

皮和籽固然是營養之寶，但是皮層纖維粗糙，籽核堅硬又卡牙，咬起來很辛苦。我有一位長輩，聽說葡萄籽含有原花青素 OPC，是一種很珍貴的營養素，便卯起來用牙齒咬，結果把牙給咬崩了，損失不貲。我也曾經試著連皮吃番薯，還真覺得自己像是豬在啃食物！吃，需要這麼悲情嗎？

其實，粗糧可以細作，全食物也能變成美味佳餚。**生機飲食的推動者安·威格摩博士認為，將食物攪碎，是最能夠保留營養、又最容易消化吸收的方法。**她不僅用這個方法治好了自己的直腸癌、氣喘、關節炎和偏頭痛等許多毛病，還設立療養中心，收容許多病危或無家可歸的重症病人，並且到處演講，宣揚她這套生機飲食法—— The Living Food of Livestyle。

根據安博士的觀察，對老人家、病人和腸胃不良的人來說，**將全食物打成精力湯是最好的滋養方法，因為它等於預先消化，幫你先咀嚼到非常細緻，所以很容易消化吸收。**既解決了營養吸收的問題，又可以增強自癒力，加速康復的速度。我以前吃得不對，工作壓力又大，經常胃痛。自從每天至少一餐喝精力湯之後，胃首先就不痛了，便便也很順暢，後來連慢性胃炎也改善了，再也不用吞一堆胃腸藥了。

有一位讀者告訴我，她讀小學的女兒常常喊肚子痛，帶去看醫生，發現是便秘惹的禍。媽媽二話不說，買了我推薦的調理機，開始打精力湯，結果女兒很快就排便順暢，從此不再喊肚子痛；而且感冒次數慢慢變少了，連鼻子過敏也改善不少。女兒從此成了精力湯信徒，每天一定要來上一杯。

細嚼慢嚥本來就是吃飯的基本功、一口食物最好咀嚼 30 ～ 100 下，最能防止肥胖、幫助消化，而且嚼得越久，越能領略食物的滋味。但是現代人吃飯像趕場，根本難以做到。所以，一天裡能有一餐以 Blending（攪

碎）的方式，將天然食材打成精力湯，難嚼的皮、籽、堅果與穀類，不到五分鐘就被打碎成漿，只要一口一口慢慢喝，讓蔬果汁與唾液充分混合，不必費力就能吃到成千上萬種植化素、維生素，豐富的膳食纖維和各種礦物質、微量元素等完整的營養。有位朋友笑說：「實在太方便了，終於不用學牛吃草了。」

雞尾酒型精力湯，營養綜效最佳

精力湯的調製省力又簡單，每位媽媽都能變身健康吧高手，自然界的數百種蔬果豆穀都能入湯，只要味道調得好，絕對是營養均衡的超值全餐。

還記得有一次到土城市公所演講，我現場示範精力湯，桌上擺了苜宿芽、甜菜根、堅果、鳳梨和蘋果等食材，看起來不起眼，個別吃又讓人聯想到荒島求生記；然而，全部加在一起攪打，立刻變身色澤鮮豔的「紅粉佳人」精力湯。「好漂亮，看起來很好喝哩！」「流口水囉！」瞬間，大家的眼睛都亮了。

鳳梨富含維生素 C 和酵素，甜菜根補血保肝，芽菜也很營養；未經加工、烹調，保持在最原始的狀態，充滿生機與能量。全部攪碎成汁，不僅能吃到珍貴的酵素，又不會破壞蔬果的維生素、礦物質、膳食纖維、植化素，最重要的是解決了口感的問題。很多人驚嘆，原來健康可以這麼美味。

營養學研究也發現，如果在一餐裡吃到均衡多元的營養，比較容易有飽足感，不會有過量飲食導致的肥胖問題。所以，每天喝一杯營養均衡的全食物精力湯，就等於是為自己進行綜合了各種抗氧化劑（植化素）、維生素、礦物質、酵素、膳食纖維的雞尾酒療法，是最天然、最

part 1

先進、最有效、最省錢的營養補充法。

方便又美味，自家就是有機雜貨店

全食物精力湯還能確保你吃到的是真食物。我們家每天的早餐都是一杯精力湯，為了變化口味，我會花更多心思在採買上，比以前更加注重食物的品質，這才發現，老天爺賞給我們的寶物還真多呢！

每個季節自有不同的風味，更替著吃，絕對吃不膩，還能吸收到多元的營養，非但不麻煩，還讓料理變得有趣。仔細想想，每天全心全意為家人準備特調飲品，不也是一種幸福嗎？

現在，我家的冰箱就像是有機雜貨店，成排的保鮮盒裝有各種堅果、黃豆、黑豆、糙米、小米等各式豆穀，以及洗切好的各色蔬果。想吃什麼，只需打開冰箱瞧兩眼，順手抓幾樣食材，「咚、咚、咚」丟進調理機一攪，馬上就能即興創作精力湯，比泡麵還方便，也讓家人少了吃零食、點心變胖的風險。

「媽，我肚子餓了。」每次聽到兒子一喊餓，我就去廚房施展魔法，很多食譜的創意都是這麼來的。有一天我將晚餐沒吃完的五穀飯，與黑芝麻、冰糖和熱水，一起打成芝麻糊，給兒子當點心，他高興得不得了，還把這件事寫進聯絡簿裡：「媽媽今天打芝麻糊給我吃，好好吃！好開心！」隔天他興奮地說，老師畫了一個幸福的笑臉給他呢！

每個人都知道健康飲食很重要，但唯有方便與美味，才能讓人發自內心愛上全食物。**只要順應天氣和個人體質，找出全家喜愛的味道，夏天可喝清爽香甜的蔬果精力湯，冬天選擇溫熱濃郁的豆穀漿，多下點功夫，了解食物的功效與特性，每個人都能調出屬於自己家的「原味」。**

對消化道好，預防肥胖更好
——環保大師膳食纖維

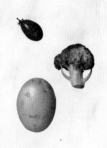

膳食纖維是人體大掃除最重要的工具，可以將堆積在體內的廢物、毒素，俐落地清除乾淨。而天然的蔬果、豆穀、堅果和海藻，都富含膳食纖維，尤以粗糙的表皮、麩皮、種籽含量最多。

天然益菌生，預防大腸癌

把全食物連皮帶籽打成精力湯有一個重要理由，就是為了補充足夠的膳食纖維。**膳食纖維是人體大掃除最重要的工具，可以清血脂、排宿便，將堆積在體內的廢物、毒素，俐落地清除乾淨，稱它為「體內環保大師」，一點也不為過。**

膳食纖維只存在於植物性食物中，它是由非常複雜的碳水化合物分子構成，幾乎不能被人體消化吸收，卻可以預防便秘、肥胖、大腸癌、乳癌和胰臟癌，降低腸躁症。事實上，許多醫學研究發現，膳食纖維已經成為防癌的有力武器，也是身心健康的關鍵，這跟我們腸道內超過100兆的腸道菌有關。

最近幾年關於腸道菌的研究突飛猛進，腸道細菌被認為是跟心臟、大腦一樣重要的人體「必要器官」，它們提供養分，調控腸道細胞的發育，以及誘導免疫系統的發展。事實上身體七成以上的免疫細胞，如巨噬細胞、T細胞、NK細胞、B細胞等都在腸道，所以，**腸道名符其實是最重要的免疫器官。**

上百兆的腸道菌分為幾千種，其中有好菌、中性菌和壞菌。要維持腸道健康，就要讓好菌加中性菌佔滿大部分的腸道，減少壞菌的生存空間。而蔬果、穀類、豆類中豐富的膳食纖維就是好菌的養料，可以讓好菌壯大，所以這些膳食纖維也被稱為「益菌生」。相反的，壞菌喜歡高蛋白質和高脂的食物，如果你吃了大量的炸雞和薯條，壞菌就會快速滋長，破壞你的腸道，影響消化吸收，降低免疫功能。

腸道菌不僅會影響你的健康，還會影響你的情緒和記憶力。這是因為腸道菌透過迷走神經和你的腹腦（又稱第二大腦）及大腦連結，這條菌、腸、腦軸線讓你的腸道菌和大腦相互影響，這也是近年來生物學界熱門的研究議題。科學實驗發現：當老鼠腸道菌大亂時，記憶測試的分數會大幅衰退。同樣的，心情不好、壓力大也會影響腸道菌叢，讓壞菌滋長，好菌勢微，導致腸道酸鹼值平衡改變，腸道最外層的上皮組織衰弱，包括毒素、微生物、未消化的食物粒子，直接滲入血流造成腸漏症，這也是近年來全球自體免疫疾病急速增加的原因。近年來有越來越多的研究發現：**腸躁症、憂鬱症、焦慮症、自閉症、慢性疲勞等盛行率極高的身心疾病，都和菌腸腦軸線相關。**

所以要改善身心狀況可以從多吃高纖食物開始，讓纖維發揮吸附及排除毒素的功能，幫助好菌增生，改善腸道環境，減少身體慢性發炎，提升免疫力；**更重要的是，腸道健康，才能製造兩種幸福賀爾蒙，一是會讓人感到快樂的血清素，90% 在腸道製造；二是讓人感到成就感的多**

巴胺，50% 由腸道製造，再運送到大腦，讓人產生幸福、滿足的愉悅感。因此，腸道不僅是處理食物的消化器官，還製造控制人類情緒的重要物質。難怪西方有句名言：「一副好腸胃，比擁有好大腦還重要！」吃對食物，不僅會讓你健康，還會讓你幸福快樂。

衰老始於腸，你的腸老了嗎？

台灣大腸癌盛行率世界第一，很多人「腸腸有問題」，經常便秘、脹氣、拉肚子、放臭屁，卻不知道這已經是腸道出問題的警訊。「全台腸年齡調查」顯示，七成青壯年的腸齡比實際年齡老 11 歲。諾貝爾獎得主、細菌學專家梅奇尼可夫說：「衰老始於腸。」因為腸道年齡是健康的指標，一旦老化，很多毛病就會接踵而來。

解決腸道問題的救星就是膳食纖維。膳食纖維分為可溶性纖維和非可溶性纖維。可溶性纖維吸收水分後，會在消化道中膨脹成濃稠膠體，是大腸內好菌的養料，像燕麥、堅果、豆子、木耳、蘋果、香蕉、愛玉等含較多可溶性纖維；非可溶性纖維則不會跟水結合形成纖維團，它本質粗糙，可以吸附腸中致癌物質連同其他雜質一起排出體外，所以能防止腸癌發生，像糙米、全麥、小米等纖維。不過，大部分蔬果都具有兩種纖維。

哈佛大學在 2017 年 11 月出版的最新一期《美國醫學會腫瘤學月刊（*JAMA Oncology*）》中公布一項研究，發現每天只要多攝取 5 公克的膳食纖維，就能降低 22% 的大腸癌死亡率；如果將膳食纖維的種類限定為穀物纖維，每多攝取 5 公克穀物纖維（約為 2 碗糙米飯），就能降低 33% 大腸癌死亡率！

膳食纖維既是消化道的環保功臣，又能降低肝臟中的膽固醇。這是因為可溶性纖維會包覆膽酸，並促進它的排泄，防止膽酸由人體腸肝循

環中再度吸收利用，可以降低血脂肪，有助預防心血管疾病。另外，可溶性纖維還能包覆醣類，減緩葡萄糖吸收速度，所以進食後血糖不會急速上升，有利於控制血糖。

膳食纖維甚至還能幫我們排毒。這是因為它能吸附結合有機化合物，作為最後的屏障，防止某些環境污染物質侵害人體。目前已發現膳食纖維對汞、鉛、高濃度銅、鋅，特別是有機陽離子等具有清除能力。

揮別便秘、肥胖、三高，保持體態

膳食纖維本身幾乎沒有熱量，卻能延緩胃排空的速度，讓食物在胃中停留較久的時間，維持飽足感，延緩血糖快速上升。如此一來，就不會那麼快感到飢餓，也不會一次吃下太多東西，還能減少油脂在小腸中的消化吸收，所以能控制體重、維持好身材。美國南加大傑米・戴維斯博士的研究也發現，**體態正常的人和過胖的人相比，飲食中多了33%的膳食纖維。**我這麼多年來身材始終沒有走樣，應該也和我每天喝全食物精力湯、吃五穀飯，攝取足夠的膳食纖維有關吧！

肥胖和便秘是萬病之源，吃太多又排不出去，熱量和脂肪轉成毒素堆積在體內，就會產生各種代謝問題，甚至引發肥胖、痔瘡、腸躁症、癌症、心臟病、糖尿病。而多吃膳食纖維就可以有效預防這些疾病。

行政院衛生署和美國癌症研究中心建議，成人每天應該攝取20～35公克膳食纖維，小孩的建議量則是年齡加上5公克。不過，最新研究則認為合理的攝取量應該提高到30～35公克，而我們的老祖宗每天的攝取量是50～100公克。有些專家認為，攝取過多膳食纖維會妨礙鐵質和其他礦物質的吸收，但最近一項大規模的研究已證實這兩者並無相關。

根據統計，國人每天蔬果平均吃不到5份，膳食纖維攝取量大約14

克,距離標準值還差得很遠。平均而言,1/2碗蔬菜(煮過)、1份水果(1顆中型蘋果或柳橙)、或是1份全穀主食(1片全麥土司),可以提供2克膳食纖維。換句話說,如果每天吃3份蔬菜、2份水果,加上三餐都吃全穀類,膳食纖維的攝取量還是不太夠,更何況許多人連吃3份蔬菜、2份水果都做不到,更別提吃五穀飯或糙米飯了。我建議可以每天喝一杯精力湯或蔬果泥,方便吃到全食物的全營養,又能輕輕鬆鬆做好體內環保。

全蔬果汁甚至比優格更好!

天然的蔬、果、豆、穀、堅果和海藻,都含有豐富的膳食纖維,尤其粗糙的蔬果表皮、麩皮、種籽,是含量最多的部位。蔬菜最好根、莖、葉一起吃;水果則建議連皮帶籽食用;主食類應以糙米、五穀、全麥取代白米飯、白麵包。至於市面常見標榜高纖的飲料、餅乾等食品,實際上膳食纖維的含量很少,並不能用來取代全食物。從我開始研究飲食以來,大自然的智慧一再讓我深深折服,全食物就是一個例子,它包含了各種人體必需的營養,有些到現在我們還無法完全明白。

很多專家建議蔬果應該盡量用吃的,不要打汁,那是因為許多人喝的是清清如水的合成果汁,不僅不含膳食纖維,還含有很多化學添加物,增加身體負擔。也有許多人喜歡榨汁,把渣都丟掉或拿去種花,我以前也這樣,後來才知道渣渣原來是寶。我看過一些專家的報告,他們把這些渣拿去化驗,才發現很多維生素、礦物質還黏存在渣上,有時甚至比我們吃進去的還多,真是暴殄天物。所以,我主張喝連皮帶籽打的全蔬果汁,也就是坊間流行的精力湯蔬果汁,包含各種蔬菜、水果、亞麻籽、核桃等等,含有濃稠的膳食纖維,不同於純果汁。

有些人擔心膳食纖維經過調理機攪打,會不會被破壞呢?英國BBC

曾做過一項實驗，結果發現，要改善腸內好菌菌叢，效果最好的就是喝含有纖維的全蔬果汁，其次是吃高纖食物（益菌生），再其次才是喝含好菌的優格。可見將膳食纖維打得細緻並不會破壞纖維本身，反而讓人能吃下更多纖維，讓好菌有足夠的養料，改善腸相和全身健康。難怪有好幾位讀者向我反應，他們的自體免疫疾病因為喝精力湯而改善了許多。

含有豐富膳食纖維的全食物精力湯好處不只如此，當生活壓力大的時候，會降低人體內一種名為殺手細胞的作用，造成免疫力下降，也會導致心情容易沮喪。但如果平日就攝取大量的食物纖維，縱使面臨極大的壓力時，殺手細胞也不會減少，就能維持良好的免疫力，心情也更好。

你有肥胖、便秘、痔瘡、腸躁、高血糖、高膽固醇、自體免疫疾病的困擾嗎？趕快試試全食物精力湯！

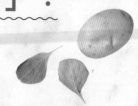

吃飯也要「趨吉避凶」：
正確的飲食金字塔

精製食物會擾亂體內的葡萄糖和胰島素濃度，讓血糖急速升降，熱量吸收得快，也餓得快，又缺乏主要營養素，滿足不了細胞的渴望。多吃全穀類搭配大量的蔬菜水果，才是日常飲食最重要的基礎。

每日是否吃進足夠的植物性食物？

把全食物打成精力湯還有另一個原因就是：**能保證吃到足量的植物性食物**。要保持健康，「吃什麼」和「吃多少」一樣重要。很多人都說：「我有吃青菜水果呀！」但是你吃到足夠的量了嗎？整體的比例對嗎？

引領世界多年的美國飲食金字塔，終於告別舞台，2011 年 6 月起換成了「我的健康餐盤」（My Plate），看起來一目了然，也更容易目視自己每餐飲食是否均衡。我把 My Plate 的比例略加調整，以更符合國人的需要和最新的研究趨勢。不管你吃多少，把食物裝在盤子裡，整體的比例應該是：蔬菜佔 30%；水果佔 20%；全穀類和根莖類主食佔 25%；蛋白質佔 25%，其中豆和堅果佔 15%，魚、蛋、雞、海鮮、紅肉合起來

佔 10%。我每回演講，只要秀出這個餐盤，台下總是一陣驚呼，不用多費言詞，大家一看就知道自己吃錯了。

「哇！我完全吃錯了！」

「天哪！蔬菜要吃那麼多，肉才只能吃那麼一點點？！」

錯愕之餘，許多人連忙掏出紙筆，仔細回想一天之中到底吃下了什麼：漢堡、奶茶、排骨飯、牛肉麵，外加一塊巧克力蛋糕……那麼，最重要的蔬菜水果呢？只見有人搖搖頭，不好意思地回答：「大概就是夾在漢堡裡的一葉青菜、吃麵配的一碟小菜，以及飯後一顆橘子吧！」旁人跟著點頭，表示他也這樣吃，接著又搖頭，終於知道自己吃錯了。

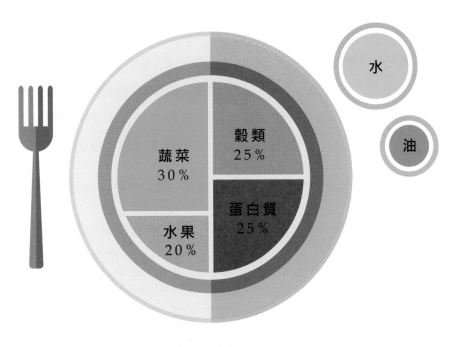

我的健康飲食餐盤

新的餐盤，完全顛覆你的想像

我的健康餐盤修正了過去以精製穀類為主食的概念，鼓勵人們多吃有益健康的全穀類搭配大量的蔬菜水果，作為日常飲食最重要的基礎。至於蛋白質來源，豆類和堅果等植物性蛋白質，與魚、雞（白肉）和蛋等動物性蛋白質，平分秋色，同樣重要。建議少吃加工肉品、紅肉、奶油、白米、白麵、甜點、飲料這些一般人吃得最多的食物。

從小到大吃慣了的白米飯、早餐常吃的鬆鬆軟軟、香噴噴的麵包，蛋糕，為什麼全變成必須少吃、甚至不碰的食物？這是因為精製的碳水化合物，如麵包、白米飯、義大利麵等，會擾亂體內的葡萄糖和胰島素濃度，讓血糖急速上升，又陡然下降，熱量吸收得快，也餓得快，讓人不知不覺越吃越多。同時，精製食物缺乏主要營養素，滿足不了細胞的渴望，結果就是吃得多、營養少，只有身體疲勞度和體重增加，導致糖尿病等代謝症候群患者越來越多，年齡層越來越下降。

更讓許多人嚇一跳的是：堅果、豆類所提供的植物性蛋白質，也被認為優於動物性蛋白質，所以堅果、豆類等植物性蛋白質應佔蛋白質來源的 60% 以上；魚肉、家禽、蛋等動物性蛋白質不高於 40%。很多人會擔心，不吃肉，蛋白質夠嗎？其實，人體每天的蛋白質適量就好。

成人蛋白質需求量：1（g）× 體重（kg）/ 兒童蛋白質需求量：2（g）× 體重（kg）

也就是體重 60 公斤的大人，一天只需要 60 公克蛋白質，通常一杯豆漿或兩湯匙煮熟的大豆，一匙堅果，一塊豆腐（100 克），一顆蛋，加上一份瘦肉或魚（35 克）就已足夠，因為蔬菜穀類中也含有部分蛋白質，不用擔心營養不良的問題。倒是動物性蛋白質過剩會增加腎臟負擔，也提高罹癌的風險。所以，**吃太好不是富貴命，而是在洗腎和心臟病、糖尿病的風險中強求健康。**

這三種人，蛋白質的攝取量較高！

第一，想控制體重的人。因為蛋白質可直接被人體代謝和吸收，快速轉換成能量，又能增加飽足感，因此以體重管理時每日攝取 1500 大卡計算，建議三餐的蛋白質攝取量應維持在「20—20—20」公克。

第二，運動量高的人。經常從事重力訓練、舉重、半馬或全程馬拉松等運動量大的人，需加強訓練肌耐力，對蛋白質的需求也較高。建議每日攝取公式改為「**每公斤體重 × 1.5 至 2 公克蛋白質**」。每次運動 30 至 40 分鐘，也不要忘記補充 20 公克蛋白質，幫助補充能量和修復受損的組織。

第三，肌肉無力或肌少症的人。例如老年人，也要比一般人攝取更多的蛋白質，每餐建議攝取 30 公克。

註 一份蛋白質食物含 7 克蛋白質。

　　為什要特別提醒呢？因為我年輕時不愛運動，也不重視蛋白質的補充，甚至因為肝臟代謝蛋白質的能力出狀況，吃了很多肉，不僅沒有吸收到該吸收的蛋白質，反而讓腎臟超負荷，所以現在肌肉少又鬆軟，相當悔不當初。其實銀髮族對蛋白質消化吸收能力較差，因此我現在對每餐吃的蛋白質量特別注意，每次運動完也會立刻補充蛋白質。不過補充蛋白質還是以植物性蛋白質優先，才能避免未受益先受害。

最理想的日常飲食：80％ 來自天然

這樣的概念，正與我提倡的全食物飲食法不謀而合！蔬菜、水果和全穀類食物不僅是我們能量的來源，更富含維生素、礦物質、植化素和膳食纖維，是協助細胞對抗自由基，提高免疫力不可或缺的營養素，就像身體的防護罩，防癌又抗老，應該吃得最多。至於豆類和堅果類，不僅提供優質蛋白質，也提供身體必需的不飽和脂肪酸，是修復體質和成長不可或缺的營養。這些來自大自然的全食物應該佔我們日常飲食的80% 以上，其他只要再補充一點魚、蛋、海鮮或少許肉就夠了。

但現代的人大多相反，白飯和紅肉、白肉、海鮮成為餐盤主角，佔據了最大一部分，再加少許蔬菜點綴一下；有些還怕身體負擔不夠重，繼續加上糖水飲料和大塊甜點。飽餐一頓，打出一個滿意的飽嗝，可是胃、腸、肝、腎卻開始辛苦地工作，甚至唱起悲歌。

什麼該吃、什麼不該吃？份量多少？這個餐盤說得清清楚楚。更妙的是，全穀、蔬果、豆類、堅果這些全食物每一樣都含有數十、甚至上百種營養素，呈現完美的組合；除了纖維、植化素之外，還有豐富的維生素、礦物質、酶、輔酶和其他許多有益人體的化合物。**當它們合在一起進入我們的身體，更能發揮協同作用，就像不同的音符，各就各位，合奏出一首健康交響曲。**

如果蔬果吃得不夠，或是皮堅籽硬難以下嚥，我建議最簡單省力的方法，就是打成精力湯。將各種當季食材仔細清洗、切塊、適當處理後，丟進食物調理機，不到 5 分鐘就做好早餐，吃得到全穀、蔬果、豆類、堅果、種籽等囊括主要營養素的食物，一天一杯，飲食很快就調成正確比例，吃全食物一點都不難呢！

寒熱平衡的精力湯，
養氣補能量

我一開始打精力湯，就注意到食材的寒熱搭配，設計每
一道食譜，都會特別去查食物屬性，以調製出寒熱平衡
的配方，十多年來每天喝，只覺氣色精神越養越好，還
不曾出現胃寒氣虛等狀況呢！

精力湯太生冷，腸胃受不了？

　　「精力湯不能喝呀！腸胃會受不了喔！」還記得早些年嘗試喝精力湯
時，我小姑曾跳出來極力反對。她是中醫師，認為精力湯多是生冷的蔬果
打汁，長期喝身體會變得太寒，反而傷身。

　　多虧她的叮嚀，我一開始打精力湯就注意到食材的寒熱搭配，設計每
一道精力湯食譜，都會特別去查食物屬性。例如，**苜蓿芽、甜菜根較寒，
就加些核桃、杏仁等偏熱的堅果中和，再放入平性的鳳梨、溫性的蘋果，
合在一起就是寒熱平衡的「紅粉佳人」精力湯。**掌握了食材搭配的訣竅，
十多年來我每天喝，只覺氣色精神越養越好，還不曾出現胃寒氣虛等狀況
呢！

古人的智慧是上千年的生活經驗累積，所謂「正月蔥、二月韭」，蔥、韭都是熱性食物，在春天多吃，有助於春陽舒展；正月養肝，綠色入肝，多吃綠色蔬果，可激發生機。至於夏天就要養心，紅色入心，夏天恰是西瓜盛產期，清熱解暑。其實，這些道理小時候都聽媽媽說過：「白菜、冬瓜偏寒，『冷底』的人不能吃太多。」後來坐月子的時候也被告誡要吃高麗菜，不要吃白菜，就是因為前者較溫，後者較寒。

依體質調出最適配方，切記慢慢喝！

以行動「實踐檢驗真理」，抱著神農嚐百草的精神，我綜合吸收各家長處，摸索出對自己最好的飲食方法。有一陣子我老打嗝，仔細追究才發現，**原來全食物精力湯喝太快也會有影響，即便是「喝」，也要讓湯汁與唾液充分混合，腸胃才好消化**。另外，天冷時喝蔬果精力湯，我有時會流清涕，代表身體正在排寒氣，可能是涼性食材過多。於是，下次我就會準備多一點的溫熱食材調和，要不就改打熱的豆穀漿，享受堅果與穀類混合的暖暖甜香。生理期我也不吃生食，改喝用黑糖燒的紅豆加黑豆湯打成的紅豆漿，補血去濕，增加蛋白質和鐵質。

中醫師提醒，陽虛體質，心、脾、腎的功能較差，也就是常四肢冰冷、面色蒼白，或有腸鳴、水腫的人，喝精力湯要慎選食材，不宜吃太多芽菜、瓜果，以免更傷元氣。**若是擔心涼冷傷胃，我建議前一晚將蔬果拿出冰箱，早上就可以喝到室溫的精力湯。如果天氣冷又想喝蔬果精力湯，或者蔬果剛從冰箱取出，我則會加攝氏 40 度左右的溫水來打。**體質虛寒的人還可以加薑片、龍眼、芝麻、薑黃和胡椒，或是將糙米炒過一起打。我試過蔬果汁加薑片，每人約 3 克，味道相當不錯，還有助於改善體寒流涕的現象，預防關節疼痛；薑黃加胡椒不僅防癌、抗發炎，還可以溫暖身體。

剛開始若不知如何下手，不妨參考食物屬性對照表，就像看流行雜誌學穿衣一樣，多查幾回，每個人都能創造自己的搭配風格。

陰陽失調，錯誤的精力湯反傷身

　　留心各種症狀和訊息，才能選出最匹配的食物，滋養自己。天和生物董事長劉天和，就曾經因為錯誤的精力湯喝法，喝到腳不能行。

　　「以大黃瓜、小黃瓜、芹菜、青椒和苦瓜打汁，每天早上起床就喝兩大杯，連續喝了兩、三年，結果兩腿痠軟，走路都有困難。」

　　他搖頭說，因為大腸癌開刀，大腸完全切除，醫師截取部分小腸取代大腸，可是兩者的功能不同，食物經常無法吸收，而且排便困難。

　　當「我一聽到精力湯可幫助排便，二話不說就照著喝，直到無法爬樓梯，才警覺不對。」

　　後來劉董事長聽從中醫建議，多吃溫熱食材如薑片、堅果，慢慢調整，體力才逐漸恢復，現在每天生龍活虎的，到澎湖視察漁場，走得比年輕員工還快呢！

　　之前的錯誤方式並沒有讓他被精力湯嚇到，反而學會了正確的喝法，兼顧六大類食物的營養。現在每天早上，劉太太都會打一杯讓他當早餐。「將有機南瓜蒸熟之後，連皮帶籽打成全南瓜湯，養生又美味；如果要打蔬果汁，也會加些堅果，平衡一下。」此外，蔬果的皮為陽，果肉偏陰，連皮帶籽吃全食物也有助於陰陽平衡。多年來，他都連皮帶籽打蔬果汁，補充多元的植化素和膳食纖維，就連削下來的鳳梨皮，太太也用來熬高湯，滋味出奇的清甜呢！

你屬於哪一種體質？

寒冷體質：
常見症狀為臉色蒼白、有黑眼圈、手腳冰冷、貧血、低血壓、大便稀、小便量多色淡、唇色淡、舌苔白潤、虛弱怕冷、鼻子會過敏、喜熱飲、不愛說話、精神萎靡、婦女生理期常延遲等。虛寒需要溫補，宜選擇偏甘平、溫熱食材如核桃、南瓜、龍眼等，多有滋補元氣、養心安神的功用。

溫熱體質：
常見症狀為臉色潮紅、體溫較高、經常口乾舌燥、口苦、口臭、小便量少色黃、經常便秘、舌苔較厚偏黃、晨起有眼屎、眼睛有血絲、容易流汗、煩燥不安、婦女生理期常提前等。燥熱要用涼補，宜選擇平性或涼性食材，多吃青菜水果或利水食物。但太甜的水果容易上火，不宜多吃。

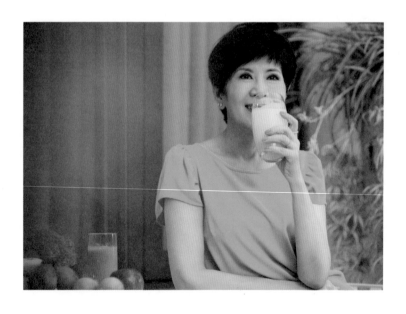

順應自然，
有機食物讓你吃出生機

吃有機食物是動物的本能，只是人類的味覺長久以來都被加工食品和調味料養壞了，舌頭反而品嚐不出真食物的美味，進而遺失潛藏在基因中、企求健康的本能。

假食物害身體付出更高的成本！

　　歌手蕭煌奇有一首歌：「眼前的黑不是黑，你說的白是什麼白？」當我每次走進超市都會想問，眼前的雞是不是雞？架上一整排的商品，到底是不是真的食物？

　　鮮豔紅嫩的小番茄看起來很美味，卻有可能是農藥和化肥澆灌長大的；雞肉是很好的蛋白質來源，但是如果在養殖過程中，被過量施打抗生素、荷爾蒙，又是吃基因改造的穀類長大，這個「好」是否該重新定義？

　　「有些事情，知道越多越害怕，那些東西真的能吃嗎？」12 年前罹癌之後，就致力經營有機產業的劉天和憂心忡忡地說。仔細探究現在魚、

蝦、雞、豬，以及蔬果的「養成」歷程，想想那些狹小髒亂的養殖環境、違反自然的人為干預，以及為了保鮮添加的化學藥劑，實在很難接受那是人類要吃下肚的食物。

有人問劉天和為什麼要吃有機食物，既昂貴長相又欠佳。他則反問：大量而廉價的食物，真的便宜嗎？所謂的低價，是不是拿土地和健康去換來的呢？

生病前，他是電子公司老闆，每天的生活就是工作、做生意、應酬，毫不忌口，走到哪吃到哪。「從來沒想過這些食物從哪裡來？對身體有沒有害？」懵懂，什麼都能下肚；一旦清醒，親身去探究真相，他才明白從前吃下了多少毒。

為了抗癌，他現在吃東西非常小心，幾乎只吃自己農場生產的食物。「蔬果要有機、不灑農藥，我才放心連皮吃。」他現在絕少外食，如果要出差，一定將新鮮食材帶著走。每次到澎湖去，他的員工都知道，老闆一定連米都裝進行李箱。「跟癌症的痛比起來，堅持吃好的食材，一點都不麻煩。」

多接觸食物原味，味蕾也變得敏銳

我提倡吃全食物，因為要連皮帶籽食用，不少人一聽到就猛搖頭：「有農藥，千萬不可！」但其實有些農藥撒在幼株上、埋在土裡，去掉外皮，吃的還是農藥化肥養大的東西。因此，最好選擇以自然農法種植的蔬果，尤其精力湯的芽菜、蔬果多是生食，選擇無毒的好食物，使用上也比較能安心。

我也會到傳統市場購買附近農民自己種的菜，像是地瓜葉、紅鳳菜、空心菜、A菜、山茼蒿等不需要農藥就能長得好的青菜；此外，當季生產的蔬果，營養價值高、價錢便宜、農藥又少，也是我採買的對象。分

散風險也是個好策略，輪流跟不同攤位買菜，避免長期吃相同的殘留物而累積成毒。

其實，動物天生就具備尋找好食物的本能，珍·古德博士在《用心飲食（*Harvest for Hope A Guide to Mindful Eating*）》書中提到，嗅覺和味覺比較敏銳的動物，可以從餵養員供給的一堆蔬果中，選出有機的食物來吃。哥本哈根動物園的飼養員還觀察到，拿有機香蕉給黑猩猩吃，牠們會連皮吃下；如果給的不是有機香蕉，牠們第一個反應就是剝皮再吃。

人類其實也吃得出自然、有機蔬果的好，只是味覺長久以來都被大量的加工食品和調味料養壞了，舌頭反而品嚐不出真食物的美味，進而遺失潛藏在基因中，企求健康的本能。

我先生從前大魚大肉，青菜蘿蔔吃起來都一個樣，但自從調整飲食習慣之後，味蕾變清淡了，現在很能嚼得出菜根香，每次被他稱讚美味的菜，鐵定是有機或自然種植的。

健康的土地，才能養出健康的人

為了瞭解自然和有機農作，我曾經到日本和德國考察，並且住在有機農場裡。在日本 MOA 大仁有機農場參觀時，工作人員拿起一根竹竿要我往旁邊的田地插下去。我用盡全身力氣往下插，心想大概只能插 10 公分吧！哪知竟然不需要很費力、竹竿就一節節縮短，一量竟輕輕鬆鬆插下 100 公分，聽說還有人締造過 180 公分的紀錄。工作人員說：「因為植物的根把土弄鬆了，所以竹竿可以輕鬆地插進土中。」

他指著旁邊一大片白蘿蔔田說：「一個多月前一場颱風，把莖和葉全吹光了，整片田光溜溜的。但只要根強壯，你看現在長得多茂盛，再過不久就可以收成了。」他又要我看一盆栽在木箱上的青菜，莖和葉伸

出土面頂多 20 公分，轉到背面，木箱變成了玻璃，可以看到土中細細的根系一直延伸到箱底，大約有 100 公分。「這是因為箱子只有這麼高，要不然根還可以往下伸。」鬆軟的土壤、強壯的根系，讓植物吸飽了泥土中的有機物質，當然健康又營養。

「快來看我的堆肥！」我在德國參觀有機葡萄園，農場主人最得意的就是葡萄園邊那一大堆蓋著稻草、聞起來有點異味的堆肥。他驕傲地說：「堆肥的 9 種材料全部來自農場，符合歐洲有機農業的最高標準。」接著，他興沖沖地用鋤頭鋤起一塊土，拿在手上，土黑得發亮，一點都不臭，反而有股自然的泥土香。上面一條碩大的蚯蚓正蠕動著，「看！土是活的，裡面充滿著小生命。」

可惜的是，有機種植畢竟費時費工，價格和產量都不能跟慣性農法相比，所以只佔全球農業的很小一部分。我在 MOA 農場碰到兩位 CX 症候群患者，他們飽受農藥和化學物質之害，只要周遭有一點農藥或化學物質，他們就會全身難受甚至皮膚潰爛，據說全日本大約有三千多名 CX 症候群患者。他們倆一直躲到面積夠大的 MOA 農場，才終於可以正常地呼吸、睡眠。我常在想，台灣會不會有朝一日也找不著這樣的一片淨土？

多吃有機食物，也是一個學習尊重土地的過程。如果我們願意多花一點錢，購買不灑農藥的作物，農民就不用為了削價競爭，而密集種植同一種作物，或是大量噴灑化肥、農藥，種出來的東西連自己都不敢吃。這樣，才能逐漸減緩土地的酸化和水的污染，讓自然再活過來，重新孕育無窮生機。

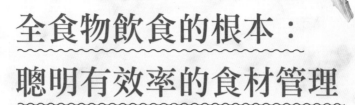

全食物飲食的根本：
聰明有效率的食材管理

想吃得安心，先好好清洗。精力湯的食材多是生鮮蔬果，
事前的清潔必須格外謹慎；做好「食材管理」，則可以
讓準備工作變得很有效率。

果皮有如窮人的靈芝草，清洗要仔細

一顆蘋果含有 389 種植化素、一根胡蘿蔔含有 490 多種植化素，絕
大部分都在表皮或接近表皮的地方。削掉皮再吃，會浪費多少營養呢？

果皮是植物抵禦日曬蟲害的部位，含有豐富的抗氧化成分，是對抗
疾病的天然藥物，也是最便宜的靈芝草，能抗老防癌。許多人還是很擔
心農藥殘留的問題，而對吃全食物卻步。這其實沒有對錯，吃得安心最
重要。

新鮮蔬果要吃得安心，來源很重要，所以一定要關心自己的食物是
怎麼來的。近年來政府推動農產履歷，以及生產者直接與消費者互動，
都能讓消費者更清楚食物的種植和處理過程。其次，就是要好好清洗。

像我打精力湯，食材大部分是生鮮蔬果，為了避免細菌、寄生蟲引發感染，事前的清潔工作就得格外謹慎。

通常有皮的蔬果，像是番茄、葡萄、蓮藕，我都會先沖掉灰塵，再用半盆水，噴兩下「橘寶清潔劑」，稍加浸泡，將農藥解離，再用清水沖洗，最後再用好水沖洗一遍。即使是橘子、柳橙、奇異果等不吃外皮的水果也洗過再切，以免外皮的髒污污染果肉。

蘋果是精力湯常見的食材，最好連皮一起打。在清洗蘋果前，我會準備一盆清水，輕噴兩下「橘寶」，把蘋果放入浸泡約 1 ～ 3 分鐘；接著進行「刷皮去蠟」工程，利用鬃刷或淡褐色菜瓜布用力擦洗，去除表層的食用蠟。蘋果、南瓜、紅白蘿蔔、甜菜根等外皮較強韌的蔬果或根莖類，我都會這樣處理，不用擔心刷破皮；其他像是小黃瓜、青椒、苦瓜等表皮凹凸不平、不易洗淨的蔬果，則建議以軟毛刷子刷洗過，再以好水沖乾淨。

多年的使用經驗，讓我覺得「橘寶」真是寶。它是由食品級的橘子油調製而成，不含化學添加物，洗淨力卻超強，完全不用擔心殘留或餘毒會傷害身體、污染環境。它還可以用來洗碗、清理廚房、浴室，不僅用量省、清潔力強，還有淡淡的橘子香，是我心目中「最綠」的清潔劑。我推薦給許多朋友，他們都很喜歡。

葉菜類適合流水沖洗，切忌泡鹽

葉菜類的洗滌，最好的辦法還是不斷地以流動的水沖洗，稀釋表面的農藥濃度。切忌浸泡，尤其不要加鹽浸泡，以免溶解於水中的農藥又從葉片的斷裂面滲入，反而囤積毒素。

不同的蔬菜有不同的洗滌方式：

- **包葉菜類**：如結球萵苣、高麗菜、白菜，應該先摘掉枯黃的老葉，再從根部切個新切口，然後根部朝下，放進加了好水的盒子裡浸泡 30 分鐘，讓它先吸水進入葉梗，產生自淨作用，逐層剝開，一葉一葉洗淨。
- **小葉菜類**：如青江菜、小白菜，需先切除葉柄，將葉菜分開後直立沖洗。
- **十字花科類**：如花椰菜，花穗裡容易藏小蟲，應該一株株切開再去硬皮，之後在水龍頭下至少要沖洗一分鐘。
- **芽菜類**：生長期短，化肥、農藥用得少，可用清水沖淨後，再以過濾後的「好水」浸泡數分鐘，瀝乾之後再放冰箱冷藏。

食材管理分門別類，喚醒養分有訣竅

很多人總是覺得精力湯需要的食材很多，準備起來一定很麻煩。其實只要妥善地規劃，做好「食材管理」，準備工作也能很有效率。

- **生鮮蔬果類：瀝水保鮮**

為了省水、省時間，我通常一次會洗 3 至 5 天需要的蔬果量，瀝乾水分後，放在保鮮盒裡冷藏，要用時再分切。需要去皮切塊的水果，像是鳳梨、芒果，處理上比較複雜，我通常會先切好；如果份量太多，可放入冷凍庫，等要用時再取出退冰，延緩其發酵速度。

- **堅果、種子、乾果類：混裝後冷藏**

可以一次買幾種，取適當份量混合，裝罐或裝盒放冰箱冷藏，需要時隨手取用，多餘的放冷凍保存，可以長保新鮮。

- **五穀、豆類和根莖類：先泡後蒸**

可以一次蒸煮半個月或一個月的量，再按每次需要量分裝，放在冷凍櫃保存。重要的是五穀和豆類洗淨之後，一定要加入好水浸泡，啟動它內部的酵素，將大分子的營養轉化為小分子，既方便人體消化吸收，滋味也會更鬆軟可口。

通常糙米等五穀類，大約浸泡 3 ～ 4 小時就可以了；黃豆、黑豆需要的時間比較久，為了避免發酵，可以放入冰箱冷藏浸泡。既然泡水是為了催化酵素，所以不一定要泡到發芽，只要豆子的芽苞膨脹如鴿胸狀就可以了。

我有一次演講，在現場即興問答中提出的問題就是：「糙米為什麼要先泡水呢？」有位聽眾馬上舉手說：「是為了叫醒它。」這個可愛的答案讓我印象深刻。而他也沒說錯，因為白米的胚芽和麩皮都被去掉後，可說是死掉的米；相較之下，糙米就是充滿營養素的「睡著的米」。在吃之前，先將豐沛的能量喚醒，我們才能接受豆穀的生命力。

我家有兩台冰箱，一打開來全都是一盒一盒的新鮮食物，五穀、堅果、豆類以及各種顏色的蔬果，井然有序地排放，宛如小型的全食物雜貨舖。嘴饞時只要抓幾顆堅果，或是取兩三種食材打汁、打漿，隨時都可以變出美食來。

做好蔬果清潔和食材管理，每個人都能輕鬆實踐這套方便、有效的全食物養生法。早上起來，再也不用為準備早餐手忙腳亂了。當孩子回家隨時都有新鮮的蔬果、堅果可以充飢，也不會亂吃些不健康的食品。

什麼是「好水」?

蔬果如果要連皮吃或生鮮打精力湯,建議使用已過濾、可生飲的好水清洗乾淨,避免自來水中的氯附著於蔬果上。至於化療或免疫力較差的人,可以用開水快速氽燙一下。根據專家建議,優質的飲用水應該具備下列條件:

- 不含任何病原性微生物。
- 不含任何有害物質(包括化學物質、重金屬和其他有害物質)。
- 含人體適量所需的有益礦物質。
- 含適量水溶性氧素。
- 酸鹼值接近中性(pH6.8 ~ 7.4)。
- 水分子小,能迅速攜帶養分與溶氧至身體各部位。
- 可迅速代謝清除人體內的廢物和有毒物質。
- 適口性佳,甘甜可口。

依據這些原則,我請專家為我量身打造一部淨水器,模擬大自然的地層結構,用兩層七道的過濾系統,將水層層過濾,去除水中的有毒物質與餘氯、細菌,還能保留水中對人體有益的礦物元素。同時獨家專利的竹炭濾心可以產生遠紅外線和負離子,確保水分子小、潔淨,尤其最後一道濾心是丹頓管,過濾孔徑只有 0.2 ~ 0.9 微米(Micron),能有效過濾 99.99% 的有害病菌和自來水中的塑膠微粒,還可以每個月拆下來清洗,讓我安心生飲或清洗、浸泡食物。

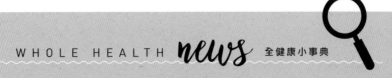
黃豆（黑豆）的浸泡與保存方法

（1）黃豆用好水洗淨後，用好水浸泡（水是黃豆的 2 倍份量），放冰箱冷藏約 10 ～ 12 小時，直到豆子的芽苞膨脹如鴿胸狀就可以了。中間可以適時的換水。黑豆泡的水含大量花青素，不建議將浸泡的水倒掉。

（2）接著將浸泡黃豆的水倒掉，再用好水沖淨，放入電鍋內鍋，加入和黃豆齊平的水量，外鍋加 2 米杯的水，用電鍋蒸熟即可（也可用電子壓力鍋）。

（3）蒸熟的黃豆冷卻後，可按每次需要量分裝，並放置冰箱冷凍庫保存，使用前一晚取出，放冰箱冷藏即可。

* 泡水催芽的器具和水質必須完全乾淨，以免壞菌滋生，切記勿用自來水浸泡黃豆，以免氯附著。

善用工具，
精力湯美味升級！

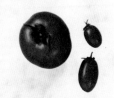

我曾經用神農嚐百草的精神到處尋找適合的料理機，有了好工具，才能完美發揮每一種全食物的風味和營養。善用調理機不同的功能選項，就能做出色澤迷人、滋味萬千的全食物料理。

再營養的食物，也要吃得下去才有用！

「蔬果五七九」是台灣癌症基金會自 1999 年開始，為了鼓勵國人多吃蔬果以預防癌症而推廣的活動。2005 年 8 月，我參加了該基金會舉辦的記者會，因而結識這項活動的幕後推手——執行長賴基銘醫師。

當天的主題是由現場來賓示範，如何天天吃到 5 ～ 9 份的蔬果，因為大部分人都做不到。不過對我來說，這一點也不難，因為我天天喝精力湯，一杯就包含了好幾份蔬果量。於是我現場示範，賴醫師一喝到我打的精力湯，直說：「怎麼這麼好喝？我照妳的食譜打，為什麼都沒這麼好喝啊？」我笑著說：「那是你用錯機器了。」

於是賴醫師回家告訴太太，賴太太特地到百貨公司買我推薦的調理

機，回家一試，果然精力湯變好喝了。從此，賴醫生和太太每天一杯精力湯，一天沒喝，就覺得渾身不對勁。

賴醫師自從天天喝精力湯，整個人變得年輕了起來，他說：「有沒有在飲食上用心，同學會上就看得出來。」41年次的他，參加大學畢業35週年的同學會，大家看到他頭髮烏黑、皮膚發亮、氣色紅潤，都問他究竟吃了什麼？其實他的秘密武器就是喝精力湯。

為什麼每天要吃這麼多蔬果？賴醫師說，因為蔬果中的植化素可以抑制癌症的形成，讓健康的人預防癌症和各種慢性病的侵襲，它的功能就像20世紀初維他命對人類的貢獻，使當時人類的平均壽命從40歲延長到80歲。植化素的發現，也有可能讓人類壽命再增長40歲，未來人人「呷百二」，也許不再是夢想。然而，「如何讓忙碌的現代人簡單、方便地攝取足量的蔬果？」這個問題一直困擾著賴醫師，他很早就想用蔬果汁或精力湯來解決這個問題，卻一直沒有找到適當的工具，因為「再營養的東西，也要能喝得下去才行」。

為什麼我敢鐵口直斷賴醫生用錯機器呢？這是因為我自己有慘痛的經驗。為了打精力湯，我除了像神農氏嚐百草，也試過各式各樣的機器。極盛時期，我一共擁有6部包括榨汁機、果汁機、磨豆漿機、柳丁專用電動榨汁機在內的機器，卻沒有一部讓我完全滿意。直到我用了奎林博士推薦的全營養調理機，才讓我如獲至寶。

擊破植物細胞壁，有如天然雞尾酒療法

本身是營養學家的奎林博士（Patrick Quillin），也是美國一家癌症醫院的副院長，他在著作《如何用營養擊退癌症（*Beating Cancer With Nutrition*）》中強調，喝蔬果汁可以抗癌，所以在他服務的醫院裡，會每天固定給癌症病人喝蔬果汁。但他極力強調一定要喝全果汁，而不要喝榨

汁，因為全果汁含有更多營養成分和有益的膳食纖維，不會讓血糖急速升高。而他説 Vitamix 全營養調理機正是一部專為保留全食物的全營養而設計的調理機。

專家的背書讓我毫不遲疑買了一部，原本著眼於營養，怎知一試之下發現精力湯變好喝了！從此，一向忍耐著喝精力湯的老公，終於不用皺眉、捏鼻，就可以喝完 500cc。到現在，這部機器「服役」超過 25 年，還能運轉，但是因為新機型有不少改良，尤其最新材質的容杯經檢驗證實完全不含雙酚 A，我忍不住又「敗」一台，而這部「新機」也陪伴我超過 10 年了。

這部調理機也是目前為止唯一提出人體實驗數據的機器。美國營養專家史必樂博士在 2003 年發表研究指出，飲用這部調理機所打出來的番茄汁，比直接吃下一顆番茄或喝下一杯用普通榨汁機所榨的番茄汁，可以多吸收 3 倍以上的茄紅素。而祕密就在於它的整體設計能擊碎植物的細胞壁，釋放所有營養。

美國 CBS 記者也曾經針對「如何達成天天五蔬果」製作專題報導，經由公衛專家的推薦，他實地走訪調理機製造商，親眼看到連著白皮的柳丁被攪碎成全柳丁汁的過程，本身學醫的他忍不住讚嘆：「喝下它就像喝下一杯充滿植化素的營養湯，這就是天然的雞尾酒療法！

從愛玉到鹹粥，都靠一指神功！

除了營養、美味、耐用，這部機器的容易清洗和多功能，也深獲我心。特別是它中間的轉速鈕，可以按數字大小控制轉速，用來切碎或攪拌食材非常好用，我因此研發了許多食譜，節省許多時間。

譬如，想吃粥又沒時間一早起來熬煮時，就把芋頭或南瓜蒸熟，放進調理機容杯，再加熱水，開高速鈕打 1 分鐘，將芋頭或南瓜攪碎成漿；再

把前一天吃剩的五穀飯和好吃的梅汁蘿蔔乾放入調理機容杯，這回不開高速，用中間的轉速鈕由 1 轉到 10，再由 10 轉回 1，這樣來回共 3 次（請參考下頁『切碎功能操作步驟』），就把蘿蔔乾和五穀飯切碎了。不到 2 分鐘，熱騰騰、香噴噴的芋頭五穀鹹粥或南瓜五穀鹹粥就完成了，可以輕輕鬆鬆喝到「大長今」最常用來養生的粥。在這本書中，有很多食譜都會用到這個功能。

運用轉速鈕還可以切碎蔬菜，無論是包餃子的韭菜、高麗菜，或讓人流淚的洋蔥，都可以依照喜歡的程度來設定數字——如 3 或 5，數字越大，切得越細。接著再啟動開關，打 30 ～ 40 秒就完成了，中途還可用攪拌棒協助調理，書中好吃的莎莎醬就是這麼做成的。

想吃天然的愛玉凍，卻不想花時間搓洗愛玉籽？把刮好的愛玉籽 30g 和冷開水 1,500cc 放入容杯，將調速鈕轉到 6，打 3 分鐘，再把打好的汁液用棉布袋過濾，倒入乾淨無油的容器中，靜置 10 分鐘，就有好吃的愛玉了！我還會用它來打芝麻醬、做冰淇淋、磨豆漿、做各種糕點……都是輕而易舉、省時省力。有了好的工具、熟悉各種不同食物的風味和營養，你也可以大顯身手，做出色澤迷人、滋味萬千的全食物料理，讓「大長今」換人做做看。

WHOLE HEALTH *news* 全健康小事典

賴醫師的精力湯小偏方

以蔬果為主，有西洋芹、紅蘿蔔、小黃瓜、芭樂、蘋果、黃豆芽、苜蓿芽、番茄，有時候加葡萄。通常是當令蔬果，蔬菜較水果多，然後再加大豆胜肽、啤酒酵母粉、亞麻仁籽等，喝起來很濃稠、很有飽足感。

每天早上喝 700cc，是一天的精力來源。

而賴太太因為胃寒怕生冷，精力湯內容是以紅豆、薏仁、五穀米、杏仁粉
等穀類為主，每天早上喝 300cc，白天則吃大量蔬果。

WHOLE HEALTH *news* 全健康小事典

全營養調理機操作說明

● 開機三步驟

3 啟動高速　　**2** 調速鈕由 **1**
順轉至 **10**　　**1** 啟動電源

● 關機三步驟

1 關閉高速　　**2** 調速鈕由 **10**
回轉至 **1**　　**3** 關閉電源

● 切碎功能
　操作步驟

3 變速開關　　**2** 調速鈕　　**1** 電源開關

1. 開機之前，先確定將變速開關扳至 VARIABLE，調速鈕調至刻度 1
2. 將**1**電源開關扳至 ON （啟動電源）
3. 將**2**調速鈕由刻度 1 轉至 10，再由 10 轉至 1，來回 3 次
4. 將**1**電源開關扳至 OFF （關閉電源）

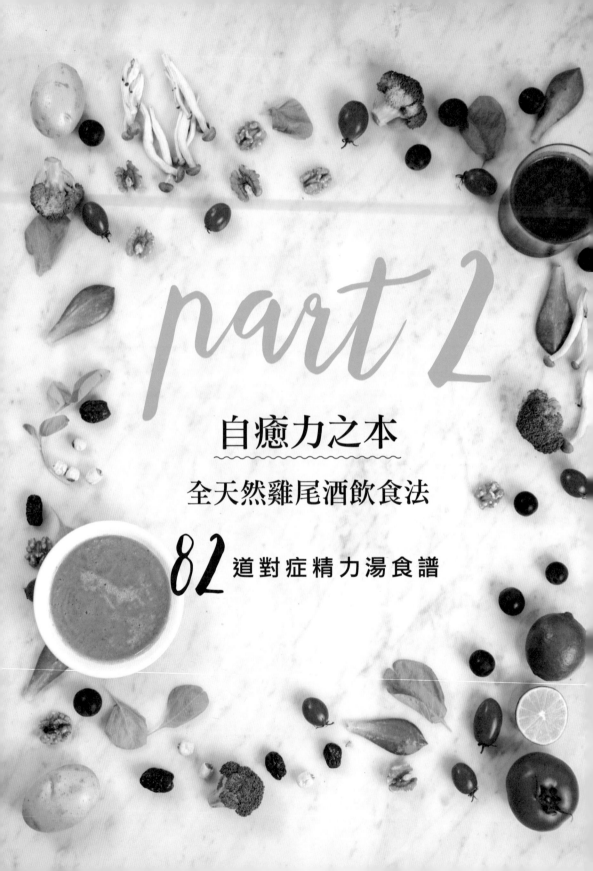

part 2

自癒力之本

全天然雞尾酒飲食法

82 道對症精力湯食譜

你所煩惱的身體問題，

在以下 82 種全食物食譜能找到答案！

包括精力湯、小點、醬汁，

調和寒熱搭配、兼顧口味口感、考慮病症禁忌，

解決 10 種現代人最關心的健康課題。

為什麼我説本書從 1 歲到 99 歲都適用呢？

因為回歸到人類最根本的健康需求，

就是找到最均衡、最能發揮綜效的全食物飲食法。

一個孩子從 2 歲到 11 歲的體重，會影響成年後的心臟健康，

要預防心臟病、高血壓、肥胖、糖尿病，甚至可怕的癌症，

就得從小時候的體重控制做起。吃得好，受惠一輩子！

準備好用的工具，再加上滿滿的愛心與創意，

讓你家的餐桌變成守護家人健康最有力的後盾吧！

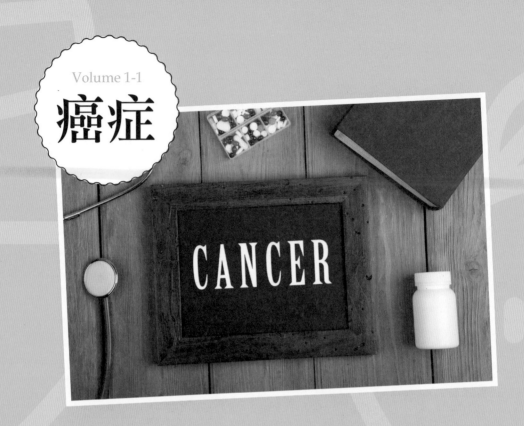

Volume 1-1
癌症

對抗癌症最有利的武器，就是我們每天所吃的食物。

—— 柯林・坎貝爾博士

綜效最強的抗癌法：營養學搭配醫學

癌症已連續 36 年蟬聯「台灣民眾十大死因」的第一名，平均每 4 分 58 秒就有 1 人罹癌，每小時就有近 12 個家庭陷入愁城，而且罹癌的年齡越來越低，二、三十歲年輕人罹癌的情形時有所聞。

我經歷過這種驚懼，就像陷入一條漆黑漫長的隧道，看不到盡頭；我也曾經徬徨無助、暗自流淚。但是，我從不認為癌症就是絕症，我身邊戰勝癌症的朋友不在少數，而且因為走過癌症的體悟，改變了生活習慣和思

惟方式，不僅改善健康，也獲得更好的生命品質。

　　所以，我常鼓勵癌症朋友絕不要放棄機會，要有強烈的求生意志，並積極尋求親友的正面援助。許多癌友也提到持續的愛和幸福感幫助他們戰勝癌症，因此要心存感激，因為癌症給你改善生活型態、提升生命品質的動力；感謝醫療團隊的用心；感謝親友家人的關愛和付出。心態對了，心安定了，充滿正面思惟，免疫力就會大大提升，使醫療或食療發揮最佳效果。

　　食物與營養是預防癌症最關鍵的因素，也是抗癌最有力的武器。因為天然食物是身體用來修復細胞、建立免疫力、產生能量和阻擋疾病的「燃料」。在癌症治療上，「飲食營養」配合「醫學治療」的意識這幾年逐漸抬頭，透過飲食營養介入讓病患預後更好、存活率更高。這是因為癌細胞會奪取人體的營養，再加上癌症治療——**無論是開刀、化療、標靶或放射線療法，都會對人體造成相當大的傷害，所以對癌友來說，利用飲食營養來修補、改善體質，增強免疫系統對抗癌症的能力就成為第一要務**，否則即使完成治療，看不到的癌細胞難免「野火燒不盡，春風吹又生」。

改變飲食習慣，連基因都可影響！

　　過去我們總認為罹癌是因為基因，但是狄恩‧歐尼斯博士（Dr. Dean Ornish）的實驗證實：改變飲食營養就可以改善基因、逆轉癌症。他們找來 93 名選擇不接受任何傳統治療的攝護腺癌患者，因為攝護腺癌發展緩慢，加上治療的副作用多，如漏尿、陽痿或性功能改變，有些被確診的患者會選擇「觀察性等待」或「預期處置」，也就是先密切追蹤觀察病情，只有當腫瘤造成症狀或轉移時才會積極治療。病患抽籤分為兩組，一組是對照組，只單純的監測攝護腺癌指標「攝護腺特異抗原」（PSA），不做任何飲食或生活方式的改變。另一組是健康生活組，被

規定採用嚴格的蔬食，以蔬菜、水果、全穀類和豆類為主並配合運動，每週 6 天，每天步行 30 分鐘；練習壓力管理，如瑜珈、呼吸練習、正向心念、放鬆練習；再加上每週一次和同計畫的癌友一起參加支持團體。

　　一年後，對照組的 PSA 值平均增加了 6%，顯示腫瘤還在緩慢成長，而且有 6 名患者因為病情惡化，必須動手術摘除攝護腺，並接受化療及放療。反觀健康生活組，參與者的 PSA 值平均降低了 4%，表示腫瘤正在緩解，而且無人需要進行侵入性的治療。更令人印象深刻的是，在飲食和生活方式介入前後所做的活體切片檢驗顯示，有超過 500 個基因表達受到了影響；同時健康生活組血液中抑制癌細胞成長的能力，是對照組的 7 倍。這讓擔心自己有癌症基因或者已經得了癌症的人充滿希望，因為歐尼斯博士的實驗證明：**「要改善基因，你能做的比想像的多得多！」**

　　這個結果的確振奮人心，證實一旦得了癌症，改善飲食和生活型態是第一要務。但改善飲食的速度有時不及癌細胞蔓延的速度，還是得根據病情接受相應的治療。很多癌友向我訴苦：「我知道營養很重要，也知道要改變飲食，但說法那麼多，到底該怎麼吃啊？」甚至有人擔心到什麼都不敢吃。就拿該不該吃醣類（碳水化合物）來說，因為癌細胞代謝碳水化合物的路徑跟一般細胞不同，癌症病人攝取過多的葡萄糖，會讓癌細胞產生大量乳酸堆積在身體裡，導致身體不舒服，近年來「生酮低醣飲食法」在癌友間廣為流傳，不少人認為能抑制癌細胞生長。長遠來看，過度採用生酮飲食法會有其限制和副作用，我們不可能長期不吃含醣類的食物，因為醣類的主要功能是提供身體熱量，當體內的醣類充足，蛋白質才能盡職地修補、建造身體組織；醣類如果不足，會將蛋白質的一部分作為能量來消耗，再不夠就會把脂肪轉變成熱量，轉變的過程中會產生酮，導致體重急遽下降，這對要「保重」的癌友來說，相當不利。同時，**不吃全穀雜糧類及水果等醣類食物，容易缺乏維生素 B、C、E 等營養素**，也不利抗癌。

你適合當紅的生酮飲食嗎？

· · · ·

生酮飲食法是一種代謝飲食法，強調吃高脂、適量蛋白質和低醣，利用不攝取醣類，阻礙癌細胞吸收營養，讓身體燃燒脂肪產生酮體（Ketone bodies）提供正常細胞使用。這種飲食法最早是用來治療癲癇的食療法，因為酮體有助於穩定神經傳導物質，如今也有一些人透過生酮飲食法減肥成功，原則類似所謂的「吃肉減肥法」。

但生酮飲食有些禁忌，如第一型糖尿病、打胰島素的第二型糖尿病患者、腎臟病、代謝症候群患者、痛風病人，都不宜貿然實施。就算是沒有以上問題、身體健康的人長期採用生酮飲食，也會依個人體質出現不同程度的副作用，短期內如便秘、低血糖、脫水、鹽分流失、生酮感冒、抽筋、口臭、睡眠問題、認知及專注力降低等。尤其當體內酮體太多，可能導致酮酸中毒，嚴重會造成生命危險。要嘗試生酮飲食，最好要在醫生或專業人士的指導下進行。

另外醫學研究證實，長期攝取過多動物性脂肪會明顯地增加心臟病、中風、糖尿病和癌症的風險，生酮飲食是好是壞，仍有待臨床的長期追蹤！

癌友的飲食調整建議

美國加州大學洛杉磯分校（UCLA）李兆萍醫師指出，癌細胞會影響到身體營養的吸收，讓病患的身體出現以下的狀況：

- 代謝碳水化合物能力下降。
- 脂肪大量分解卻無法代謝，形成高血脂症。
- 體內蛋白質被大量消耗、肌肉蛋白被分解、支鏈胺基酸的數量下降，影響肌肉細胞的正常運作。

因此癌症病患可以針對營養吸收狀況調整飲食，如：降低醣類（碳水化合物）的攝取量，增加蛋白質的攝取量，多食用富含 ω-3 的脂肪。

醣類：避開精製糖，每餐吃全穀和豆莢類

癌症病患應盡量不吃糖與甜食，並減少精製醣類的攝取。因為精製糖和精製澱粉就是癌細胞的養料，會導致胰島素分泌並釋出類胰島素增生因子（又稱 IGF），它們會促進發炎、刺激癌細胞生長。其中最糟糕的是玉米糖漿等高糖飲料，糖果、點心、餅乾，精製白米、麵包、麵條之類也要少吃，盡量改吃糙米、五穀米、藜麥、燕麥等非精製醣類，並多吃蔬菜和豆類。2007 年美國癌症研究院公開史上最全面的飲食和癌症分析，對於防癌，他們的建議之一就是**每餐都要食用全穀物和豆莢類**（豌豆、鷹嘴豆或扁豆）──不是每週或每天，是每一餐！正在抗癌的癌友更應該這樣吃。

蛋白質：降低肉類攝取，多吃植物性蛋白

癌症關懷基金會的研究發現，癌友蛋白質不足的比例高達 80％，影響骨骼肌代謝活力與免疫機能。這是因為體內蛋白質被大量消耗，因此癌症

患者應多吃富含蛋白質的食物。正常成人每 1 公斤體重吃 0.8 ～ 1.2 公克蛋白質，治療中的癌症病患應該吃到 1.5 ～ 2 公克；治療結束後也應該維持 1.2 ～ 1.5 公克，即使是想減重者也不應低於 1 公克。那蛋白質該從哪來呢？柯林‧坎貝爾博士做了 27 年動物實驗，最後證明食物能促進或關閉癌症，只要平時動物性飲食比例超過 20%，就容易促進癌症，而蔬食則能減緩癌細胞的發展。所以他本身從一個大塊吃肉的農場小孩變成蔬食者。他認為黃豆、黑豆、藜麥、鷹嘴豆、扁豆也富含優質蛋白質，所以蔬食者只要搭配得好，不必擔心蛋白質不足。但是很多患者在化放療前或治療期間，醫護人員都會叮嚀他們盡量吃肉，以最快補充身體在治療中被破壞的蛋白質、血紅素和白血球，以免因為胃口不好或長期素食，蛋白質吃不夠、白血球數量不足，導致不能繼續接受化療。

到底該吃葷還是吃素？很多癌友都無所適從。美國麻州大學的一組研究人員做了一項實驗，對象還是攝護腺癌患者，他們被隨機分成兩組，一組是吃更多蔬食的健康飲食諮詢組，另一組是沒有接受飲食指導的常規護理組。健康飲食組的植物和動物比例降到 1：1，也就是分別從動植物中獲取 1/2 的蛋白質。至於對照組，動物性和植物性蛋白質的比例還是維持在一般西式飲食的 3：1 左右。結果，採取半素食的受試者（健康飲食組），腫瘤的生長速度慢下來了，平均 PSA 的倍增時間（也就是腫瘤大小翻倍的速度），從 21 個月放慢到 58 個月。證明降低動物性飲食的比例，**增加蔬食，也能夠顯著減緩腫瘤的生長**[1]。

但是歐尼斯博士的實驗證明，全蔬食飲食可以明顯逆轉癌症的生長，全蔬食飲食組的患者 PSA 不僅沒有成長，還出現下降趨勢。所以，綜合考量，治療期間，為維持體重，吃得下最重要，如果不習慣蔬食、粗食，可以酌量減少肉、雞，增加蔬菜、豆類、糙米、水果的比例，以減緩癌細胞的發展。歐尼斯醫師的建議是：理想的動物性／植物性比例，應該接近

0 到 1 之間，也就是蔬食應該盡可能吃到 90%。

還應該避免的地雷食物包括高溫燒烤的紅肉，只要兩分鐘就會產生致癌物。**加工肉品已經被世界衛生組織 WHO 宣布為一級致癌物，更應該完全戒除。**鹽分重的醃製食品亦然。「歐洲癌症和營養前瞻性調查（*European Prospective Investigation into Cancer and Nutrition, EPIC*）」，花將近 10 年的時間追蹤了 47 萬 7,000 人的飲食與健康狀況，讓研究人員深感驚訝的是：比起紅肉，家禽肉的攝取與癌症更密切相關。在胰臟癌、淋巴癌和血癌的案例研究中也發現類似的結果。研究小組認為，雞隻被餵食生長激素可能是原因之一，但也有可能是在家禽中發現的癌症病毒所造成的影響。我很感謝一位好友，在我先生罹患肝癌開刀時就提醒我少吃禽肉，所以我們過去 20 多年來很少吃雞和鴨，尤其是我先生剛開完刀的那幾年。我的原則是保命重要，如果有懷疑就不吃，反正可以吃的東西太多了。

脂肪：減少飽和脂肪酸，多吃 Omega-3

我們應減少飽和脂肪酸（像是：豬油、椰子油）和 Omega-6 脂肪酸的攝取，因為後兩種油容易引起發炎。目前日常食用油包括大豆油、葵花籽油、玉米油，都屬於 Omega-6 脂肪酸，使得一般人的 Omega-6 與 Omega-3 兩種脂肪酸的攝取比可能達 15：1、甚至 20：1，但最好的攝取比率應是 1：1，這或許也是發炎引起的慢性疾病越來越普遍的原因。多攝取富含 Omega-3 的油類，可減少不正常的發炎和預防老化。Omega-3

註 1　Carmody JF, Olendzki BC,Merriam PA, Liu Q，Qiao Y, Ma Y. A novel measure of dietary change in a prostate cancer dietary program incorporating mindfulness training. J Acad Nutr Diet.2012）或麥克•葛雷格醫師《食療聖經》P.295

普遍存在亞麻仁籽、核桃、紫蘇籽油，以及鮭魚、鯡魚、鮪魚、鯖魚、沙丁魚、秋刀魚等油脂多的深海魚中，一週可吃兩次魚以補充人體所需的 EPA 和 DHA。

其他營養素：避免人工營養素，天然ㄟ才好！

維生素、礦物質、微量元素等，建議透過天然食物來攝取，盡量避免人工合成。就拿維生素 E 來說，天然來源的維生素 E 有 8 種型態，各自的吸收率都不同，但人工合成的維生素 E 只有一種型態，而且還是吸收效率最差的一種，當然效果也就沒那麼好。因此**吃「真正的」食物比食品補充劑有效**。尤其癌症的營養補充不能過於單一，而是要盡量透過不同種類的蔬菜、豆類、穀類、藻類、菇類、水果、香草⋯⋯來攝取各種天然形態的營養素，並藉著食物中豐富的膳食纖維讓體內腸道細菌群健全發展，改善消化吸收、活化免疫力，讓醫師的治療，事半功倍！

植化素的 8 重抗癌功效

用飲食防癌、抗癌最基本的原則是：不吃任何可能促進發炎或致癌的食物；要吃能支持免疫系統的食物、多吃能阻止血管新生的食物，以增加身體的抗癌能力。

當季、天然的全食物完全符合以上條件，是調整體質、提升免疫力及預防癌症復發最好的食物。尤其蔬果、穀類、豆類、蕈菇類、海藻類和堅果、種籽、香草，都含有豐富的植化素，特別在表皮和種籽中最多。植化素不只讓每種植物呈現各種特定的顏色，更是植物用來保護自己的特別物質，許多研究證實，這種植物性食物中的化學成分具有多重抗癌效果，包括──

一 . 活化免疫細胞：如植物的多醣體可增加自然殺手細胞及 T 細胞，以攻擊、防禦外來異物，並對抗、吞噬癌細胞。含多量多醣體的食物有菇類，包括香菇、金針菇、蘑菇、蠔菇、舞菇以及黑木耳、白木耳、山藥、南瓜、薏仁。

二 . 誘導癌細胞良性分化，抑制腫瘤生長：如大豆和含有胡蘿蔔素及茄紅素的蔬果，其中以深綠色、橘黃色蔬果含量最豐富，如胡蘿蔔、番薯、番茄、紅椒、芥藍、木瓜、哈密瓜、西瓜、紅色葡萄柚等。

三 . 抑制癌血管增生：使癌細胞的血流供應停止，抑制其生長和轉移。如大蒜、洋蔥、綠茶、葡萄、大豆，以及含有茄紅素的食物。

四 . 促進癌細胞凋亡：如大蒜、蘆筍、大豆、葡萄皮，以及含維生素 A 及茄紅素的蔬菜水果、薑黃。

五 . 抗氧化（抗自由基）作用：避免人體細胞受到自由基傷害。如含有豐富維生素 A、C、E 的蔬菜、水果和堅果類；含鞣花酸的各種漿果類，如草莓、黑莓、蔓越莓、藍莓、桑葚、覆盆子；含多酚的葡萄。

六 . 抑制癌細胞訊息傳遞，對抗癌細胞增生：如富含葉酸的蔬果、深綠色的蔬菜如地瓜葉、空心菜、菠菜、花椰菜，以及所有十字花科蔬菜（如高麗菜、綠花椰菜、白花菜、白菜、大白菜），和蘋果、柑橘類、香蕉、糙米、小麥胚芽、南瓜、豆類、堅果。

七 . 含植物性類激素，可抑制與荷爾蒙相關的癌症成長：如大豆、綠豆、四季豆、亞麻仁籽、芝麻。

八 . 豐富的膳食纖維可降低腸道致癌作用：如牛蒡、竹筍。

此外，歐洲有研究顯示，酵素可以改善癌症患者的病程，建議癌友可以多吃富含酵素的木瓜、鳳梨、奇異果，以抑制癌細胞增生。

癌友的每日好夥伴：全食物精力湯

吃全食物，意謂我們能吃到一種植物的全部營養素，而混合多樣食物更能發揮加乘效果。許多頂尖的癌症專家已發現，單一植物性食物的抗癌功效並不能帶來理想的療效，不同種類的植物營養素似乎必須發揮協同作用，才能產生最佳效果。因此，**他們建議均衡多元地攝取有益健康的全食物，以發揮綜效，才是提升免疫力對抗癌症最好的方法。**

這說明了全食物精力湯為什麼能防癌、抗癌的原因，它能把各種有益人體的全食物，均衡多元地搭配在一起，包括果皮、果核都攪拌到極細緻，讓我們能很容易的攝取到每天所需的各種維生素和礦物質，並且容易吸收、美味可口、寒熱平衡，因此，癌症病患的術後照料，更可以把全食物精力湯當作最好的營養補充品。

全穀、蔬果富含植化素、維生素、礦物質和酵素，可以對抗自由基，提升免疫力；大豆擁有非常好的植物性蛋白，與穀類、堅果混合食用，會產生互補功效，提高蛋白質的利用率；天然的堅果、種子，如核桃、杏仁、芝麻、亞麻仁籽，也能提供蛋白質、不飽和脂肪酸等必需營養素，不用擔心營養不足。

吃什麼與怎麼吃，決定了癌後的生命品質，飲食無法在短短幾天內就見效，但可長期調整、改善體質，避免惡化，並且隨時可以開始，花費很少。醫學不斷進步，癌症已非不治之症，只要遵循醫生建議，接受正統的治療，並做好飲食管理，多數癌症都可獲得良好的控制。

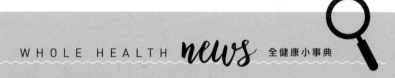
癌症病人要不要吃營養補充品？

常有癌症病人家屬問我，都給我先生吃什麼健康食品。其實我們遵照醫囑，什麼成藥或健康食品都沒吃，包括維他命。因為許多研究證實，食用大量被單獨分離出來的營養素對人體有害。攝取人造的維生素和礦物質，即使只是稍微超過所需量，也足以引起不良反應。所以我們選擇用精力湯和豆穀漿當作天然的營養補充品。

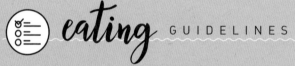

eating GUIDELINES 癌症患者的飲食守則

● 均衡、多樣、適量、易消化

好油、少肉、高纖，多吃蔬菜、水果、豆類、堅果類、海藻和菇蕈類等全食物，至少一餐以五穀雜糧當主食。食物內容盡量豐富多樣、五彩繽紛，以吃到各種不同植化素。近年來美國有學者提倡每天食用 10 份蔬果以預防癌症，癌症患者也可以嘗試，必要時打成蔬果汁或豆穀漿飲用，只要新鮮，連皮帶籽磨碎了更容易消化吸收。

癌症關懷基金會建議癌友每天除了三餐正常飲食，早上、下午各喝一杯300cc 蔬果汁和豆穀漿。蔬果汁可以補充酵素、維生素 B、維生素 C 等遇熱容易消失的營養素、各種植化素；豆穀漿可以補充植物性蛋白質，也含有豐富植化素。食材調配要依據個人的身體狀況而定，如果體質燥熱、

有便秘現象，可多加些高纖蔬果；要是覺得身體虛弱，蔬果太寒，可以放堅果或少許薑片，維持寒熱平衡。怕蔬果汁太冰涼胃會不舒服，可以加 40℃ 左右的溫水，或提早將蔬果放在室溫中。消化的過程很耗能量，癌症病人本來已較虛弱，治療中更缺乏體力，所以更要注意食物是否容易消化，以免更耗體能。

• 避免體重下降及營養不良

癌症進展到一定程度，出現營養不良的現象相當普遍。研究顯示，約 50% 患者在診斷出癌症時即有體重下降的現象。體重是評估營養不良的重要指標，若 1 個月內體重下降超過 5% 就是警訊。體重下降及營養狀況改變，都會使存活率下降、對治療的耐受力變差，以及術後的併發症增加。尤其惡病質是造成癌症病人死亡的主要原因，臨床症狀包括厭食、體重減輕、貧血、消瘦憔悴和反射作用減少等，必須儘早由專業人員做營養評估，預防體重下降。

癌症關懷基金會也提供癌友免費的營養諮詢，為個人量身打造專屬的營養黃金密碼，並每日補充健康兩杯，讓癌症或化放療病人能吃夠營養種類和份量，養足體力接受治療。

國民健康署建議國人身體質量指數（BMI）應維持在 18.5 到 24 間，癌症關懷基金會建議癌友在治療期間盡量維持現有體重，如果已停止治療一段時間，一到二期患者可以保持在 22 到 24 之間，三期以上病人建議維持 BMI 25。

• 健康飲食不等於無味清淡

有癌友跟我說，因為罹癌，不知道該怎麼吃，又怕吃錯，很多東西都不敢吃，體重掉了好幾公斤；也有癌友因為化療沒胃口，又要求自己飲食清淡，更食不下嚥，體重也跟著滑落。其實健康飲食並不必然清淡，只

要是真食物、好食物、全食物，避免過度煎、炸、烤，少糖，其他調味料如鹽、醬油、醋、及一些辛香料，如蔥、薑、蒜、咖哩、胡椒、八角、茴香、香菜、羅勒、月桂葉、荷蘭芹、甚至適量辣椒都可以，這些辛香料不僅開胃，也都含有豐富的植化素。同時，料理方式不論涼拌（若化療，食材需煮熟）、紅燒、蒸、煮皆可。只要在烹調上費心，常常變換口味，就能夠對食物燃起興趣，吃得美味又健康。

● 乳癌病人可以吃黃豆嗎？

常有乳癌病人問我大豆、山藥都含有植物雌激素，到底能不能吃？雖然各種研究結果不同，有人贊成，認為能雙向調解雌激素以預防乳癌復發；有人反對，認為乳癌病人不宜多吃，以免促癌。然而綜合各方研究，乳癌患者每天 3 份大豆或其相關製品如豆腐、豆皮，是安全的；但荷爾蒙受體呈陽性者，可以配合醫囑，一天 2 份就好。

Volume 1-2
化療

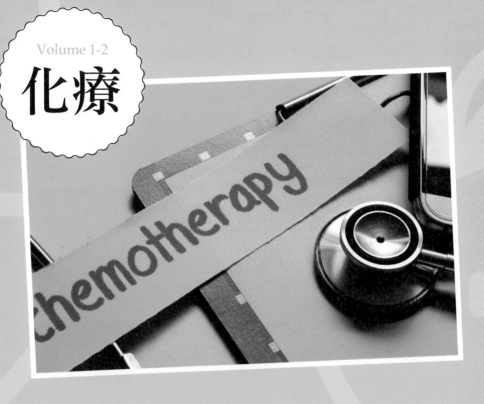

化療期間，素食者產生的藥物副作用要比葷食者少，高油脂的紅肉有促使癌症復發或轉移的風險，要補充蛋白質，植物比動物好。

化療病人可以喝精力湯嗎？

這是我在部落格上最常被問到的問題。

很多人發現自己罹癌，第一個念頭就是「要養生了，不能吃肉」，於是開始接觸生機飲食；然而化療期間，醫生又告誡不可生食，還要多吃高蛋白、高熱量食物補充體力，最好多吃肉；加上坊間流傳的食療偏方，各種說法都有，莫衷一是，讓許多癌友和家屬人心惶惶。

是不是要完全素食，取決於個人。以美國癌症病人奉行的「大型生物

飲食法」為例，建議患者多吃蔬菜、水果、五穀雜糧、豆類、海藻和菇類等全食物，避免吃紅肉和家禽；有些人會吃點海魚、蛋和優酪乳，有些人則連魚也不吃。其他風行一時的癌症飲食療法，如德國的「葛森氏療法」（The Gerson Therapy）、日本的「星野式葛森療法」、「甲田療法」，以及國內流行的安·威格摩爾「生機飲食法」，幾乎都建議不吃動物性脂肪和蛋白質，或至少禁食半年以上；同時要求攝取大量蔬果汁和生菜，以及全穀類或胚芽米，避免鹽分、糖和酒精。另外，有些則贊同吃少量、優質的蛋和優酪乳。

精力湯也可以熟食

許多醫生之所以告誡化療病人不要生食，是因為化療期間抵抗力較弱，怕引發感染。但用精力湯養生未必全要喝生冷的，我所提倡的全食物精力湯，可以是充滿生機的蔬果、芽苗和堅果打成的生鮮全蔬果汁，也可以是煮熟的五穀雜糧、豆類和根莖類加熱水攪打成的蔬菜泥、濃湯或奶漿，兼顧營養和熱量。進行化療和放療那幾天，如果白血球過低，建議不要生食，可以改打溫熱的豆穀漿、濃湯或鹹粥等完全熟食的精力湯，以修補化療耗損的元氣。擔心生食風險，也可以把蔬菜汆燙兩分鐘，一方面殺死蟲卵、避免生菌數過高，同時營養素也不至於流失過多。水果也可以用熱水汆燙或去皮處理。建議白血球數值超過 3,000 以上的癌友，只要將蔬果清洗乾淨，去除附著於表面的雜質和細菌，就能降低感染風險，可安心生食。

我有位朋友在化療期間，照樣喝用芽菜、水果打的精力湯，並沒有白血球降低或感染的問題，而且復原得很快，只要休息個一、兩天，體力就恢復了，可以照常上班。但每個人的症狀、體質和腫瘤位置都不一樣，不論任何飲食，都要觀察食用後身體的反應，再決定要不要繼續。

　　如果出現水腫、腹瀉狀況，或是腸胃道切除，而一次無法吃下太多食物，可以減少水量，打成濃稠的奶漿或泥狀，方便癌友小口小口攝取食物精華。如果必須管灌，最理想的選擇是用適合的全食物調理機來打精力湯，把食物的營養和風味同時釋放出來，並將天然食物磨碎到適合管灌的細緻程度，這也是化療病人最需要的。一般管灌病人也可以使用這樣的天然食物糜管灌，根據長照機構的經驗，用天然食物管灌，病人恢復較佳。

　　用全食物精力湯補充營養的另一個好處是，你可以很容易地補充豐富的膳食纖維，幫你養好飽受化放療或免疫療法摧殘的腸道菌，加速恢復腸道健康、調節腸道免疫系統並恢復免疫力。同時攪打功能等於預先消化，可以改善癌症患者吃不下、吃不多的問題，補充多樣、足夠的天然食物。癌症關懷基金會曾照顧一名肺腺癌四期的癌友，因為標靶治療，體重由原來的 45 公斤掉到 41 公斤，非常瘦弱，她報名癌友飲食專班，每兩週必須從台中趕早班高鐵到台北上半天課，讓我們非常心疼，這也是我們後來排除萬難到台中開辦癌友飲食專班的原因。營養師根據她的身體狀況計算出她的飲食黃金密碼，追蹤她每餐的飲食紀錄、修正飲食內容，配合每天喝兩杯各 300cc 的蔬果精力湯和豆穀漿補充營養。她也全心配合，努力學習改善自己的飲食，很快地體重就恢復到 45 公斤，並一直維持。營養師很開心地把這個個案在國內舉行的「亞洲膳食與營養大會」上以口頭論文提報，引起在場許多營養師和醫護專家的興趣。他們最好奇的是：到了癌症後期，病人經常吃不下，連維持體重都很困難，怎麼還能恢復生病前的體重？營養師開心地說：「吃不下，我們就讓他用喝的。」獲得在場人士的一致支持。但是抗癌飲食需要長期堅持，這位癌友後來成為我們的志工，有一年過年期間，因為吃不下年節油膩的飲食，又沒有為自己特別準備精力湯，結果追蹤檢查時發現不只體重

往下掉，各種相關指數也很不理想。營養師又趕緊出招，一、兩個星期之後，總算止跌回升。可見抗癌飲食真是不只天天，而是應該餐餐都堅持。

薑黃、綠茶──輔助化療的小尖兵

用全食物精力湯補充營養，還能夠輕鬆添加多種能輔助化療效果的營養素。如：薑黃是當今已知最強的天然抗發炎物，能刺激癌細胞凋亡、抑制血管新生。在實驗室中證實它能提升化療的效果，抑制腫瘤發展。**不過薑黃必須跟黑胡椒混合才能更有效的被人體吸收，所以在打精力湯時可以加 1 茶匙的薑黃，和幾粒胡椒一起打，**胡椒可增加身體對薑黃的吸收達兩百倍！同時精力湯的食材中如包含堅果及亞麻仁籽，含有好的油脂，也可以幫助薑黃的吸收。

綠茶也含有豐富的多酚，包括兒茶素，對減少癌血管新生有相當好的效果，也可促進癌細胞凋亡，**所以除了喝綠茶，也可以在全食物精力湯中加抹茶粉一起打，綠茶和大豆一起吃，保護效果比單獨吃更高，尤其適合乳癌和攝護腺癌，所以打豆穀漿時可以添加抹茶粉。**

薑也是強力的抗發炎和抗氧化物，可以對抗某些癌細胞，也可以減少血管新生，還有助於減輕化療或放療的噁心，減緩疼痛。體質較寒的人在精力湯中加薑還可以抗寒去濕。所以全食物精力湯就等於是一杯充滿各種營養素和天然抗發炎、抗癌物及豐富膳食纖維的大補湯，是最天然的雞尾酒療法，尤其適合因化放療口腔黏膜受傷不方便進食的患者，或頭頸癌、食道癌術後只能流質或半流質飲食的病人。

因為所有營養素首先經過的就是食道與胃，所以第一個獲得修補。同時，根據衛生署最新公布的資訊，國人因罹患口腔癌與食道癌而死亡的年齡不斷提前，比 10 年前平均少活 8 歲！這也許與進食不便有關，

不妨試試用精力湯來補充營養。

eating GUIDELINES 化療患者的飲食守則

• 積極治療期首重維持體力：熱量和蛋白質要充足

手術後和化療階段的癌症病人，需要維持體力和提升免疫力，因此熱量要夠，在治療時的熱量攝取，每公斤體重應該要有 35～40 大卡，以一名 50 公斤女性而言，最好每天能攝取到 2,000 大卡；治療後維持理想體重，則是要有 1,700 大卡。蛋白質攝取量更不能少，尤其是高劑量化療和標靶治療，免疫力被抑制得更厲害，所以和免疫力最有關係的營養素蛋白質一定要足夠。是不是要限制紅肉，可以根據個人胃口，吃得下最重要。黃豆、黑豆、毛豆也含有豐富蛋白質，吃素的人如果豆穀類量足夠，並適量補充蛋、堅果及深色蔬菜，也不會有白血球太低的問題。

• 最好少量多餐

化療會破壞味覺及嗅覺，病人沒胃口，吃不下太多東西，可將多元的營養打成溫熱的奶漿或濃湯分次飲用。可以選擇高鈣黑芝麻豆漿、番薯五穀米漿、各類全豆漿、南瓜濃湯、芋頭五穀鹹粥等，補充醣類和植物性蛋白質。

• 加入大豆胜肽以利吸收

大豆胜肽（Peptide）是將大豆蛋白經酵素水解後，把大分子蛋白質轉變成由幾個氨基酸組成之極小分子量物質。人體就是以胜肽的形式吸收蛋白質，所以大豆胜肽的優點就是可快速、直接吸收，不增加消化系統的負擔，並能調整人體生理功能，迅速補充營養。加上胜肽本身的低蛋白抗原性，非常適合手術前後、病中病後調養、乳糖不耐症及營養不良患者作為長期營養補充品。曾經有營養師想為癌友補充蛋白質，在試過各種方法都無效之後，他建議病

人補充大豆胜肽，結果蛋白質很快就達標。在蔬果精力湯中加大豆胜肽，不僅能增加優質的植物性蛋白質，還可以加速營養的傳輸並提升風味。大豆胜肽也可單獨沖泡飲用，減少肝腎代謝蛋白質的負擔。

• 以五穀米漿補充體力、預防便秘

我特別推薦糙米漿、五穀米漿及豆米漿。北醫楊玲玲博士曾經與台大醫院合作一項實驗，提供米漿給住在癌症病房的癌友，結果發現普遍有體力增加、疼痛減少的現象。這些營養價值高、膳食纖維含量多的全食物飲食，也可以預防化療和電療的另一個副作用：便秘。

• 喝精力湯修補口腔潰爛

化療或放療常見的副作用是口腔潰爛，而全食物精力湯正是這段期間最好的飲食方式，不僅便於補充營養，這些富含植化素、酵素、礦物質、微量元素和維生素的蔬果汁或奶漿、濃湯，正好可以修補口腔潰爛，促進傷口癒合。特別是飲用冰涼的精力湯可減輕口腔潰爛的疼痛感，便於吞嚥。建議喝的時候先在口腔含一下，略為咀嚼，讓精力湯與唾液充分混合，一方面避免脹氣，也可以在口腔多停留一會兒，發揮修補作用。

• 食材是否需要有機？

蔬菜盡量選用自然或有機農法栽種的，一方面減少化學殘留，同時營養價值較高。真正有機的水果較少，可選擇套袋水果或用橘寶天然清潔劑清洗，必要時也可去皮。

精力湯讓我降低化療痛苦、走過大腸癌。

—— Lisa 的生命故事

在台灣，大腸癌是近年來成長最快、罹病人數最多的癌症。新增人數已連續9年蟬聯冠軍，平均每確診100名癌症患者，大腸癌就佔15人，發生率高居全球第一。大腸癌年輕化的趨勢也很明顯，國內年齡最小的患者只有10歲。錯誤飲食、肥胖、吃宵夜、睡眠不足、缺乏運動、便秘，都是導致腸癌發生及病情惡化的主要因素，其中尤其以高油脂及大量肉食為主要禍首。

Lisa 是我的讀者，她在 2012 年 6 月透過出版社轉給我這封信，告訴我她如何用全食物飲食克服了大腸癌手術與化療帶來的虛弱與不適。

陳小姐：

很冒昧寫這封信給妳，希望能順利將信轉至你手中，因為我有太重要的話要告訴妳！

首先，先對妳致上最深的謝意！妳對於我，就像再造父母一般，因為看了你的書，使我在手足無措，驚恐無所適從中找到我正確的方向。

今年（2012）3 月 21 日，大腸鏡檢查，證實我罹患大腸癌。在 3 月 29 日接受乙狀結腸切除手術後，各界親友、同事、不管有交情沒交情，我彷彿被秘方、特效保健品淹沒一樣。這種情節，應該每位病友都不陌生。面對這樣情況，我卻仿如失去方向盤的船隻一般，茫然不知所措！

我的妹妹，3、4 年前就是妳的忠實奉行者，她勸我可以試試。於是我買了妳所寫的書，並且著手照著妳所建議的方式，用最厲害的神奇機器打

出全食物果汁。

首先見證的是——每天早上的排便順暢得不得了！

然而，更神奇的還在後面！

因為我必須接受 12 次的化療，在第一次化療結束回到家後，簡直像重病病人一樣，喘得很厲害，根本無法說話，連喝水都像小貓一樣，胃口差得吃不下。一整瓶安素只勉強喝 3 小口就再也喝不下，最後都是倒掉的下場。

我嚇得趕緊開始請妹妹在網路上訂統一生機的雜糧穀類、堅果類。並且照妳介紹的方法催芽、蒸熟。

以下是我前 3 次化療日期和症狀，這是鐵的見證，連家人、朋友、同事都說太不可思議了！

第一次化療 5/4 ~ 5/6

預計 5/21 第二次化療，因為皰疹，故延後 6 天。

症狀：氣喘，反胃，便秘 3 天，用藥 5 天，非常虛弱。

飲食：出院後才開始加豆穀奶攝取。

第二次化療 5/27 ~ 5/30

症狀：沒有喘，稍微反胃，搭配便秘藥 5 天。

　　　第二天即可走路 20 分鐘。

　　　第四天騎單車 1 小時。

飲食：出院當天可以喝安素 2 瓶，比第一次化療的 3 小口差太多了！

第三次化療 6/15 ~ 6/18

症狀：輕微反胃，搭配便秘藥 2 天。

　　　第 2~3 天遇颱風因此無法外出運動。

　　　第四天騎單車 1 小時

飲食：出院當天喝安素 2 瓶，香蕉、優酪乳、魚。

這以上的明顯差異，是自從我加了全穀類、豆類所打成的穀奶之後，身體出現的神奇反應！我完全遵照妳書上所寫，攝取大量植化素，完全不吃任何肉類，只在出院前幾天吃少量的魚，每天早上固定打一杯 500cc 豆穀奶加胜肽，下午則是蔬果汁加堅果。這樣，我的前 3 次化療，副作用明顯的一次比一次小！

住院期間，雖然我自己也要打化療 3 天，但只要有機會，我不厭其煩的將自身經驗與癌友分享！大家看我氣色與體力，都說我不像在做化療，連醫院護士都說我的反應太棒了！

誰說做化療一定要吃肉呢？雖然醫院一直警告我白血球不可以太低，否則要逼我吃肉，但我每次都通過標準，連癌指數都降下來好多！

而且，我連任何偏方、保健食品都完全沒有採用！

我要謝謝出版社、出版了這本等於救了我的命的書。

謝謝陳小姐！妳用心倡導的全食物理念，真的太珍貴了！

最後，獻上我最深的祝福～

距離 Lisa 第一次寫信給我已經 6 年了。她說：「人家做化療都是越做越辛苦，我卻是越做越輕鬆。」Lisa 不僅用這樣的飲食方式輕鬆完成 12 次化療，而且結束化療後依然每天用這樣的飲食保養自己。尤其剛結束化療沒多久，她就開始裝潢新居，加上恢復工作，每天忙得不得了，但她依然堅持自己製備飲食，同事、朋友都覺得怎麼能做到，她倒覺得是吃對飲食讓她電力滿滿。尤其飲食自理，完全不外食，讓她比生病前瘦了 5 公斤，好身材讓許多人羨慕。現在她不僅搬進新家，工作更上層樓，而且還找到了感情的歸宿。去年信主之後也經常跟主內的教友去關懷大腸癌友，傳遞經驗與信念。

誰說癌症不會是一段新生命的開展！

醫生，我腦部的腫瘤不見了！

—— 腦部淋巴癌患者阿裕的故事

　　癌症關懷基金會的台北「癌友飲食指導專班」又開班了，好多志工忙碌地進進出出，準備招呼這一期上專班的癌友。一位男性志工抽個空，興奮地告訴原來指導他的營養師：「醫生說，我腦部的腫瘤不見了。」

　　他是阿裕。不到半年前，他還是坐在課堂上聽講的學員，專心學習如何用飲食照顧自己。走路有些微跛，是腦部腫瘤留下的後遺症。但是從氣色、神韻上，你很難看出他是腦部淋巴癌患者。

　　從事旅遊業的他，生病前就是個工作狂。因為他想盡快存夠錢好實現夢想——買間房讓媽媽能跟他一塊住。

　　接待 VIP 級的旅客實屬不易，行程的掌控需要花費很多時間安排、規劃，行前親飛一趟也是家常便飯。為了做好服務，好好吃一頓飯卻很難。就連放假也常跑到公司處理公事到凌晨 2 點，僅有 3、4 小時睡眠；連續 5 年都沒有休假。「應該是工作用腦過度才會罹癌的。阿裕回想。

　　2015 年 5 月，阿裕發現身體左半邊突然麻痺動不了，輾轉去兩間醫院才發現：腦部竟長了一顆 3.5 公分的腫瘤，壓迫到神經導致身體麻痺，確診是腦部「淋巴癌」四期。醫生建議做 6 次化療，但打了 4 次，腫瘤文風不動，看不到任何效果。醫生無奈，建議休息一個月後轉做放療。

　　阿裕心想，已經從最輕的藥打到最重的藥都沒效，放療還會有效嗎？他感到有些絕望，於是把財產託付給哥哥，做了最壞的打算。還好打了 32 次放療後，腫瘤終於縮小 0.3 公分，這讓他又恢復了希望。

　　完成醫生建議的正統治療後，阿裕重回工作崗位。公司相當體諒這

位優秀員工的身體狀況，讓他轉任內勤工作。於是，阿裕開始積極尋求能讓自己成功抗癌的方法。他想：「腫瘤既然會縮小，那除了放療之外，應該還有辦法讓它繼續變小。」他想到飲食法，於是上網找到了癌症關懷基金會，看到官網上肝癌過來人韓柏檉教授的一段話：「罹癌，你要反省過去是如何對待自己身體的，你要懺悔，要改變。」是的，他強烈地想要改變，想要學會用飲食抗癌，於是立刻報名「癌友飲食指導專班」，可惜當時班班爆滿，他足足等了一年才如願以償。

2016 年 9 月，他成為「癌友飲食指導專班」第 10 梯次的學員。一如過去工作時積極的態度，阿裕相當認真，不因為工作而荒廢做飲食紀錄，甚至為了實踐每天各喝一杯蔬果精力湯和豆穀漿，提早 2 小時起床為自己準備食材。他還上網學習自己種芽菜，以省下長期購買的費用，並將心得和方法分享給同組的癌友。這位從來沒有上過菜市場、沒下過廚房，連電鍋也不會使用的 40 歲大男生，為了吃得健康，捲起袖子，放手拚了。

他的努力果然獲得回報。2016 年 12 月，他剛結束為期三個月的專班課程，一次定期回診的檢查，醫生告訴他腦部腫瘤又縮小了 0.4 公分！僅剩下 2.8 公分！心懷感恩的阿裕一如往常保持填寫飲食紀錄的習慣，確認自己每日飲食符合營養師給他的黃金密碼；定期回報原本過瘦的體重增加的公斤數、門診追蹤狀況等。還把自己僅有的特休假全用在回鍋專班擔任志工，熱心和學弟妹分享一路的抗癌心得：「因為在這個班學到終身受用的方法，也感受到滿滿的愛」。

這份快樂與愛，充滿感染力。2017 年 3 月，又一次的定期回診，醫生興奮地叫他：「快來看，好神奇！你的腫瘤完全不見了、消失了！」那天，阿裕回來了，告訴我們「醫生說，我的腫瘤消失了！」，我們興奮莫名，相擁喜極而泣。

（原文／陳辰洵）

menu.01

青花椰苗精力湯

這些人也適合：

☑ 三高　☑ 肝病　☑ 減重

癌症飲食需求

1. 體質較燥，宜清熱滋陰。

2. 高熱量、高蛋白質，以補充體力、修復體質。

3. 高維生素、礦物質、植化素，以提高免疫力、加強抗氧化。

4. 高纖維，以防止便秘，加速毒素排除。

5. 腹瀉病人宜選擇可溶性纖維高的蔬果，以緩解腹瀉現象。

400cc
1人份

蔬菜
1份

水果
1份

堅果
1份

○ ○ ○ ○ ○ ○ ○ ○ ○

營養成分表	
熱量	155.3kcal
脂肪	5.9g
蛋白質	4.8g
醣類	23.4g
膳食纖維	3.5g
鈉	35mg

INGREDIENTS

- 青花椰苗 —— 20g
- 小松菜 —— 40g
- 大番茄 —— 40g
- 鳳梨 —— 70g
- 蘋果 —— 80g
- 綜合堅果 —— 1 大匙
- 冷開水 —— 150cc

STEP

1. 將所有材料置入容杯，蓋緊杯蓋，打 40 秒即完成。

TIPS

蔬果中含有豐富且多類的營養和天然酵素，高溫烹煮易流失一些怕熱的營養素，建議白血球數值超過 3,000 以上的癌友，只要將蔬果清洗乾淨，去除附著於表面的雜質和細菌，就能降低感染風險，可安心生食，也可用熱開水汆燙一下小松菜和番茄。這道精力湯纖維含量高，適合不喜歡或吃不下蔬果的癌友，也可預防癌症。

營養即時通

青花椰苗　根據約翰霍普金斯大學的研究，青花椰菜所含的蘿蔔硫素，可以讓 60% 的受試者達到預防腫瘤的效果，也讓 75% 的腫瘤患者腫瘤縮小，所以被認為是抗癌第一名的蔬菜。青花椰苗是青花椰菜的幼苗，蘿蔔硫素含量是青花椰菜的 20 到 50 倍。

小松菜　屬於十字花科，富含維生素 A、C、E，抗癌力強。鈣含量是波菜的 5 倍、牛奶的 2 倍，可以改善貧血、骨質疏鬆。

番茄　含豐富茄紅素及其他多種抗癌營養素，對攝護腺癌特別有幫助，也可緩解攝護腺肥大引起的排尿困難。番茄燙熟更能釋出茄紅素，勿去皮。

鳳梨　含豐富鳳梨蛋白酶，可幫助消化蛋白質，並能抑制某些癌症，特別是乳腺、直腸或結腸。含豐富 B1、B2，可改善代謝，減少疲勞。

蘋果　含有豐富纖維，能刺激腸道加速蠕動，具雙向調節腸胃功能，既可防止便秘，又有止瀉作用，適合因化療而便秘或腹瀉者（蘋果籽中因含少量氰化物，正在進行治療的癌症患者不宜食用）。

花漾寶盒精力湯

這些人也適合：

☑ 三高　☑ 減重　☑ 美白　☑ 保護視力

part 2

| 450cc 1人份 | 蔬菜 1份 | 水果 1份 | 堅果 1份 |

營養成分表	
熱量	149.1kcal
脂肪	5.9g
蛋白質	4.7g
醣類	21.6g
膳食纖維	5.0g
鈉	40mg

INGREDIENTS

- 紫高麗菜苗——20g
- 甜菜根—— 15g
- 胡蘿蔔——30g
- 牛番茄——30g
- 芭樂——1/4 顆 （約60~70g）
- 鳳梨——70g （約1/2 碗）
- 綜合堅果——1 大匙
- 冷開水—— 適量

STEP

1. 將所有材料置入容杯，蓋緊杯蓋，打 40 秒即完成。

TIPS

這道精力湯富含花青素、前花青素等多酚物質，保護細胞免受自由基傷害，且含豐富維生素 A、C，有助於膠原蛋白的合成，促進傷口癒合，能保護視力、預防癌症。

營養即時通

紫高麗苗　含豐富蘿蔔硫素、花青素，抗氧化力強。

甜菜根　所含之甜菜紅素（betacyanin），能消除自由基，抑制攝護腺癌或是乳癌細胞的腫瘤成長。

芭樂　維生素C含量高，尤其是果皮，只要吃鮮果100克就可滿足一天維他命C的需要量。種子含鐵量是熱帶水果中最多的，所以不要挖掉，一起加入調理機打成綿密的果汁或果泥，可以吸收最多營養。

menu.03
高鈣黑芝麻豆漿

這些人也適合：

☑ 高膽固醇 ☑ 更年期婦女 ☑ 體弱 ☑ 銀髮族

☑ 發育中的兒童 ☑ 青少年 ☑ 常用腦力

350cc 1人份	豆類 1份	全穀 1份	堅果 1份

INGREDIENTS

○ 蒸熟黃豆 —— 50~60g（約 1/3 碗）

○ 糙米飯 —— 50g（1/4 碗）

○ 黑芝麻粒 —— 8g（1 大匙）

○ 熱開水 —— 約 250cc

營養成分表	
熱量	226kcal
脂肪	9.1g
蛋白質	12.2g
醣類	25.1g
膳食纖維	3.9g
鈉	9mg

STEP

1. 將所有食材依序置入容杯，蓋緊杯蓋，打 1 分半鐘，即可完成高鈣黑芝麻豆漿。

TIPS

1. 黃豆要先催芽 = 洗淨後浸泡 8 ～ 12 小時（請見 94 頁）。大豆含有皂素和胰蛋白酶阻礙劑，一定要煮或蒸到全熟再調理，以免引起腹瀉、嘔吐。

2. 芝麻經過攝氏 160 度左右的烘焙，抗氧化的功能才能達到最高。

營養即時通

大豆　　含有大豆異黃酮可阻止血管新生，有助預防乳癌和攝護腺癌；同時也是優質蛋白質來源，加上糙米飯，營養更均衡。

芝麻　　富含鈣質、鐵質與維生素 E，這道精力湯均衡且高鈣，有助於建造肌肉組織，提升免疫力，也可預防骨質疏鬆症。

menu.04
超級精力湯

這些人也適合：

✓ 癌症 ✓ 慢性疾病 ✓ 想以一杯精力湯補充完整營養

600cc 2人份　**蔬菜** 1份　**水果** 1份　**堅果** 1份　**雜糧** 1份

營養成分表　📋

熱量	400.5kcal
脂肪	11.9g
蛋白質	20.7g
醣類	56.8g
膳食纖維	6.4g
鈉	120mg

INGREDIENTS

○ 芥蘭、芥菜、小白菜、莧菜、皇宮菜、芝麻葉

　── 任 2 種各 30g

○ 青花椰苗 ── 15g

○ 鳳梨 ── 70g

○ 蘋果 ── 80g

○ 煮熟鷹嘴豆 ── 50g

○ 綜合堅果 ── 1 匙

○ 亞麻仁籽 ── 0.5 匙

○ 海帶芽（乾）── 1 茶匙 (先用水泡開)

○ 大豆胜肽 ── 1 大匙

○ 40℃溫開水 ── 300cc

STEP

1. 將綠色蔬菜燙熟，瀝乾水分。

2. 將所有材料置入容杯，打 40 秒即完成。

TIPS

綠色蔬菜和穀物種子都有植酸，有抗氧化作用，但也會影響部分營養素的吸收，所以最好選有機栽種的，使用化肥較少，植酸也較少；或經常更換蔬菜種類，以免同一種類植酸累積過多。

🍸🍷

營養即時通

深綠色葉菜類	是地球上最健康的食物，十字花科的芥藍除了防癌還可補維生素 C；芥菜補鈣；芝麻葉維生素 K、鈣與葉酸的含量特別高；小白菜的胡蘿蔔素含量是大白菜的 74 倍，可護眼明目；莧菜同時含有高鐵和高鈣，100 克煮熟的白莧菜鈣含量比 1 杯牛奶高；皇宮菜很少病蟲害，幾乎不必噴灑農藥，鈣含量比菠菜、莧菜都來得高，鐵含量也不錯。A 菜、萵苣等菊科類蔬菜病蟲害也少。
鷹嘴豆	屬主食類，可提供醣分，但它跟扁豆一樣是低 GI 食物，含豐富腸道益生菌所需要的特殊營養素，能減緩血糖被吸收的速度，直到下一餐都能控制血糖高峰。
亞麻仁籽	植物中 omega-3 脂肪酸的最佳來源，含多量木酚素的前驅物質，經腸中好菌活化成為木酚素，是溫和的植物雌激素，可平衡體內雌激素，調理經前乳房脹痛、預防乳癌、攝護腺癌。不過亞麻仁籽的植物細胞壁很厚，打成粉狀或油脂很快就會變質，所以最好是吃前才加在食材裡，運用調理機的「破壁效果」，現打現吃。
海帶芽	除了含豐富礦物質，對某些放射性元素和有害物質具有阻吸和排除作用。大豆胜肽提供氨基酸、堅果提供好的油脂，此精力湯包含了均衡的三大熱能營養素，有助於體能恢復，適合老年無牙、牙週手術後、癌症放療、無食慾等患者飲用。

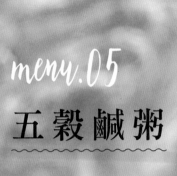

menu.05
五穀鹹粥

這些人也適合：

☑ 高血糖　☑ 腸胃病　☑ 肝病

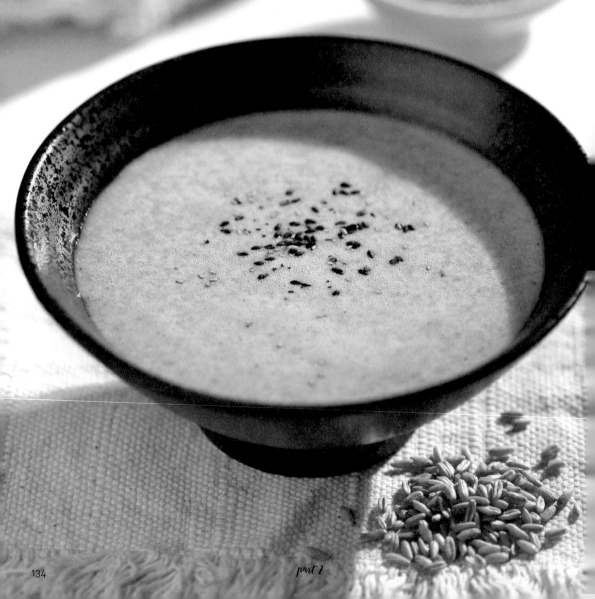

| 1000cc 3人份 | 蔬菜 1.5 份 | 五穀雜糧 4 份 | 蛋白質 1 份 | 油脂 2 份 |

營養成分表

熱量	523.7kcal
脂肪	18.8g
蛋白質	22.1 g
醣類	67.3g
膳食纖維	6.9g
鈉	406mg

INGREDIENTS

- 生糙米 —— 20g
- 生燕麥 —— 20g
- 生蕎麥 —— 20g
- 生薏仁 —— 20g
- 白芝麻 —— 2 大匙
- 紅蘿蔔 —— 50g
- 高麗菜 —— 100g
- 紫菜 —— 5g
- 白煮蛋 —— 1 顆
- 熱開水 —— 600cc
- 鹽 —— 適量

STEP

1. 將穀類（糙米、燕麥、蕎麥、薏仁）洗淨，用冷開水浸泡 3 ～ 5 小時後，煮熟備用（可一次準備多量，分裝冷凍備用）。

2. 將紅蘿蔔切塊煮熟，並將高麗菜、紫菜氽燙，瀝乾備用。

3. 以上食材依序放入容杯，加入鹽及熱開水，打 1 分鐘即完成。

TIPS

營養均衡，澱粉、油脂、蛋白質皆有，既保留了全穀類的所有營養，又攪碎到極細緻，容易消化吸收，癌症患者及肝病、腸胃道、高血糖患者都很適用。若份量太多，可按比例減少，或冷凍、冷藏，分次加熱食用。

營養即時通

五穀雜糧	如糙米、小米、燕麥、蕎麥等都含有能抗氧化的植酸，可以強化免疫系統，抑制癌細胞活動；同時含有豐富的維生素 B 群、E 和膳食纖維。
薏仁	薏仁可促進新陳代謝，消除腫瘍組織，抑制癌細胞增殖或轉移，並有鎮痛作用，可減輕神經痛、風濕痛，降血脂、血糖，利尿、去水腫，有助緩解腎臟病、膽結石症狀。但孕婦不宜多食。另外，薏仁含鉀、磷都高，慢性腎臟病人也不宜多吃。
高麗菜	十字花科的高麗菜跟花椰菜、芥菜、大白菜一樣，都富含吲朵、蘿蔔硫素等抗癌成分，可以減少罹癌機會。高麗菜的鈣含量也很高，高麗菜亦可生食，為預防營養流失，氽燙不宜過久。
紫菜	含有豐富的維生素 A、B1、B2 及各種礦物質，特別是碘；豐富的可溶性纖維可以清除體內毒物（不要使用已調味紫菜）。

menu.06

青花椰濃湯

這些人也適合：
☑ 三高 ☑ 各年齡層

part 2

| 1200cc 4 人份 | 蔬菜 2 份 | 五穀雜糧 3 份 | 堅果 2.5 份 |

營養成分表

熱量	620.1kcal
脂肪	21.0g
蛋白質	22.2g
醣類	89.4g
膳食纖維	12.2g
鈉	221mg

INGREDIENTS

- 青花椰菜 —— 150g
- 蒸熟洋蔥 —— 80g
- 蒸熟燕麥片 —— 1 米杯
- 糙米飯 —— 1/2 米杯
- 腰果 —— 20g
- 亞麻仁籽 —— 1 大匙
- 鹽 —— 1/2 茶匙
- 熱開水 —— 720cc

STEP

1. 將青花椰菜洗淨、切塊，並用調理機切碎，等待 40 分鐘後再煮熟。這是因為生的青花椰菜在切碎或咀嚼時，所含蘿蔔硫素的前驅物質就會跟黑芥子酶混合，釋出蘿蔔硫素；一旦先煮熟，黑芥子酶就會失去活性，無法形成蘿蔔硫素，所以處理任何十字花科蔬菜，切好後靜置 40 分鐘再煮很重要。

2. 將蒸熟的洋蔥、燕麥片、（熟）糙米飯、生腰果、亞麻仁籽、鹽和熱開水置入容杯，打 1 分半鐘。最後加入步驟 1 的青花椰菜，即完成。

TIPS

1. 插管病人或無法咀嚼的患者，可直接將切碎、煮熟的青花椰菜與其他食材一起攪碎至極綿密。

2. 一般濃湯的烹調大都以奶油炒麵粉加牛奶調製，但本品以糙米和燕麥取代，一樣可以達到濃稠目的。熱量變少了，卻提供更多維生素 B 群和纖維，加上生腰果、亞麻仁籽含有的良好脂肪酸，營養豐富完整，適合任何年齡層，更適合癌症患者補充營養。

營養即時通

青花椰菜　所含的蘿蔔硫素及其他植化素可預防 DNA 受損和轉移性癌症擴散；也能啟動防禦機制，抵抗病原體和汙染源；還能對付乳癌幹細胞，減少攝護腺癌惡化的風險，對治第二型糖尿病。最近還發現蘿蔔硫素可以治療自閉症，一項雙盲研究發現，每天食用 2 至 3 份十字花科蔬菜，所攝取的蘿蔔硫素可在幾週內改善患者的社交互動和口語溝通。青花椰菜的莖營養素含量也很高，不宜丟棄。

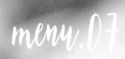

巴西利大蒜抹醬

這些人也適合：

☑ 三高 ☑ 各年齡層

分量可
自由增減

INGREDIENTS

○ 巴西利——3 支　　○ 橄欖油或紫蘇油——適量
○ 蒜瓣——5 顆　　　○ 鹽——少許

STEP

1. 巴西利洗淨、晾乾，切碎末；蒜瓣切碎末，越細越好。
2. 將切碎的巴西利和蒜瓣放保鮮盒中，加橄欖油浸泡，蓋過材料即可。

TIPS

1. 我早聽說巴西利的抗癌效果，卻苦於不知怎麼吃它，有天意外聽朋友提起這個醬料作法，而且塗在法國魔杖麵包上超級好吃，一嚐之下，驚為天人，後來發現它當海鮮醃料，也能讓海鮮滋味更突出。

2. 巴西利與大蒜要剁碎，香味才會出來。為了方便保存，我把它們剁碎（也可以用調理機切碎）後放入保鮮盒，再倒入橄欖油或紫蘇油，放在冰箱可以保存幾個星期。喜歡哪個味道重一點，就多放點，相當隨興。可抹麵包、饅頭、拌飯、拌麵，除了防癌抗癌，還可以促進癌友的食慾。

營養即時通

巴西利　又稱荷蘭芹、歐芹或洋香菜，有很強的抗氧化功能，被列為超級抗癌食物，能保護人體免受自由基的傷害；還有豐富的維生素、礦物質和膳食纖維。巴西利有兩個品種，捲葉多用做擺盤裝飾；平葉味道濃郁，入菜有畫龍點睛的效果，所以成為地中海料理的常客，但產量較少，價錢也比較貴。巴西利可以中和大蒜味，因此會加在很多大蒜料理之中；兩者相加不僅滋味相乘，效果也加倍。

大蒜　也是超級抗癌食物。壓碎或剁碎大蒜有助釋放蒜素，除了降低膽固醇，還能促使體內製造更多一氧化氮，促進血流量，在某些作用上跟威而剛效果類似，卻更有益健康。

紫蘇油　紫蘇種籽油的 Omega-3 最高含量為 64%，是迄今為止所發現的 α-亞麻酸含量最高的植物油。

menu.08
燕麥穀奶

這些人也適合：

☑ 高血脂 ☑ 肝病

part 2

300cc 1人份	穀類 1.5 份	豆類 2/3 份	堅果 1 份

營養成分表

熱量	256.6kcal
脂肪	10.1g
蛋白質	10.4g
醣類	32.9g
膳食纖維	6.3g
鈉	7mg

INGREDIENTS

○ 蒸熟燕麥飯 —— 60g
○ 蒸熟黃豆 —— 30g
○ 即食燕麥片 —— 10g
○ 核桃 —— 2 顆
○ 黑糖 —— 適量
○ 熱開水 —— 200cc

STEP

1. 燕麥粒洗淨，加入 1.5 倍的冷開水，浸泡 3～4 個小時，放入電鍋，外鍋放 2 杯水，蒸熟成燕麥飯備用（可一次準備多量，如 2 週至 1 個月的份量，放冰箱冷凍保存）。

2. 黃豆催芽及蒸熟方式請見 94 頁。

3. 燕麥片浸泡熱開水約 10 分鐘，瀝乾水分備用。

4. 將燕麥飯、黃豆、黑糖和熱開水依序倒入容杯，打 1 分半鐘。

5. 將浸泡過的燕麥片和核桃放入容杯中，蓋緊杯蓋，啟動電源，利用調速鈕由 1 轉至 10，再由 10 轉回 1，來回 3 次切碎食材，即完成燕麥穀奶。

TIPS

這道奶漿熱量高、易消化，適合消瘦、衰弱的腫瘤患者補充熱量、修補體質，可當正餐。

營養即時通

燕麥	含人體所需的三大營養素——維生素 B 群、C、E、葉酸和礦物質，還有豐富的可溶性纖維，有助降低血糖、減少便秘。
黃豆	營養非常豐富，含有優質蛋白質、人體必需的脂肪酸，以及抗氧化的維生素 E 和異黃酮，不僅可預防癌症，也能減少心血管疾病的發生。
黑糖	比其他的糖好，因為除了香甜的好滋味，還含有豐富的礦物質，特別是鐵、鈣、鎂等，但仍不應過量。

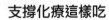

menu 09

黑五寶奶漿

這些人也適合：

☑ 高血脂 ☑ 肝病 ☑ 骨質疏鬆 ☑ 結石 ☑ 預防老化

化療飲食需求

1. 化療時體質燥熱，尤其是電療，飲食部分以清熱為主。

2. 化療需加強補充纖維，以使腸道毒素快速排出，減少致癌物殘留。

3. 若出現腹瀉症狀，可補充可溶性纖維。

4. 充分完整維生素、礦物質的供應，以維持體力，將副作用降至最低。

5. 化療副作用：便秘、腹瀉、落髮、口腔潰爛、味覺改變。

400cc 1人份	五穀 0.5 份	黑豆 2 份	蔬菜 0.5 份	堅果 2/3 份

營養成分表	
熱量	214.1kcal
脂肪	11.7g
蛋白質	5.7g
醣類	30.5g
膳食纖維	8.7g
鈉	16mg

INGREDIENTS

○ 蒸熟黑豆——50g
○ 煮熟紫米飯——30g
○ 煮熟黑木耳——40g
○ 黑芝麻——1 大匙

○ 紅棗 (去籽)——3～5 顆
○ 熱開水——250cc

STEP

1. 將所有材料置入容杯，打 1 分鐘即完成。

TIPS

1. 黑豆的浸泡、蒸煮及保存與黃豆相同 (請見 94 頁)。泡或煮過程中一些種皮會脫落，種皮植化 素和膳食纖維含量豐富，不要撈掉。

2. 我喜歡自己泡發黑木耳：先在水中加點醋，把雜質輕輕搓洗掉，泡水 3、4 小時 (可換水)，外鍋加 1 杯水用電鍋蒸熟。

營養即時通

這道奶漿有米、豆、蔬菜、種子，三大類營養素比例適當，膳食纖維含量豐富，可預防大腸癌，也很適合化療調養。富含維生素 B1 和維生素 E，可以增加活力、抗老化。尤其鈣與鎂呈黃金比例，可增加鈣質吸收，預防骨質疏鬆。

黑豆 含 18 種氨基酸，蛋白質含量是肉類的 2 倍、雞蛋的 3 倍、牛奶的 12 倍，可加速肝細胞修復；尤其黑豆中的花青素，是強效的抗氧化劑，可提升自然殺手細胞的活性，增強身體防癌抗癌的能力，還含有 2% 的蛋黃素，可防止大腦因老化而遲鈍。

紫米 就是黑糯米，富含鐵、鈣、鋅、硒、鉀、磷等微量元素及 B 群，可以預防缺鐵性貧血、防止疲勞。

黑木耳 有增強免疫力、抗病毒、抗腫瘤作用。鐵含量很高，還可以降低膽固醇，被稱為血管中的清道夫。最近的研究發現，黑木耳的酵素和植物鹼有催化膽、腎、膀胱結石、潤滑管道，以及排出結石的功能。

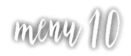

藍莓優格精力湯

這些人也適合：

☑ 三高 ☑ 慢性肝炎 ☑ 過敏 ☑ 減重 ☑ 美白

part 2

500cc 2 人份	蔬菜 0.5 份	水果 2 份	堅果 1 份

營養成分表

熱量	492.4kcal
脂肪	13.7g
蛋白質	16.5g
醣類	70.3g
膳食纖維	22.1g
鈉	81mg

INGREDIENTS

- 蘋果——約 100g
- 藍莓—— 30g
- 紫高麗—— 50g
- 石榴汁—— 200cc
- 杏仁果—— 5 顆
- 亞麻仁籽—— 1 大匙
- 小麥胚芽—— 1 大匙
- 原味優酪乳—— 100cc
- 綠茶粉—— 1/2 大匙

STEP

1. 所有食材置入容杯中，打 40～ 50 秒。

TIPS

能減少化療腹瀉、噁心、嘔吐等副作用。

營養即時通

藍莓　　含有抗氧化力極強的花青素，可保護細胞不受自由基攻擊；還含有鞣花酸，能抑制癌細胞生長。豐富的果膠可以舒緩腹瀉和便秘；單寧酸可以減輕消化系統的發炎症狀。藍莓對腎臟內微血管也有強化作用，有助於腎小球的過濾功能。

蘋果　　所含游離型黃酮類化合物的比例較高，更易被人體吸收，有較強的抗癌作用。含有豐富的果膠，這種可溶性纖維能清除人體腸胃中的壞菌，破壞癌細胞生長所必需的酶，對腸胃癌細胞的生長有抑制作用。

紫高麗　富含花青素，跟其他花青素蔬果比起來，CP 值最高。

石榴汁　含紅石榴多酚和花青素兩大抗氧化成分及亞麻油酸，維生素 C、B6、E 和葉酸，有助調節免疫功能，可減緩腫瘤生長及擴散，減少化療期間噁心嘔吐的副作用。

優酪乳　提供優質蛋白質，有助消化、止瀉，最好選草飼牛奶自製優酪乳，以免含過多糖分。

健康靈糧

這些人也適合：

☑ 口腔頭頸癌　☑ 管灌病人　☑ 植牙或口部手術無法進食

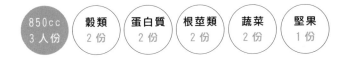

	營養成分表	
熱量	476.6kcal	
脂肪	14.1g	
蛋白質	23g	
醣類	68.1g	
膳食纖維	17g	
鈉	159mg	

INGREDIENTS

○ 煮熟的紅薏仁、紅蓮子、淮山、茯苓、芡實、蕎麥、燕麥、糙米、黑米、小米、紅扁豆、埃及豆、米豆——共100g

○ 蒸熟黃豆或黑豆——100g

○ 蒸熟南瓜——30g　　○ 燙熟當季葉菜——1 碗

○ 蒸熟牛蒡——20g　　○ 綜合堅果——1 大匙

○ 蒸熟地瓜——20g　　○ 橄欖油 / 苦茶油——1cc

○ 蒸熟栗子——10g　　○ 海鹽——1/8 茶匙

○ 蒸熟山藥——20g　　○ 熱開水——400c.c

STEP

1. 選擇當季的蔬菜洗淨，水燒開，氽燙 1 分鐘。

2. 將所有食材放入調理機容杯，加入溫熱的水，蓋緊杯蓋，打 1 分 40 秒。

TIPS

1. 乍看食材繁多，準備耗時，但是如果五穀雜糧和豆類一次買齊，泡好煮熟，用保鮮盒冷凍保存，要用的時候再拿出來冷藏；其他根莖類可以一起放電鍋蒸熟，加上燙熟的青菜和堅果調味料一起打勻，其實也比煮一頓飯要簡化許多，吃到的營養卻更多元。

2. 如果量太大，1 ～ 7 項 (豆類與根莖類) 份量可酌減，或者3~7項 (根莖類或栗子) 可以輪流選用，適量減少。

 營養即時通

這道是根據口腔癌友王先生為自己研發並獲獎的食譜略加修改的，也是營養豐富、均衡多元的一道全餐。不僅口味不錯，而且十分有飽足感。

第 1 項食材是全穀種子類，包括米＋麥＋種子再加四神（紅蓮子、茯苓、淮山、芡實），量約 2 份主食，由於種類多，可提供多元植化素與大量膳食纖維。

第 2 項是優質植物性蛋白質，2 份。3 至 7 項大多是根莖類主食，約 2 份，熱量比飯少，可提供更多元的營養素。第 8 項是葉菜 2 份，還有堅果 1 份。

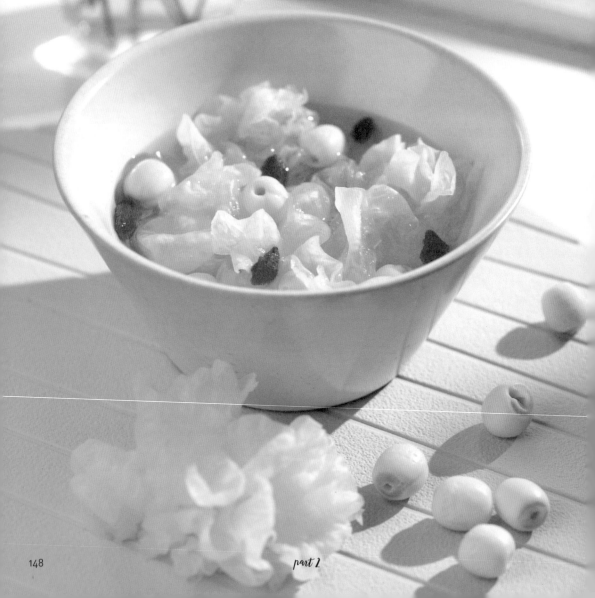

menu.12
百合銀耳蓮子湯

這些人也適合：

☑痛風 ☑過敏 ☑美膚 ☑減重 ☑改善睡眠

part 2

1200cc
3 人份

營養成分表

熱量	191kcal
脂肪	0.7g
蛋白質	6.8g
醣類	40.4g
膳食纖維	11.9g
鈉	148mg

INGREDIENTS

○ 生鮮銀耳——半朵（乾銀耳約 10g）

○ 乾百合——10g　　　○ 枸杞——1 小把

○ 蓮子——約 20 顆　　○ 冷開水——720cc

○ 紅棗——5～10 顆

STEP

1. 乾百合洗淨，浸泡好水 1 小時。紅棗洗淨，浸泡好水 10 分鐘，用刀劃開皮肉。

2. 將生鮮銀耳去掉蒂頭，與百合、蓮子、紅棗一起放入北鼎美顏壺，加冷開水到 1,200cc 水位，按煮湯鍵，煮 60～90 分鐘。

3. 時間到，將沖洗好的枸杞加入，蓋上蓋子燜 5 分鐘即完成。

TIPS

建議用省產鮮白木耳，多醣體含量更高且不用擔心含硫量問題。用智能變頻的多功能烹煮壺，可完全煮出白木耳膠質，營養和口感都加分。因化療而口腔潰爛者，溫熱或冷藏後飲用皆可。

營養即時通

銀耳　又稱白木耳，含多醣體，可增強免疫力，抑制癌細胞生長，且能降低放射線治療和化學治療對人體造血機能的破壞，減輕治療期的不適。如幫助鼻咽癌病人減少吞嚥困難及生津，幫助肺癌病人生津止咳。豐富的可溶性纖維，可加速腸內毒素排出，並有止瀉作用。

百合　富含具有活性的生物鹼，能抑制癌細胞增殖。研究證實，食用百合有助於抑制腫瘤細胞的生長，緩解放療反應。百合也含有百合苷，有鎮靜和催眠的作用，百合還含有豐富的秋水仙鹼，可減少尿酸鹽沉積，減輕發炎症狀及止痛。

紅棗　能補中益氣、養血生津，所含三萜類化合物有抑癌作用，還可減輕疲勞及毒性物質對肝臟損害，適合貧血虛弱、食慾不振化療患者調養。

枸杞　枸杞多醣可調節身體的免疫系統，抑制癌細胞生成和擴散，並可減輕化療副作用，防止白血球減少。

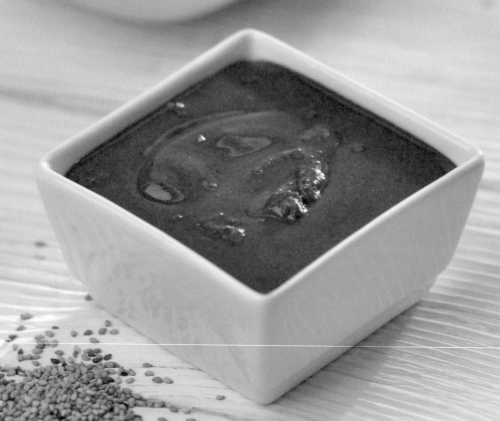

menu.13

芝麻醬

這些人也適合：

☑ 白髮 ☑ 身體虛弱 ☑ 記憶衰退 ☑ 貧血 ☑ 骨質疏鬆

☑ 動脈硬化 ☑ 各年齡層

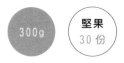

300g 堅果 30 份

營養成分表	
熱量	1806.2kcal
脂肪	159.9g
蛋白質	56.7g
醣類	68.1g
膳食纖維	27.6g
鈉	159mg

INGREDIENTS

○ 低溫烘培白（黑）芝麻粒 —— 300g

○ 原色冰糖 —— 2 大匙（可酌量）

STEP

1. 將所有食材置入容杯，蓋緊杯蓋，打約 1 分半鐘，過程中需使用攪拌棒協助調理。

TIPS

1. 打醬料時，調理機容杯一定要完全乾燥，以免醬料發霉。

2. 芝麻一定要烘焙過才打得出油脂，低溫烘焙營養與口味最佳，高溫或過度烘焙會有苦味並流失營養。

3. 芝麻易氧化，故宜選鋁箔不透光包裝。芝麻儲存不當易有黃麴毒素，故最好選有相關檢驗者，並放冰箱保存。

4. 現打芝麻醬香甜可口，可提升食慾，用於塗抹饅頭、麵包、做手捲 / 製成拌麵醬、和風醬 / 製成冰沙。吃不完的芝麻醬可用密封保鮮盒儲存，放冰箱冷藏，約可存放 3 週。

★ 牙痛、牙齦腫脹者、濕疹、皮膚瘡毒者，暫時不宜攝取。腸胃弱易腹瀉者、肝腎功能不全需限蛋白質量者，注意攝取量。

營養即時通

芝麻　　含比例很好的人體必需脂肪酸，尤其是亞麻油酸，能去除附在血管壁上的膽固醇；含有維他命 E 和木質素，兩者都是強力抗氧化物質，具有抗癌作用，並可強化肝臟機能。豐富鐵質與鈣質可改善貧血、增強骨質，還有多量纖維，好處多多，但若不打破種皮，這些營養物質不易被吸收。白芝麻含油量高，適合打醬；黑芝麻含鈣、鐵量高，打醬也很香；亦可用黑、白芝麻各半一起打醬。

營養美味升級：涼麵醬

a. 材料：芝麻醬 100g、冷開水 150cc、醬油 3 大匙、烏醋 2 大匙、蒜瓣 10g、九層塔少許、白胡椒粉 少許。

b. 做法：將芝麻醬和所有食材除烏醋外依序置入容杯，打 40 秒，關機。加入烏醋，將轉鈕由 1 轉至 10，再由 10 轉至 1，來回 3 次，拌勻醬料，以免烏醋打太久失去香氣。

menu.14
芝麻醬冰沙

這些人也適合：

- ☑ 化療、電療
- ☑ 口腔潰爛
- ☑ 食慾不振

600cc

營養成分表

熱量	1263.8kcal
脂肪	109.9g
蛋白質	40.8g
醣類	50g
膳食纖維	18.4g
鈉	147mg

INGREDIENTS

- 白芝麻醬——200g
- 鮮奶——90cc
- 自製冰塊——3 米杯

STEP

1. 將白芝麻醬、牛奶及冰塊依序置入調理機容杯，蓋緊杯蓋，打約 30 ～ 40 秒鐘。過程中需使用攪拌棒協助調理，直到冰塊都已打細、材料成漩渦狀即完成。

TIPS

1. 調理冰沙或冰淇淋須注意，食材放置下層，冰塊放上層，打的時候要注意觀察，當食材呈現中間低四周凸起，如花瓣形狀就完成了。

2. 將芝麻醬打成冰沙不僅美味，又可提高礦物質吸收，而且因是低溫，脂肪酸比較不會酸敗，若加入少量葡萄乾，補血效果會更好。

3. 化療、電療常導致食慾不振、口腔潰瘍（嘴破），可以吃冰淇淋「鎮痛、補充能量」，可含在口中片刻再緩緩嚥下，以免過度冰涼傷害腸胃。

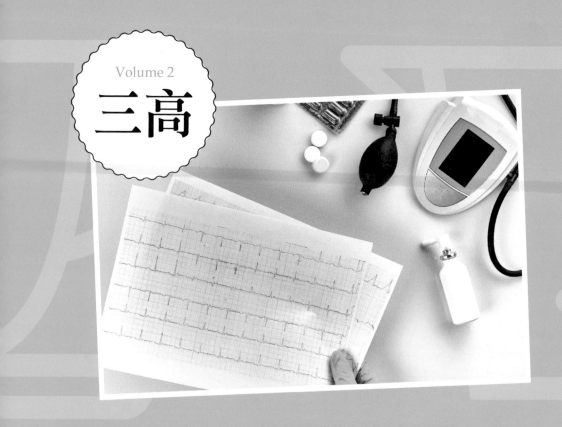

三高

僅靠服藥並不是降低三高的有效方法，唯有改變飲食習慣、生活作息，才是可長可久不傷身的正確解方。

超越癌症的致命殺手──代謝症候群

你是「中厚」老實的人嗎？把皮尺拿出來，如果男性腰圍超過 90 公分，女性超過 80 公分，就是代謝症候群的危險族群。「代謝症候群」不是一種特定的「疾病」，而是血壓、血脂、血糖、腰圍異常的統稱。台灣 20 歲以上有 2 成的人有代謝症候群，40 歲以上的超過 5 成，他們得到糖尿病、高血壓、高血脂、心臟病及腦中風的機率是一般人的 6、

4、3、2倍，而這些衍生疾病的致死率加總甚至高於癌症！

　　根據衛福部 2018 年 6 月公布的最新年度 10 大死因統計，雖然癌症連續 36 年高居首位，但是跟三高有關的疾病，包括位居第二的心臟疾病，第四的腦血管疾病，第五的糖尿病，第八的高血壓，都是心血管相關疾病，死亡總人數高達 4 萬 8,300 多人，比癌症還多了 200 多人，連續兩年超越癌症，說是超級致命殺手也不為過！更別提奪走 5,000 多條人命、位居第九的腎臟病症候群，跟三高也有密切關係。這實在令人扼腕，因為三高其實是可以預防和逆轉的，而且成效很好；三高控制好，心血管疾病和腎臟病的機率當然也會大大降低。

　　遺憾的是，台灣被「三高」鐮刀追殺的人口成長驚人，根據 2017 年公布的數字，每 4 人就有 1 人有高血壓，全國 460 萬；每 10 人有 1 人糖尿病，全國 227 萬；每 5 人有 1 人高血脂，全國約 430 萬人。更禍不單行的是：只要有其中一高，就容易引發連鎖反應，譬如罹患糖尿病，很可能合併出現高血壓及血脂肪異常，三者是如影隨形的健康殺手。

　　因為三高一開始症狀並不明顯，而且很多人相信服藥就可以相安無事，結果造成健保沉重負擔。在健保給付藥品前 20 名排行榜中，11 項與慢性三高疾病以及間接引起的疾病有關，藥費支出高達 400 多億元。除了惱人的副作用，讓人擔心的是用藥用得兇的台灣人，血糖、血壓和血脂控制率卻低於三成！

　　三高對壽命的影響很大。2017 年台大公衛學院與國民健康署合作，首次針對國人死亡危險因子做調查研究，發現高血糖、抽菸、高血壓是造成國人死亡的前三大危險因子。可見控制或逆轉三高是促進健康、延長壽命非常重要的環節。

你是代謝症候群患者嗎？

代謝症候群的判定包含以下 5 個指標：

- 腰圍：男性超過 90 公分、女性超過 80 公分。
- 三酸甘油酯濃度：超過 150mg/dl。
- 高密度脂蛋白膽固醇濃度：男性低於 40mg/dl、女性低於 50mg/dl。
- 血壓：高於 130/85mmHg。
- 空腹血糖濃度：高於 100mg/dl。

只要出現其中一項症狀，就必須警覺是否有其他 4 個問題；只要超過 3 項就是代謝症候群。

你是三高患者嗎？

一、高血壓

血壓高於 140/90 mmHg，就是第一期高血壓；高於 160/100 就是第二期高血壓；高於 180/110 就是重度高血壓。但心臟病、心血管與腦血管疾病、糖尿病、腎臟病患者，要更注意血壓，建議控制在 130 ／ 80 毫米汞柱以下。高血壓的併發症包括：

- 腦血管病變，最常見的是腦溢血，或稱出血性腦中風。
- 心臟病：包括狹心症、心絞痛、冠狀動脈疾病、心肌梗塞、心臟肥大、心臟衰竭。
- 腎臟病：腎臟功能異常、腎衰竭。
- 視網膜病變、出血、視力異常。

二、糖尿病

血糖值是血液中葡萄糖濃度表示的數值。空腹時血糖值在 100mg/dl 以下

為正常；大於或等於 126 mg/dl 則視為糖尿病；數值介於 100-125 mg/dl，為「前期糖尿病」，屬於糖尿病的高危險群。

糖化血色素	（HbA1c）≧ 6.5%
空腹血糖	≧ 126 mg/dL
飯後 2 小時血糖	≧ 200 mg/dL
隨機血糖	≧ 200 mg/dL 且有典型糖尿病症狀 （多吃、多喝、多尿與體重減輕）

糖尿病會引發心血管、視網膜和腎臟病變，嚴重的可能洗腎、截肢、失明；罹患憂鬱症和失智症的風險也會增高。糖尿病最主要的相關因子是體重過重，最理想的飲食是高纖低脂，最好七成熱量來自全穀類和蔬菜水果；每天膳食纖維攝取量達 70 克，動物性食物每天攝取最多不超過 2 兩，並增加攝取黃豆製品以補充蛋白質。

三、高血脂

血脂是血漿中的中性脂肪（三酸甘油酯和膽固醇）和類脂（磷脂、糖脂、固醇、類固醇）的總稱，標準值如下：

血脂	正常（理想）	高危險
總膽固醇 （TC）	<200（<160）	≧ 240
低密度脂蛋白膽固醇（LDL-C）	<130（<100）	≧ 160
高密度脂蛋白膽固醇（HDL-C）	≧ 40（≧ 60）	<40
三酸甘油酯 （TG）	<200（<150）	>400

20 歲，有一顆老心臟？

　　三高症候群中，最令人聞之色變的心血管疾病，近年來也找上了年輕人，尤其是心肌梗塞。心肌梗塞是心臟冠狀動脈完全堵塞，以致心肌壞死所產生的疾病。根據衛福部 2018 年的統計，心肌梗塞發生率 10 年來增加六成七，其中 35 歲至 54 歲間的中壯年急診人口增加近八成。特別是 35 歲至 39 歲的年輕人，每 10 萬人口就診率中，心肌梗塞患者整整多了一倍；40 歲到 44 歲患者也增加八成四；45 歲到 49 歲患者增加六成八。其中也不乏 30 歲以下的心肌梗塞病例，甚至 18 歲就因心肌梗塞送醫 也就是說，20 歲的年輕人，卻可能有一顆老心臟！

　　以目前的飲食文化來說，這一點都不令人意外。其實早在 1950 年代，美國研究人員在為韓戰陣亡的美軍遺體進行解剖時就發現，平均年齡 22 歲的 300 具遺體中，有 77% 已經出現明顯的冠狀動脈粥狀硬化現象。台灣目前飲食西化程度可能更甚於當時的美軍，20 多歲就有一顆老心臟一點不足為奇。到了 40、50 歲，這些斑塊就會變成心臟殺手了。

　　可怕的是，七成的心肌梗塞患者發病前幾乎沒有徵兆。尤其年輕族群常容易忽略身體發出的警訊。例如平常只要運動或情緒激動，就會喘不過氣來；頭暈、盜汗、胸悶、胸口有壓迫感，還有心悸，肌肉僵硬等，這些都是心血管疾病的症狀，但年輕人常以為「等一下就會好」，等到症狀嚴重就醫，才知道已是高危險族群。過了更年期的女性也要小「心」，因為心血管疾病的機率會大增，尤其症狀較不典型，常易誤診，死亡率甚至超過男性。想生孩子的媽媽更要小「心」，研究人員發現，如媽媽低密度脂蛋白膽固醇（也就是俗稱的壞膽固醇）偏高，胎兒很可能一出生動脈就會有脂肪斑紋，未來得三高或心血管疾病的機率相對也高。

影響全身健康的高血脂

心血管疾病有很多成因，一般都是以膽固醇量作為衡量標準，尤其壞膽固醇越高，致病的機率就越大。因為壞的膽固醇會堆積在動脈血管壁上，形成斑塊，使血管變厚、缺乏彈性而硬化，日積月累造成血管阻塞。

很多人都不太清楚三酸甘油酯過高也會引起心血管疾病，它跟膽固醇一樣都是血脂肪。膽固醇屬於材料，身體製造細胞膜、賀爾蒙，都需要用到膽固醇。三酸甘油酯則是能量來源，一般人身上的贅肉，就是三酸甘油酯的累積。三酸甘油酯指數過高是動脈粥樣硬化的原因之一，同時，也會導致血液過於黏稠，容易造成急性胰臟發炎，這就是為什麼進行血脂檢查時，要檢測三酸甘油酯指數的原因。**換句話說，血脂太高，意指壞膽固醇和三酸甘油酯都過高。**

高血脂是造成高血壓、動脈硬化、胰島素阻抗、糖尿病的危險因素，還會導致脂肪肝、肝硬化、膽結石、胰腺炎、眼底出血、失明、高尿酸。

高脂肪與高熱量的飲食是造成三高的主要原因。體重過重、缺乏運動、熱量太高、喜好大魚大肉、喝酒的人，容易招攬壞膽固醇上身；而大量的精製澱粉如白米、白麵、甜點及含糖飲料，則會提高三酸甘油酯和血糖的濃度。抽菸也被列為是心血管疾病的危險因子。還有研究顯示，「蘋果型」（胖在腰圍）的身材比「梨子型」（胖在大腿或臀部）身材，更容易罹患心血管疾病。所以，為了「心」的健康，千萬別讓自己找不到「腰」！

飲食控制，能改善心臟病

　　其實三高不僅可以用飲食預防，更可以靠著飲食逆轉；甚至嚴重的心臟病只要進行飲食控制，都可以改善甚至康復。最知名的例子是美國前總統柯林頓，他常年受心血管疾病困擾，並且因心肌梗塞而數次接受手術治療，於是透過歐尼斯醫師（Dr. Dean Ornish）建議的飲食法，維持他的心血管健康。主要原則為：

一. 攝取全穀類、豆類、蔬果等脂肪含量低且富含高膳食纖維的食物，可提供飽足感及許多抗氧化營養素，清除體內自由基，避免體組織發炎、損傷。

二. 以豆類的植物性蛋白質取代動物性蛋白質。不吃紅肉，只吃非常少量的魚，大幅降低飲食中的脂肪來源並減少飽和脂肪的攝取。

三. 乳品限量攝取，並以低脂乳為主。

四. 選擇涼拌、蒸、煮、滷、燉等不需額外用油的烹調方式。

五. 避免攝取富含油脂的食物，將脂肪含量限制在 10%。酪梨、堅果雖然屬好的油脂，但歐尼斯飲食法認為仍需控制攝取量。

　　結果，柯林頓不僅改善靜脈血管的淤塞、減少鈣化，不再需要手術，還減重 24 磅，回復高中時期的體重，腰圍更只有 29 吋。如今生龍活虎的他希望透過柯林頓基金會與美國心臟協會合作，10 年內在全國一萬多所學校推廣這套飲食方法，讓兒童有更好的飲食習慣，免於心臟病的襲擊。

　　在柯林頓之前，其實早有成功案例：1985 年，美國著名的心臟外科權威艾索斯丁醫師，在執行外科手術十多年之後發現，不斷切除病人的器官肢體、進行繞道手術和氣球擴張術，並不能徹底降低心臟病的危險程度或是防止心臟病復發。於是，他開始使用最少量的降膽固醇藥物，以及非常低脂的全植物性飲食來治療冠心病患者。

　　他挑選了 18 名病情最嚴重的病人，規定他們避免吃油脂、肉類、魚、

家禽以及乳製品，零脂肪優格除外；而他和太太也採取跟病人一樣的飲食方式。

這項研究為期 5 年，結果這些病人的血膽固醇從平均 246mg/dl，降到平均 132mg/dl。之前這些人曾經歷 49 次包括心絞痛、心臟病發、中風等心血管疾病和痛苦的治療過程，但在飲食治療過程中，這些病況不僅停止，甚至出現逆轉，有七成病人原本阻塞的動脈都暢通了。但其中有一名病人自行中斷這種飲食，兩年後又發生心絞痛，重新恢復全蔬食之後，心絞痛就不再發作了。

這項研究證實，要逆轉心臟病，效果最明顯的方法，就是改變飲食。避開反式脂肪及飽和脂肪的食物，如甜點、奶油製品、內臟類、紅肉等。因為單單一餐高糖、高脂的速食，就可以在一小時內讓你的動脈處於發炎狀態。如果這種發炎狀態正要消退，你又吃了同樣有害心血管的食物，給你的動脈重重一槌，長此以往，就會使你的動脈處於慢性低度發炎的危險狀態。**最好將動物性食物控制在只佔總熱量攝取的** 10%。即便疾病已進入末期，只要採行低脂、低鹽、高纖的飲食方式，仍可大幅延長病人的壽命，甚至恢復健康。

蔬果穀物的「皮」也是關鍵

美國心臟學會發現，身體缺乏某些重要的營養，如多酚抗氧化劑，也是誘發心血管疾病的原因。而蔬果穀物含大量多酚——尤其蔬果的皮更多！所以連皮帶籽吃全食物精力湯，是預防心血管疾病的最佳飲食。

許多研究都已經證實，膳食纖維可以降低膽固醇、調節胰島素。主食最好採用全穀類，如糙米、燕麥、薏仁，都可降血脂和血糖，每天吃 3 份（約 3/4 碗）全穀就能實現降血壓、降低糖尿病風險和減重的效果。豆莢類食物，如豌豆、鷹嘴豆、扁豆和毛豆，不僅能改善膽固醇、調節胰島

素，還能減少腰圍。尤其大豆含有高成分的異黃酮，能降低低密度脂蛋白膽固醇，還含有豐富的蛋白質與纖維，這些成分都能減少心血管疾病的風險，所以建議每天至少攝取 25 公克的大豆（煮熟約 2～3 湯匙），以降低心血管疾病的危險。

另外多攝取含有不飽和脂肪酸及抗氧化成分的食物，像是魚類、堅果、南瓜、番茄、菠菜及花椰菜等，都是降低三高和心血管疾病發生率的最佳利器。

健康飲食絕對不是老年人或病患才需要，吃得健康，越早開始越好。尤其近年來兒童肥胖問題嚴重，出現血糖值過高、胰島素阻抗、甚至罹患過去稱為成人型糖尿病的第二型糖尿病患者年齡越來越輕，美國甚至出現才 3 歲的第二型糖尿病患者！研究發現，在年紀越小時發病的第二型糖尿病人，比第一型糖尿病人出現微小血管病變的比例更高，腎病變的比例也較高。最近的一項研究發現，14 歲青少年日常飲食中纖維量的多寡，對他們日後的動脈健康會造成明顯的差異。為了讓孩子有一顆好「心」和健康的血管，真該讓孩子早早愛上全食物蔬食。

改變飲食可以先從每天 1 杯全食物精力湯開始，通常由 1 份水果、1～2 份蔬菜，以及 1 份堅果，或全穀、豆類攪拌而成，用以補足一天中蔬果與全穀、豆類的攝取量。

另一方面，膳食纖維及全營養帶來飽足感，是對抗口腹之慾最好的法寶。吃下好的食物，相對也減少了油、鹽、糖和動物性脂肪的攝取。暖烘烘的豆米漿取代了油膩膩的排骨，富含纖維的全果汁當然比榨汁更健康，而且易於保持血糖穩定，這樣就能遠離三高一身輕。

eating GUIDELINES 三高患者的飲食守則

全方位的得舒飲食

得舒飲食是音譯 DASH Diet 中的 DASH 而來。而 DASH 一詞則是 Dietary Approaches to Stop Hypertension 的縮寫，也就是「利用飲食方式來防止高血壓」的飲食。原則是以多種營養素的搭配，全方位改善健康，達到降血壓的目的。

- 選擇全穀根莖類。
- 天天 5+5 蔬果，也就是每天攝取 5 份蔬菜、5 份水果。
- 吃堅果、用好油：每天 1 份（約 10 克，不含殼重）。

這套飲食療法是由美國國家衛生研究院發表，臨床研究證明持續使用 2 週以上，就有助於血壓得到良好的控制。得舒飲食不僅僅降低血壓，也可改善體內膽固醇。但糖尿病與已經患有腎臟病的患者須略加調整，例如糖尿病患者的水果就不能選擇太甜或攝取太多，以免血糖不穩定；而腎臟病的患者，因為得舒飲食有較豐富的礦物質，可能會增加腎臟的負擔，但它同時也能夠降低血壓減少腎臟血管的負荷，所以需要經過醫生或營養師確定你的病程及需求才能決定。

全食物精力湯是輕鬆達成得舒飲食的好方法。適量、多樣，補足平常吃不下去、吃不夠的抗氧化物質與礦物質，如鉀、鎂、鈣，更有膳食纖維。尤其有些食物降血壓、血脂的效果特別好，利用它們打精力湯，更能發揮加乘效果。

而且不論是生鮮或煮熟的蔬菜，都能降血壓、減血脂，但生菜的保護作用更好，因為含更多量能降血壓的鉀，所以一杯包含生菜、水果和亞麻仁籽的生鮮蔬果精力湯，或者一杯混合黑豆、黃豆、鷹嘴豆、薏仁和芝麻的奶漿，對你的心臟都很給力。

- **薏仁**：輔仁大學食品營養系的蔡敬民教授，讓高血脂症患者每日食用薏仁 60 公克，經過 4 到 6 個星期觀察發現，患者的血膽固醇值明顯下降。「薏仁降血脂的效果，甚至優於過去公認降血脂最佳的燕麥」。

- **磨碎的亞麻仁籽**：被認為是經由飲食介入降血壓最有效的食物之一。一項以雙盲、安慰劑做對照組的前瞻性實驗證實，磨碎的亞麻仁籽降血壓的效果比一些強力降血壓藥物好了二到三倍，臨床研究還證實它能控制膽固醇、三酸甘油酯和血糖值，減輕發炎反應並治療便秘。但磨碎的亞麻仁籽很容易氧化，所以最好是要吃的時候再磨碎。

- **洛神花**：這是另外一種能媲美降血壓藥物的食物。研究人員比較了280 種飲品，包括綠茶，結果洛神花茶的抗氧化物含量最高。每餐喝 1 杯洛神茶的人，比起對照組可以降 6 毫米汞柱的血壓，約可減少 15% 中風死亡率。

- **深綠色蔬菜和甜菜**：很多心臟病患都知道胸痛的時候要趕緊服硝化甘油，可轉化成一氧化氮，擴張動脈、讓更多的血流向心肌。富含硝酸鹽的深綠色蔬菜和甜菜，也有同樣的效果。英國心臟基金會贊助的一項研究，讓半數受試者在 4 週時間內，每天喝 1 杯甜菜汁，對照組則喝看起來一模一樣的安慰劑，結果發現喝甜菜汁的實驗組收縮壓降低了 8 毫米汞柱，而且效果一週比一週好。

- **海帶、海帶芽、羊栖菜**：海藻類不但含有豐富的鉀、鈣、鎂，而且幾乎零熱量，是減肥、降三高、護心非常推薦的食材。海藻類還含有令人注目的海藻酸，能在腸道內捕捉攝取過量的脂肪、糖分和膽固醇，讓它們在被吸收之前就排出體外。

● 降血糖的蔬果種類

體內存有多餘脂肪是第二型糖尿病的頭號危險因素。因此，糖尿病患不只要少吃精製糖、糖果、糕點、白米、白麵、馬鈴薯等高 GI 食物，更要小心高脂食物，如奶油、蛋黃、鮮奶油、肥肉、加工肉品等。研究顯示蔬食能更有效預防和改善糖尿病，在採取全食物蔬食兩週內，就可顯現效果。多吃豌豆、鷹嘴豆、毛豆、小扁豆等豆莢類不僅能夠改善血糖和膽固醇，也能減少腰圍，所以豆類加少量全穀打成奶漿是不錯的選擇。

有些人擔心血糖值偏高或糖尿病患，能否用蔬果打精力湯喝？答案是可以的，像各種芽菜、綠色蔬菜、高麗菜、花椰菜、洋蔥、大小黃瓜、番茄、山苦瓜、西洋芹、青椒等蔬菜降血糖效果都不錯。水果如：奇異果、蘋果、鳳梨、梨子、芭樂、酪梨、檸檬、藍莓、桑葚……等也都適合，其實對高血糖的人來說，吃的水果份量比種類更重要；同時水果連皮打纖維量更豐富。

洋蔥、萵苣、苦瓜和牛蒡對糖尿病患者特別有益。研究人員相繼在苦瓜中——特別是苦瓜籽，發現某些三萜類化合物有降血糖、抗發炎的效果，因此苦瓜又被稱為植物胰島素。牛蒡富含膳食纖維，每 100 克約含 6.7 克，是降膽固醇、血脂、血糖的理想食物，所含菊糖更是調整血糖的重要物質。如果嫌苦瓜、牛蒡味道重不好吃，放入食物調理機，用一些蘋果、鳳梨壓味即可。

● 選吃天然食材，避吃加工食品

選用天然、當令、新鮮的全食物，不讓身體再受各種毒素危害。像是海鮮、動物內臟、紅肉、油炸食物、奶油、甜食，三高患者都應忌口，加工肉品尤其要避免。蔬果、全穀、豆類多屬高纖、低升糖指數（GI）食物，既可清除血中的膽固醇，又可減緩葡萄糖的消化及吸收，降低餐後血糖和胰島素上升的幅度，對代謝異常有舒緩的功效。

- **遵守醫院的飲食規定**

  最後仍要提醒，喝精力湯、吃全食物，一樣要注意份量，不要超過醫院規定的熱量和各類食物的份數，才能確保健康不傷身。

- **其他降壓、降脂、降血糖方法**

  - 每天快走 30 分鐘，可降低 80% 罹患心臟病及 11% 中風的機率。
  - 個性急躁或常有壓力會增加心跳與血壓，傷害血管內壁，練習打坐、呼吸可以舒緩壓力。每天為自己安排放鬆時間，做自己喜歡的事。
  - 中風好發於熬夜或作息不正常時，經常熬夜的人較容易罹患高血壓，早睡早起者患高血壓比例較低。
  - 降低每天鹽的攝入量到 6 g，可以減少 13% 的腦中風和 10% 的心臟疾病。

用營養的「蔬果 Espresso」取代血壓藥！

—— 資深營養師黃翠華

可怕的心血管疾病都是由高血壓、高血脂引發的，高油、高糖、多肉的現代人，除了膽固醇高，血壓也高。尤其 40 歲一過，三分之一的人血壓就先高了；60 歲以上，幾乎一半的人都有高血壓。根據統計，台灣一年新增 10 萬名高血壓患者，高血壓人口數超過 400 萬人，一年要吃掉 3 億顆降血壓藥，平均國人每天要吞下 80 萬顆血壓藥，然而整體的高血壓控制率卻不到三成！

營養師黃翠華的先生也在十多年前被診斷出高血壓，「40 多歲正值壯年，卻得每天早晚按時服藥，出門還不能忘記藥袋，搞得好像是老先生似的，怎麼想都覺得沮喪。」

一天兩顆藥，一年三百六十五天，70 歲就等於已吞掉 2 萬多顆藥錠！光用想的就頭皮發麻，難道後半輩子就這樣被藥物控制嗎？既然高血壓大多是飲食不當所造成，身為營養師的她，更想為丈夫設計出一套最健康的膳食，「有沒有可能透過飲食，讓他逐漸擺脫藥物？」

摸索了一年，她發現精力湯與豆穀漿是最理想的飲食。當令的蔬果、養生的全穀、豆類，以及富含礦物質的堅果，可以一次補足每日所需的營養素及膳食纖維。而且好喝順口，一家四口十多年來每天都喝精力湯與豆穀漿當早餐，百種滋味，開心暢飲，半點都不用勉強。

「若叫他們吃葡萄不吐葡萄皮，一定哇哇叫，因為咬不慣，既吃得累、又不快樂，但連皮帶籽打成汁，就沒人抗議了。」黃翠華表示，按照得舒飲食概念，高血壓患者需要大量膳食纖維，至少要包括 5 份

蔬菜、5 份水果。但不管是生食或入菜，都很難達到這個份量，尤其她先生本來就不愛吃菜，又有大腸癌家族史，讓她始終擔心家人蔬果吃得不夠。

「營養，要吃下去才算數。」黃翠華笑說這是營養餐成功與否最重要的關鍵。一開始，為了讓先生、孩子適應新的愛心早餐，她選用蘋果、葡萄、香蕉、胡蘿蔔等香甜蔬果，加乳酸飲料一起打，先讓他們愛上「喝」早餐；養成習慣之後，即使放入孩子討厭的西洋芹、苦瓜，也都不成問題。「香蕉、葡萄連皮打，全家也喝得津津有味。」

為了增添生活樂趣，她更調配出蔬果版的 Espresso，先減少水量，用調理機打好精力湯，再將優酪乳緩緩加入杯中，如同咖啡拉花一般，可愛極了。「親愛的，你的蔬果拿鐵好囉！」她每天都為家人獻上健康兩杯，已經成了早晨的神聖使命。

回歸自然就是最好的方式

精力湯喝了一、兩年之後，她發現先生的血壓越來越穩定，醫生也認為可以逐漸減低藥量。在藥物、飲食加上愉快的心情，三管齊下的幫助之下，降血壓藥吃了兩年，醫生就宣布可以停藥了。現在只要維持健康的飲食作息，定時量血壓與複診即可；還買一送一，順道也改善了先生的排便狀況，從原本兩天一次，變成天天可暢快解放。腸道變乾淨了，長年壓在心上的石頭，總算可以放下。

不只先生的狀況改善，她也覺得自己的精神、體力都更好。以前覺得疲憊時，總會吞一顆維他命，但是自從開始打精力湯，黃翠華覺得回歸自然才是最好的方式，人工合成的製劑多是單一營養素，天然食物的均衡營養，才能發揮綜效。

「我最開心的是，兩個小孩因此養成了良好的飲食習慣。」健康

的身體是父母給孩子最好的禮物，現在好好吃，未來才會好。她總是一邊準備、一邊解說，有時一杯精力湯就包括了7、8種食材，每一種食物的好處講一點，經年累月下來，孩子們的腦海裡就建立了一套營養資料庫，自然知道什麼該吃，什麼不能碰。「同學搶著吃炸雞、披薩，他們一點興趣都沒有，連速食也很少吃。」

飲食教育需從小身體力行。黃翠華說，十幾年了，看起來，精力湯與豆穀漿全家人應該可以快樂吃一輩子。

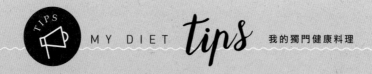

TIPS MY DIET *tips* 我的獨門健康料理

- **蔬果拿鐵**

  最常使用的食材為番茄、葡萄、蘋果、豌豆嬰、香蕉、西洋芹、綜合堅果和亞麻仁籽，以當季蔬果為主，偶爾會放入鳳梨、柳丁。為了讓汁液更濃稠，需減少1/3水量，分別倒入容杯之後，再加入優酪乳即可。精力湯與優酪乳的比例為2：1。

- **黑糖豆漿**

  冬天全家人最愛的早餐。先將黃豆、黑豆、薏仁蒸熟備用，要吃時再加入黑芝麻、黑糖打成漿即可。

花心力研究飲食，總比搭救護車好

—— 健康手作達人陳力瑜

　　除了高血壓、高血脂會引起的心血管疾病之外，另一高——糖尿病，是 21 世紀增加最快的慢性病。45 歲以上的民眾，每 10 人就有 1 人發病，多與不良的飲食習慣有關。肥胖是最重要的致病因子，一旦惡化，恐將引發各種致命的併發症。

　　陳力瑜的先生在 14 年前罹患糖尿病，原以為只要吃藥看醫生就會好，沒想到輕忽的結果，竟是接連併發急性心肌梗塞和腦中風。看到最愛的人在面前昏倒，她完全嚇傻了。「半夜陪著跳上救護車，站在手術房前簽同意書，全身都在發抖，我真的腿軟。」意外以苦難的形式出現，卻也是他們邁向健康生活的契機。

　　發病之前，陳力瑜老覺得怪，一向個性溫和的先生，竟然動不動就摔門、發脾氣，原來這是糖尿病的徵兆。可惜當時她忙著上班，先生忙著做生意、應酬，三餐老是在外頭吃，她幾乎不下廚，也沒特別注意先生的飲食習慣。

　　「醫生說就是平常吃太好，才會生病。但我怎麼都想不透，他不算美食主義者，也很少大魚大肉，就愛吃飯、吃麵而已啊！」

　　求助營養師之後，才明白一切都是精緻穀類惹的禍。她先生身材壯碩，食量很大，一餐要吃 30 顆水餃，尤其偏愛麵食，可以連續兩個月天天吃水餃，要不就叫滿滿一大碗公的麵，又不愛吃青菜水果，「飯吃很多，但是血糖升得太快，馬上又餓了。」精製澱粉和糖類都是高升糖食物，缺乏主要營養，又容易導致過胖，是造成糖尿病和心血管

part 2

疾病的元兇之一。她這才想起，公公也是天天喝可樂喝成糖尿病的，怎麼之前完全沒警覺心呢？

「嫁作人婦多年，卻是等到他生病，我才洗手做羹湯。」她自嘲完全不會燒菜，只能照著各種健康食譜學，拿了一台秤子仔細計算份量，少油少鹽少糖，不煎不炸，多菜少肉。最重要的是，將白米飯換成十穀米，買全麥麵粉自己做麵包、水餃皮，儘管做一條全麥土司要花上 4 到 5 個小時，她也甘之如飴。

「跟你拼了，忙一點，總比搭救護車好。」病後復健就是靠飲食和運動，沒有速成的偏方。

少量且多餐，巧思做變化

陳力瑜也天天陪先生散步，陪他吃同樣的食物。他對糙米、雜糧倒是不嫌，就是討厭吃青菜的習慣難改。「每次叫他吃蔬果，就說牙痛，左躲右閃。」病人的情緒多變，她選擇鼓勵而不強迫；不吃蘋果，她就打成汁，或是做成精力湯補充膳食纖維。「營養師設計先生一天要吃六餐，總得幫他做些變化，給些甜頭。」先生血糖太低時，她拿出雜糧餅乾；端午節想吃粽子，她遞上十穀粽；就連咖哩飯的勾芡，都自己打燕麥粉，取代太白粉和白麵粉。

「他非常愛吃桂圓粥，病後一陣子沒吃很想念，於是我修正材料，少放些桂圓和糯米，另外加入燕麥和十穀米一起熬煮，他一聞到香氣，眼睛都亮了。」

她笑著表示，為了做出健康點心，參考了很多食譜，《全食物密碼》裡的燕麥糕是夫妻倆的最愛，成為日常的小驚喜。「就當作獎勵囉！否則剛開始盯他的飲食習慣，還被叫小警察呢！」

經過 6 年的呵護調養之後，先生的血糖果然得到良好的控制，每 3

個月回診一次，血糖值多為 98，也就是正常範圍內。一旦出現偏高的狀況，陳力瑜就會立刻注意餐飲的澱粉量；有一回升到 160，她隔天就立刻調整早餐的總醣量與熱量，不久後又回歸正常。

「飲食真的不能隨便，千萬不要等到失去健康才醒悟。」經歷大病磨難，她與先生都學會了健康投資。尤其養成自己動手做健康餐點的習慣以後，手巧、創意多的力瑜不時就會變出新花樣，讓先生吃得健康又開心。後來在我的邀請下，到癌症關懷基金會當志工，更常常為癌友設計用健康食材做的點心、蛋糕，讓大家偶而也能解解饞又不傷身，成了癌友心目中的手做達人「力瑜大師」。

由小愛而大愛，更豐富了自己的生活，力瑜也是一個從苦難走向恩典的見證者。

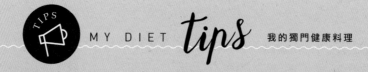

MY DIET *tips* 我的獨門健康料理

- **全麥雜糧饅頭**
  1. 先製作老麵：全麥麵粉 400g、中筋麵粉 100g、溫水 200 ～ 220cc、黑糖 40g、速發酵母 3/4 茶匙，揉成麵糰之後，放冰箱冷藏一天。
  2. 再加入少許中筋麵粉、10g 沙拉油或橄欖油及適量鹽，與老麵糰揉勻之後，加進葵花籽、南瓜籽、枸杞、葡萄乾、核桃、杏仁等雜糧（建議打碎，口感較好），揉到表面光滑，再分切成塊，靜待 30 ～ 40 分鐘，待麵糰發酵後，開火蒸熟即可。

糖尿病患一樣可以享受精力湯的好處

—— 糖尿病病友全國協會前秘書長林麗美

很多糖尿病患或家屬問我：「糖尿病患可以喝精力湯嗎？」為此我特地採訪中華民國糖尿病病友全國協會秘書長林麗美，她非常肯定地回答：「當然可以，只要配方及份量對了，糖尿病患一樣可以享受精力湯的好處。」林麗美可是真人實證，因為她喝了十幾年精力湯，即使 2006 年懷老二時罹患妊娠糖尿病，也未曾間斷。

「有人認為糖尿病患不適合喝精力湯，是因為大家將精力湯和加糖的蔬果汁或不含纖維的榨汁畫上等號。其實精力湯不只保留了蔬果的纖維，還有其他成分，所以並不會使血糖迅速增高，但一次還是不要喝太大量。」以林麗美為例，她有兩套精力湯配方輪流使用。因為她的體質偏寒，因此早上會喝 250cc 豆類堅果精力湯墊底，晚餐前再喝 200cc 蔬果芽菜精力湯，即使懷孕、坐月子也是如此。

她極力推薦豆類堅果精力湯。「這是最適合大眾飲用的精力湯，含有豐富的蛋白質、礦物質，不燥不熱，任何體質都可以喝。」她將煮熟的黃豆和糙米打成漿，加入可以抗氧化的黑芝麻，再加入混合堅果，就是一杯營養、好喝的精力湯。

這兩套精力湯配方，她吃了十幾年，直到她懷老二到 7 個月時，發現自己罹患妊娠糖尿病，才將蔬果芽菜精力湯配方減少水果類，改為水分較多的大黃瓜、西洋芹、芽菜、甜菜根，以及啤酒酵母片。

「自從得到妊娠糖尿病到孩子出生，我每天量 7、8 次血糖，那 3 個月至少量了上千次，每次血糖值都正常，一顆血糖藥也沒吃，而且

孩子出生時是正常體重 3,400 公克，連醫師都覺得不可思議。所以我可以證明，糖尿病患喝精力湯是沒問題的。」

其實，當林麗美得知自己罹患妊娠糖尿病時相當震驚。「我很嘔，不能接受自己會得妊娠糖尿病。」她自 17 歲得到腎絲球腎炎以後，就非常注重飲食，並因此走上推廣健康飲食之路。沒想到有潔癖而大量使用清潔劑的她，竟因為環境賀爾蒙而得到妊娠糖尿病。

依照飲食型態，彈性調整配方

糖尿病患喝精力湯的真人實證，不只林麗美一人。當她婚後發現婆家有遺傳性糖尿病，她也趕緊買了一台全營養調理機送給婆婆，教她打精力湯。因為公婆喜好的口味不同，婆婆每天早上會準備兩份精力湯。公公的精力湯配方是二蔬、二果、二芽菜，以自己栽種的明日葉及石蓮花為主，再加入奇異果、鳳梨、苜蓿芽等；婆婆的精力湯配方則以蘋果、苜蓿芽、香蕉為基底，再加三寶粉、自製的堅果醬及優格。

13 年來，每天喝精力湯加上運動，公公的糖尿病大有改善，而婆婆 20 幾年來的便秘和耳鳴也好多了，再也不必像喝精力湯之前，得經常凌晨 4 點從九份出發，到台北的醫院排隊掛號拿藥了。

至於先生也在她細心照顧下，每年身體健康檢查的數字都是綠色的。「基本上，我吃什麼他就吃什麼，就連我懷孕、坐月子時也一樣。不同的是，因為他肉吃得比較多，所以喝蔬果芽菜汁多於豆類堅果奶。」尤其 13 年前，平常糖水不離手、30 歲出頭的小叔，因為糖尿病發幾乎奪走年輕生命，讓林麗美對老公的飲食更加謹慎。

根據世界衛生組織（WHO）估計，目前全球糖尿病患者約有 4.22 億人，預計到 2025 年人數將達 7 億人。而台灣目前約有 227 萬糖尿病患者，每天新增 68 人，而且有年輕化的趨勢。20 歲以下的第二型糖尿

病患人數比 10 年前增加 11%，20 至 40 歲者增加 32%，而罪魁禍首就是兒童肥胖。

　　兒童肥胖和糖尿病已經成為全球健康隱憂，更是慢性殺手。由林麗美的故事可以得知，喝精力湯有助預防及改善糖尿病，希望這帖便宜又簡單的藥方，可以幫助大家遠離糖尿病威脅。

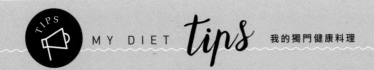

MY DIET **tips**　我的獨門健康料理

- **豆類堅果精力湯**

　將煮熟的黃豆和糙米打成漿，加入可以抗氧化的黑芝麻，再加入混合堅果，就是一杯營養、好喝的精力湯。

- **公公的精力湯**

　二蔬、二果、二芽菜，以自己栽種的明日葉及石蓮花為主，再加入奇異果、鳳梨、苜蓿芽等。

- **婆婆的精力湯**

　以蘋果、苜蓿芽、香蕉為基底，再加三寶粉、自製的堅果醬及優格。

從死胡同回頭，找到了健康的金鑰匙

—— 大陸寧夏讀者秀娟（來信）

親愛的姐姐妳好：

我出生在農村，媽媽生了 10 個孩子，我是第 10 位，有 6 個哥哥，3 個姐姐，媽媽生我時年齡 44 歲。雖然我在家排行最小，但是也沒有被優待，家裡農活我樣樣都做過。

我和丈夫的婚姻是自由戀愛，丈夫是回族，我是漢族，1988 年我們結婚了，結婚的場景是一貧如洗，為了生存我和丈夫被迫離開家，出去開店。我們開了一家夫妻店，白天賣玻璃，晚上修理自行車，由於沒有資本，貨物不全，誰需要就預訂，當時我懷孕 7 個月，然後我騎自行車，捎著丈夫，丈夫抱著玻璃，來回的販賣，屁股永遠都在自行車座的三角部位掛著。

後來生意越來越好，我滿腦子都是掙錢，完全不顧及身體的症狀和不適，也完全看不到丈夫一點點的肥胖變形。他說自己走路絆腳，血壓低等，我建議他爬山，結果爬了一年多膝蓋疼得不行，體重也沒有減。我還是沒有覺悟，不知道厄運正向我們走來。

直到 2014 年，我時常疲乏，與人交流不到 5 分鐘就必須躺下，忽然的疲勞，胳膊內側疹子密的連針都沒有空隙紮進去。丈夫是走到哪裡坐下就睡覺，呼吸暫停越來越頻繁，眼睛發癡。我忽然感覺身體要出問題，趕緊約體檢。體檢結果是我的丈夫，身高 172 釐米，體重 97 公斤，**高血壓、高血脂、高膽固醇、高尿酸**、前列腺（攝護腺）增生、骨質疏鬆症、胳膊上面長斑、手腳麻木、下巴佈滿了小脂肪粒、**肝轉氨（肝指數）**升高等一系列的問題。

我的健康也出現了嚴重的問題：眼睛睜不開、皮膚乾黃貼到骨頭上、疲乏無力、子宮頸疑似癌變、嚴重的便秘、乳腺的問題……等，全是問題。一心只想掙錢的我犯了一個多麼大的錯誤呢，把我的家庭帶入了一個死胡

同。如果在 20 年前我一定會把自己和丈夫交給醫生，可是有了之前長達 9 年治療的慘痛教訓，這次我沒有把自己和丈夫完全交給醫生，而是拿出了 20 年前略懂的一點食療開始自救。之前的食療對現在的身體沒有太大的改善，我不停的解讀疾病的書，買食療的書，可是食療的書籍都不是我想要的。我到底想要什麼呢？自己也不知道，就是有種感覺。有一天與一個賣料理機認識的朋友聊天，我說你知道現在食療最權威的老師嗎？他說臺灣的陳月卿老師呀！還給了我一些老師的食譜。我迫不及待的在網上尋找關於老師的書籍，就這樣我開始閱讀老師的書，心中想著，這「不就是我想要的嗎？」我跟丈夫說我們有救了，陳姐姐可以救我們了。

因為通過閱讀疾病是怎麼得的一些書籍，知道疾病來自於生活當中。看完老師的《全食物調養秘笈》（《每天清除癌細胞》簡體版）讓我再次肯定疾病就是來自於生活，覺得自己真的得到了救命的秘笈。如果用心去讀姐姐的全食物秘笈，你從書中能夠體會寫書的人，是用普渡眾生的心態來寫的，我仿佛能感覺到姐姐寫書時的那種善舉。

我和丈夫完全執行全食物飲食，每天最快樂的話題就是分享今天眼睛有力量了、昨天排便通暢了等諸多的身體變化，食療 3 個月後我丈夫的體重減了 10 公斤，生化檢查脂肪肝消失，其他指標都有非常大的改善。全食物飲食療法的神奇功效讓我著迷，執行全食物飲食一年半，我丈夫的體重從 97 公斤減到了 71 公斤；之前前列腺增生、一天都沒有尿感，現在敏感度恢復；骨質疏鬆回歸到低骨量，其他所有指標都回歸正常範圍。我的子宮頸問題從陽性回歸陰性。我都不敢相信這是真的，我站在醫院的大廳拿著檢查單，眼淚止不住流。面對這樣的疾病我們沒有吃一粒藥，如果沒有姐姐的幫助，我和丈夫的命運將是灰色的，姐姐就是我在迷茫時的燈塔，給了我前進的方向，讓我找到了回家的路，讓我的人生從灰暗變成了彩虹，最關鍵的是我找到了健康的金鑰匙。

從此我與全食物飲食結下了不解之緣，還報考了營養師，我後半生的願望就是將姐姐的全食物、真食物健康觀念分享給需要健康的人，分享給有緣的人，讓姐姐的救命飲食走進千家萬戶。

menu.01

紅 粉 佳 人

這些人也適合：

☑ 各年齡層 ☑ 減重 ☑ 脂肪肝 ☑ 補血 ☑ 增強體力

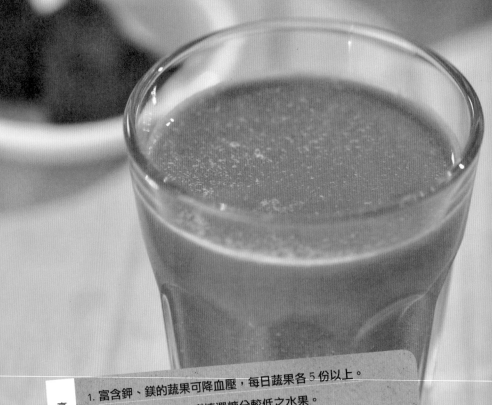

高血壓飲食需求

1. 富含鉀、鎂的蔬果可降血壓，每日蔬果各 5 份以上。

2. 若同時有糖尿病，應慎選糖分較低之水果。

3. 若同時有腎臟病，應與醫師討論是否適合高鉀、鎂食物。

4. 中醫角度：高血壓為實性體質，清熱可降血壓。

400cc 1 人份	蔬菜 0.6 份	水果 1.2 份	堅果 1 份

營養成分表	
熱量	257.3kcal
脂肪	7.7g
蛋白質	18.4g
醣類	33.3g
膳食纖維	7.4g
鈉	161mg

INGREDIENTS

- 苜蓿芽 —— 10g
- 豌豆苗 —— 20g
- 甜菜根 —— 30g
- 鳳梨 —— 100g
- 蘋果 —— 80g
- 綜合堅果 —— 1 大匙
- 大豆胜肽 —— 2 大匙
- 冷開水 —— 150cc

STEP

1. 將所有材料置入容杯，蓋緊杯蓋，打約 40 秒鐘即可完成。

TIPS

1. 怕甜菜根有土味，可將外皮刷洗乾淨後，用好水浸泡 30 分鐘。

2. 芽菜生長期短、容易栽培，不需要農藥、化肥，健康又安全，但食用前還是要洗乾淨，如果擔心生菌數，可以用好水沖洗或溫開水汆燙一下。

3. 這杯精力湯有水果、蔬菜、芽苗和堅果，還加入容易消化吸收的優質蛋白質大豆胜肽，營養相當均衡，再加點全穀類，如燕麥糕、五穀飯糰或堅果饅頭、吐司，就是完美的早餐。

營養即時通

甜菜根　硝酸鹽含量約為一般蔬菜的 20 倍之多，這種有機硝酸鹽是幫助降低血壓的關鍵物質，可增加血液中一氧化氮的濃度，放鬆平滑肌、舒張血管、促進血液循環。英國《BBC》曾報導，每天飲用 500cc 的甜菜根汁，可以幫助運動員增加 16% 的體力。所含甜菜鹼具有抑制血中脂肪、協助肝臟細胞再生與解毒功能。一些糖尿病的研究發現生吃甜菜根降低血糖的效果十分明確，因所含的纖維，具有減少葡萄糖吸收、延緩飯後血糖上升的作用。甜菜根還含有維生素 B12 及鐵質，是婦女與素食者補血的最佳食物。

芽菜　就是「發芽的種籽」，在發芽過程中，原來儲存在種籽中的蛋白質、脂肪與澱粉類，會轉化為維生素、礦物質、胺基酸與簡單醣類，更方便人體消化吸收。

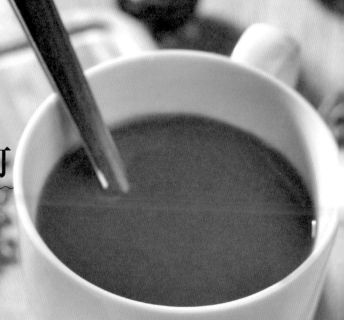

menu.02

熱亞麻可可

這些人也適合：

☑ 憂鬱症　☑ 便秘　☑ 減重

☑ 咖啡成癮

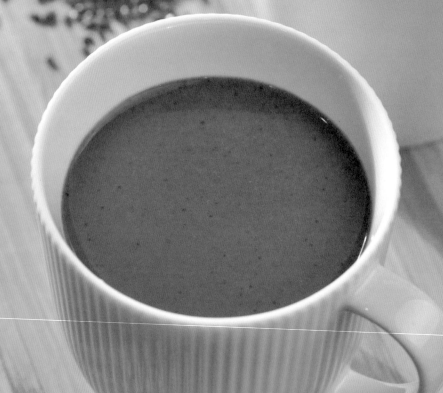

600cc
2 人份

營養成分表

熱量	266.4kcal
脂肪	10.4g
蛋白質	9.7g
醣類	34.7g
膳食纖維	10.3g
鈉	28mg

INGREDIENTS

○ 亞麻仁籽——2 大匙

○ 可可粉——2 大匙

○ 黑糖——2 大匙

○ 熱開水——500cc

STEP

1. 將所有食材置入容杯，啟動電源，打 30~40 秒，即完成。

TIPS

熱量低、口味佳，可作為咖啡的替代品。

營養即時通

可可粉　含有類黃酮、可可多酚等植化素，可延緩血管壁細胞老化，維持血管彈性，降低壞膽固醇，增加好膽固醇，保護心血管。臨床實驗發現，可可中的化學成分可以增加大腦的供血量，還能提高血液中一氧化氮的合成，緩解糖尿病導致的血液循環問題。可清熱解毒，加強脂肪燃燒，達到減肥的功效。

亞麻仁籽　一項前瞻性、雙盲、安慰劑對照組的實驗證實，磨碎的亞麻仁籽降血壓的效果比一些強力降血壓藥物好二到三倍，臨床研究還證實它能控制膽固醇、三酸甘油酯和血糖值，減輕發炎反應並治療便秘。但磨碎的亞麻仁籽很容易氧化，所以最好是要吃的時候再磨碎。

蔬果拿鐵

這些人也適合：

☑ 減重 ☑ 骨質疏鬆 ☑ 高尿酸 ☑ 攝護腺癌

500cc 1人份	蔬菜 2份	水果 1份	堅果 1份

營養成分表	
熱量	297.1kcal
脂肪	8.2g
蛋白質	7.4g
醣類	53.0g
膳食纖維	5.0g
鈉	34mg

INGREDIENTS

- 牛番茄——1顆（約100克）
- 球芽甘藍——30克
- 洋蔥——1/4顆（約50克）
- 蘋果——80克
- 小香蕉——1條
- 綜合堅果——1大匙
- 冷開水——100cc
- 優酪乳——50cc

STEP

1. 將牛番茄燙熟，洋蔥、球芽甘藍洗淨，汆燙30秒。
2. 將所有材料置入容杯，蓋緊杯蓋，打約40秒鐘，倒入杯中，再加入優酪乳，就完成蔬果拿鐵，手巧的人還可拉花。

TIPS

以當季蔬果為主，水果可用葡萄（葡萄皮有擴張血管作用）、鳳梨（預防血栓）、柳丁（高維生素C，可降膽固醇）替換。為了讓汁液更濃稠，需減少水量。精力湯與優酪乳的比例為2：1。

營養即時通

番茄	含豐富茄紅素，能防止血液中的壞膽固醇被氧化，改善心血管疾病，也有防癌和抗癌的效果，尤其是攝護腺癌。豐富的膳食纖維除了保健腸道，還能幫助控制血糖。糖尿病患者宜選擇大番茄，因為水分多，含糖量低，歸類為蔬菜。小番茄茄紅素含量多，但含糖量也較高。
洋蔥	具有防止血栓、預防動脈硬化、降低血糖等保健功效，不過，洋蔥生吃效果才好，尤其能夠疏通血管的二烯丙基硫醚，需要細胞被破壞後才會大量產生，因此可用調理機直接把洋蔥切碎，破壞其垂直排列的纖維細胞，靜置15分鐘之後就能使清血管、降血壓的效力最大化。洋蔥還有「槲皮素」，不只能夠抑制身體吸收食物的脂肪，還能促進排出體內囤積的脂肪，也可以抗癌。
球芽甘藍	外型像迷你高麗菜，是十字花科蔬菜之一，富含硫配醣體和膳食纖維，有助於降低膽固醇、預防心血管疾病及第二型糖尿病。

樂活海藻黃豆濃湯

這些人也適合：

☑ 減重 ☑ 骨質疏鬆 ☑ 高尿酸 ☑ 更年期

**350cc
1 人份**

營養成分表

熱量	132.3kcal
脂肪	5.1g
蛋白質	11.9g
醣類	12.2g
膳食纖維	7.5g
鈉	69.2mg

INGREDIENTS

- 乾昆布 —— 10g
- 蒸熟黃豆 —— 60g
- 西洋芹 —— 10g
- 薑 —— 少許
- 黑胡椒粒 —— 少許
- 熱開水 —— 約 300cc
- 鹽 —— 少許

STEP

1. 將乾昆布略沖洗,用 300cc 好水泡開、並一起放鍋中煮開備用;西洋芹洗淨備用。

2. 將處理好的昆布、蒸熟黃豆、西洋芹、薑、黑胡椒粒依序置入容杯,再倒入煮昆布水,打 1 分半鐘即完成。

TIPS

芹菜含高鉀,限鉀的腎臟病患應避免生食芹菜或喝芹菜汁,以免攝取過多鉀離子,造成腎臟負擔。

營養即時通

〰〰

昆布　昆布中所含的昆布氨酸,具降血壓的功效,可預防高血壓與腦溢血。
富含大量不飽和脂肪酸、膠質和膳食纖維,可降低膽固醇,減少對脂肪與油脂的吸收,並減緩胃排空與食物通過小腸的時間,幫助糖尿病患穩定血糖。
昆布還含有豐富的礦物質,如鈣質,可穩定情緒,提升抗壓力和注意力;大量的碘,能調解人體新陳代謝;還含有能夠改善貧血、讓氣色變好的鐵質。

西洋芹　西洋芹鉀離子高,是顧血管、降血壓的好食材。膳食纖維高、熱量低,可調降血脂、穩定血糖。多攝取西洋芹還能加速體內尿酸的排泄,緩減痛風發作和關節病變。

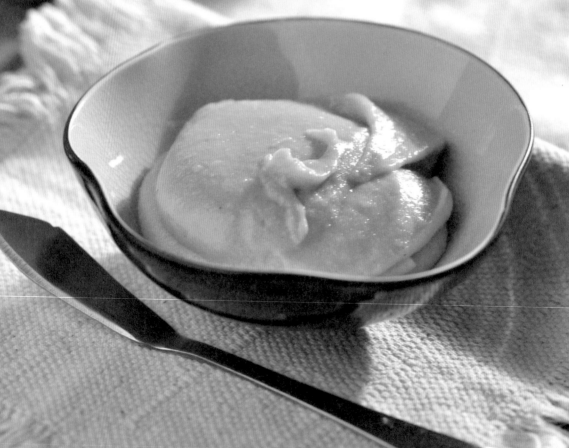

menu.05
大蒜腰果抹醬

這些人也適合：

- ⊘ 各年齡層 ⊘ 產婦 ⊘ 哺乳婦 ⊘ 老年腰膝無力

300g

INGREDIENTS

○ 生腰果 —— 200g

○ 蒜瓣 —— 15 g

○ 橄欖油 —— 1 大匙

○ 冷開水 —— 90cc

○ 原色冰糖 —— 1 大匙

○ 鹽 —— 1/2 茶匙

STEP

1. 將所有食材置入容杯，蓋緊杯蓋，打約 1 分鐘，過程中需使用攪拌棒協助調理，完成後倒入容器中，即完成。

TIPS

1. 可用來抹麵包、饅頭，拌飯、拌麵，沙拉醬。

2. 熱量較高，用量不宜過多，尤其體重過重者、三高患者宜減量使用。

營養即時通

大蒜　含有 400 多種有益身體健康的物質。所含大蒜素除可防癌、抗癌，還可擴張血管、降血壓、血脂、血糖，預防動脈硬化和心血管疾病。大蒜豐富的抗氧化劑還可以抹平動脈的「傷痕」，逆轉動脈硬化。

腰果　豐富的單元不飽和脂肪酸可以降低低密度膽固醇及三酸甘油酯，其中的錳、鉻、鎂、硒等微量元素，可以保持血管彈性，維護血管健康，對降低血壓、預防心血管疾病有益。

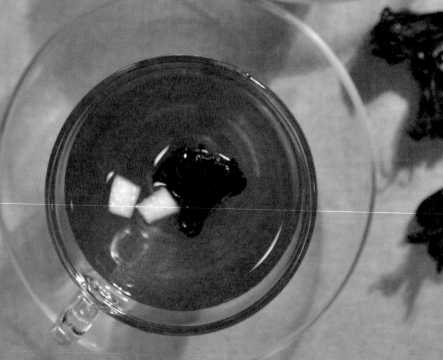

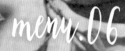

menu.06
洛神蘋果茶

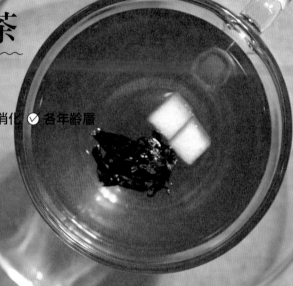

這些人也適合：

☑ 三高 ☑ 護肝 ☑ 便秘 ☑ 助消化 ☑ 各年齡層

part 2

1100cc

INGREDIENTS

○ 新鮮或乾洛神花——5 朵
○ 中小型蘋果——1 個
○ 冷開水——1000cc

營養成分表	
熱量	73.1kcal
脂肪	0.3g
蛋白質	0.5g
醣類	19.1g
膳食纖維	1.9g
鈉	5mg

STEP

1. 將洛神花洗淨，蘋果洗淨切片，放入變頻烹煮壺中，加水至 1,000cc，按花果茶模式，10 分鐘即完成。

TIPS

1. 洛神花含大量有機酸，可幫助消化，但胃酸過多人不宜空腹喝茶。而中醫認為洛神花偏寒涼，除了體虛氣弱者不宜多吃，生理期的女性也不要吃。

2. 很多人喜歡在洛神花茶中加糖，但精製糖會促進發炎，不利對血糖、血脂、血壓的控制，使用蘋果既增加風味，又增加抗三高效果。

營養即時通

洛神花　富含類黃酮、花青素、原兒茶酸、異黃酮等成分的洛神花茶，降血壓效果媲美藥物。經實驗證實能降低血脂肪、抑制低密度脂蛋白的氧化、抑制血小板的凝集、降低血栓的形成、減少動脈粥狀硬化，預防心臟血管疾病的發生。洛神花護心又保肝，它的總多酚類物質可降低肝臟的氧化傷害、減少發炎與細胞壞死對肝臟造成的損傷，保護肝臟。很多人喜歡喝冰洛神花茶，但實驗發現熱飲比冰飲對人體有益。

蘋果　在美國癌症學會推廣的 30 種抗癌蔬果中，蘋果排名第一。果皮營養價值尤其高，富含植化素，包括多酚、楊梅素、綠原酸、槲皮素等，多酚與綠原酸具抗氧化作用，可預防癌症及心血管疾病，楊梅素可穩定血糖，槲皮素能保護支氣管，建議蘋果連皮一起吃，對健康最有益；果肉則含有果膠、鉀離子，可以降血壓、降膽固醇、促進腸道蠕動，改善便秘、預防大腸癌。

menu.07

高纖精力湯

這些人也適合：

☑ 減重 ☑ 便秘 ☑ 防癌

高血糖飲食需求

1. 低脂、高纖、低熱量。

2. 研究顯示，豆類和堅果有益糖尿病患。

3. 避免精製澱粉、高油、高糖、過鹹食物及加工肉品。

4. 高血糖和糖尿病也與缺乏鉻和鎂等微量元素有關。

| 400cc 1人份 | 蔬菜 1.2 份 | 水果 1 份 | 堅果 1 份 |

營養成分表	
熱量	200.3kcal
脂肪	7.3g
蛋白質	6.4g
醣類	30g
膳食纖維	4.7g
鈉	19mg

高血糖

INGREDIENTS

○ 苜蓿芽 —— 10g
○ 豌豆苗 —— 10g
○ 結球萵苣 —— 25g
○ 燙熟金針菇 —— 25g
○ 燙熟白木耳 —— 30g
○ 甜菜根 —— 15g
○ 鳳梨 —— 80g
○ 蘋果 —— 70g
○ 綜合堅果 —— 1 大匙
○ 冷開水 —— 150cc

STEP

1. 將所有食材置入容杯，打約 40 秒鐘，即完成。

營養即時通

金針菇 含豐富膳食纖維、鐵、鈣、鎂、鉀等多種微量元素，及大量的維生素 B1 及 B2。它所含的粗纖維須仔細咀嚼，才能分解、消化，否則會隨糞便原狀排出。

苜蓿芽 是一種極佳的高纖低卡食物。動物實驗發現有助於動脈粥樣硬化的預防及改善，也能降低人體的總膽固醇和壞膽固醇。

豌豆苗 含豐富維生素和膳食纖維，可促進胃腸道蠕動，減少消化系統對糖分的吸收。礦物質鉻，可提高胰島素敏感性，有助控制血糖。打成汁更能保留營養成分，對防治糖尿病效果也更好。

白木耳 熱量低，又含有豐富的纖維素。研究發現，白木耳中含有較多的白木耳多醣，對胰島素降血糖活性有明顯影響。

鳳梨 含豐富膳食纖維和鳳梨酵素，可幫助消化、消除便秘。鳳梨酵素能分解纖維蛋白，預防血液過度濃稠，改善血液循環、消除水腫、發炎，不過由於糖份高，須限制分量。

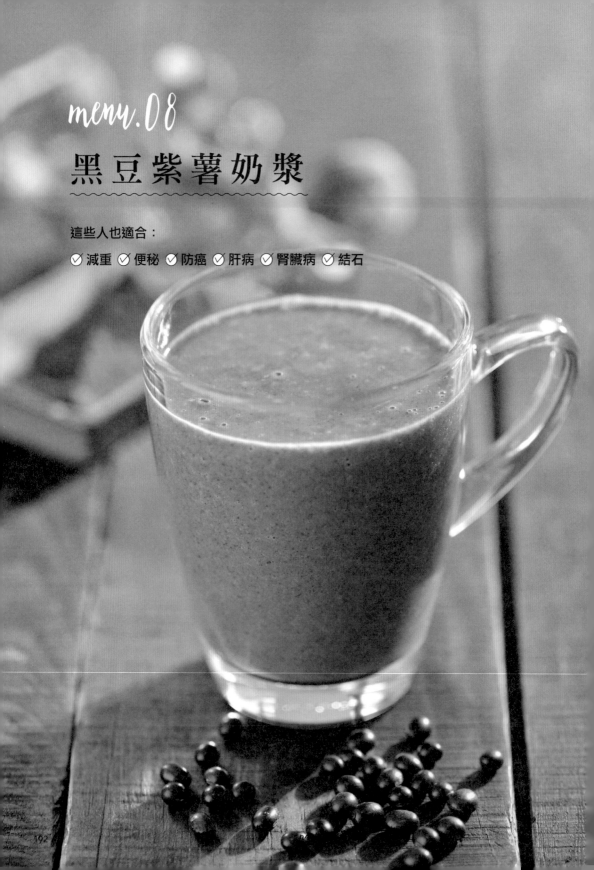

menu.08
黑豆紫薯奶漿

這些人也適合：

☑ 減重 ☑ 便秘 ☑ 防癌 ☑ 肝病 ☑ 腎臟病 ☑ 結石

400cc 1人份	豆類 1份	根莖 1份	蔬菜 0.5份	堅果 1份

○ ○ ○ ○ ○ ○ ○ ○ ○ ○

營養成分表

熱量	240.6kcal
脂肪	8.6g
蛋白質	11.6g
醣類	30.3g
膳食纖維	9.2g
鈉	45mg

INGREDIENTS

○ 蒸熟黑豆 —— 50g

○ 蒸熟紫薯 —— 60g

○ 蒸熟黑木耳 —— 50g

○ 黑芝麻 —— 10g

○ 熱開水 —— 200cc

STEP

1. 將所有材料置入容杯，蓋緊蓋子，打約 1 分鐘，即完成。

營養即時通

黑豆	黑豆與黃豆一樣擁有「蛋白質＋纖維」這個黃金組合，能幫助血糖平衡與控制血糖，且維生素 A、E 和蛋白質、礦物質含量均高過黃豆。
紫薯	紫薯含豐富花青素，是天然強效抗氧化物質，可抗氧化、抗癌、預防和治療心血管疾病。所含黏液蛋白是一種多醣與蛋白質混合物，能保護消化道、呼吸道、關節腔的潤滑和血管的彈性，也可以防止肝及腎臟等器官結締組織的萎縮。低脂肪、低熱量、低蛋白質，配合黑豆吃，營養更均衡。
黑木耳	是少數水溶性膳食纖維和非水溶性纖維兼具且含量豐富的蔬菜，其木耳多醣具有很好的降血糖、降血脂的作用。最近的研究發現，黑木耳的酵素和植物鹼可以催化膽、腎、膀胱結石，潤滑管道，排出結石。
黑芝麻	含豐富鈣、鎂、鉀、鋅、鐵等礦物質和微量元素，所含亞麻仁油酸可去除附在血管壁上的低密度膽固醇。

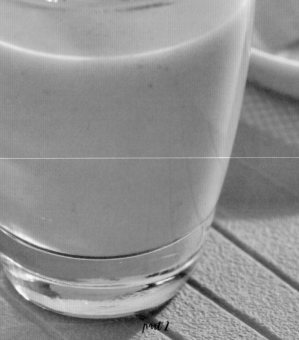

menu.09

芭樂精力湯

這些人也適合：

☑ 化療修復腸黏膜 ☑ 止瀉

☑ 美白 ☑ 減重 ☑ 胃食道逆流

300cc
1 人份

INGREDIENTS

- 豌豆苗—— 10g
- 苜蓿芽—— 10g
- 芭樂—— 100g
- 蘋果—— 80g
- 綜合堅果—— 1 大匙
- 冷開水—— 150cc

營養成分表

熱量	166.3kcal
脂肪	7.0g
蛋白質	5.2g
醣類	22.8g
膳食纖維	4.8g
鈉	12mg

STEP

1. 將所有材料置入容杯，蓋緊杯蓋，打 40 秒即完成。

TIPS

芭樂為高 C 水果，可促進胃腸道黏膜細胞快速恢復功能，並能減少化、放療期間的腹瀉情形。

營養即時通

芭樂　　熱量低、纖維多，維生素 C 含量高達 330 毫克，只要吃鮮果 100 克，就可滿足一天維生素 C 的需要量，是非常適合三高患者的水果。其中果皮的維生素 C 含量最多，千萬不要削皮；而種籽含鐵量是熱帶水果中最多的，所以不要挖掉，一起加入調理機打成綿密的果汁或果泥，可以吸收最多營養。

堅果　　為低升糖指數食物，僅會適度增加血糖濃度，卻可明顯增加體內的好膽固醇，降低糖尿病患者罹患心臟病的機率。同時，一項長達 16 年的追蹤研究證實，堅果的鎂和纖維有助於胰島素和血糖濃度維持平衡，可以預防第二型糖尿病。

menu.10
鳳梨苦瓜汁

這些人也適合：

☑ 腎臟病 ☑ 美白 ☑ 減重

400cc
1 人份

○ ○ ○ ○ ○ ○ ○ ○

營養成分表

熱量	203kcal
脂肪	8.0g
蛋白質	9.5g
醣類	26.2g
膳食纖維	6.3g
鈉	67mg

高血糖

INGREDIENTS

○ 山苦瓜（連皮帶籽）—— 80g

○ 鳳梨 —— 130g

○ 檸檬 —— 15g（連皮去籽）

○ 蜂蜜 —— 1 茶匙（依個人狀況）

○ 大豆胜肽 —— 1 大匙

○ 綜合堅果 —— 1 大匙

○ 冷開水 —— 150cc

STEP

1. 將所有食材置入容杯，啟動電源，打 30~40 秒即完成。

TIPS

蜂蜜也是糖，所以糖尿病患在血糖、尿糖不穩定的情況下，還是不吃為宜。

營養即時通

苦瓜　　富含維生素 C 及一種特殊的苦瓜鹼，這種苦味對胃、肝相當有益。含生物類黃酮，
可增加血管彈性，有助於降血壓及膽固醇。苦瓜中的多肽類物質有明顯的降血糖
作用，並可增加胰島素敏感性，還有清脂素幫助減重。苦瓜籽內含胰蛋白酶，能
促進糖分分解，使過剩糖分轉化為熱量，降低血糖，減少體脂肪，也含有植物性
荷爾蒙，所以千萬要保留，一起打汁。研究發現，山苦瓜整體都有療效，而且生
食效果最好。(如找不到山苦瓜，青色苦瓜亦可)

青檸檬　　和柚子一樣，含有一種近似胰島素的成分——枸櫞苷，能降血糖和血脂肪。

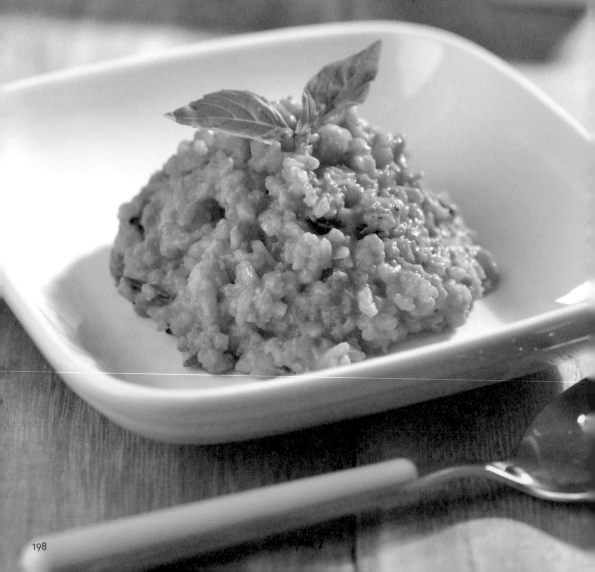

menu.11
茄汁燉飯

這些人也適合：

☑ 便秘 ☑ 減重 ☑ 預防口角炎 ☑ 各年齡層

3 人份

INGREDIENTS

○ 小米——5g
○ 碎玉米——5g
○ 蕎麥——15g
○ 裸麥——15g
○ 紅扁豆——15g
○ 鷹嘴豆——15g
○ 糙米——25g
○ 野米——25g

○ 冷開水——700cc
○ 番茄——4 顆（約 500g）
○ 洋蔥——1/2 顆（約 120g）
○ 蘋果——1/2 顆（約 100g）
○ 九層塔——少許
○ 蒜瓣——少許（約 3g）
○ 鹽——1/2 茶匙
○ 巴西利——少許
○ 橄欖油——1 大匙

營養成分表	
熱量	660.8kcal
脂肪	5.4g
蛋白質	24.4g
醣類	133.8g
膳食纖維	20.6g
鈉	1148mg

高血糖

STEP

1. 先將穀類米飯的食材洗淨瀝乾後，加冷開水，浸泡約 3 小時。

2. 將番茄 250g、洋蔥及蒜瓣放至容杯中，用調速鈕刻度 3，切碎食材，取出備用。

3. 將剩下的 250g 番茄、蘋果、九層塔、鹽及巴西利放入容杯中，打 40 秒成泥狀。

4. 炒鍋內放少許橄欖油，將作法 2 切碎的食材放入，拌炒至洋蔥鬆軟呈透明狀。

5. 再放入作法 1 泡好的米飯及作法 3 打成泥的食材，以大火煮至沸騰後，轉小火，續煮約 20~30 分鐘，直至湯汁收乾，即完成茄汁燉飯。

營養即時通

五穀雜糧　　多種混合比單一種類營養更好。未經加工的全穀類富含泛酸、維生素 B 群，作為主食可幫助熱量代謝，並富含膳食纖維，可增加飽足感，促進腸胃蠕動，延緩醣類吸收，幫助控制血糖。維生素 B2 可預防口角炎、青春痘，E 可預防衰老。豐富的磷質促進腦部發育，乙醯膽鹼能幫助神經傳達，增強記憶力。

紅扁豆　　扁豆和鷹嘴豆都是低升糖指數 (GI) 食物，尤其扁豆膳食纖維含量是豆類中最高的，
鷹嘴豆　　可以延緩葡萄糖的吸收，有助於血糖緩慢上升，甚至到下一餐都能控制血糖高峰，可預防肥胖、便秘、糖尿病，以及降低血液中膽固醇含量。扁豆和鷹嘴豆還含有豐富蛋白質。

大蒜　　特殊的蒜素成分有殺菌、保健效果，還能降低膽固醇的合成，化解血小板過度聚集，舒張血管，是保護心臟的好食物。

洋蔥　　含有槲皮素，作用與降血糖藥「甲苯磺丁脲」相同，可以維持正常糖代謝的功能。

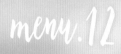

menu.12

菠菜濃湯

這些人也適合：

☑ 憂鬱症 ☑ 失眠 ☑ 便秘 ☑ 腳氣病 ☑ 保護眼睛

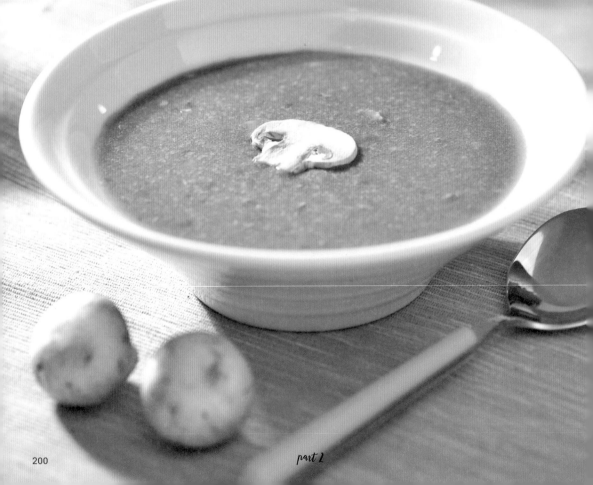

part 2

1000cc
3 人份

蔬菜
5 份

全穀
2 份

營養成分表

熱量	222.4kcal
脂肪	2.2g
蛋白質	12.7g
醣類	39.2g
膳食纖維	4.1g
鈉	241mg

INGREDIENTS

- 新鮮菠菜——300g
- 磨菇——100g
- 洋蔥——100g
- 糙米飯——100g
- 熱開水——400c.c
- 鹽巴——1/2 茶匙
- 黑胡椒——少許

STEP

1. 磨菇、菠菜洗淨依序燙熟，撈起備用。

2. 洋蔥先用調理機切碎，用少許油炒熟，備用。

3. 將洋蔥、燙熟的菠菜與糙米飯、鹽巴、熱開水，放入調理機容杯中，打 90 秒。

4. 將燙熟的磨菇放入容杯中，用調速鈕刻度 5 打約 10 秒，切碎磨菇。

5. 可灑些黑糊椒調味。

TIPS

1. 完全用糙米飯來製造如勾芡般的濃稠度，比市面濃湯熱量低且營養豐富。

2. 菠菜含有草酸，用水燙過就能去除過多草酸與澀味，使口感更好。

營養即時通

菠菜　　含豐富葉酸，可預防心血管疾病、憂鬱症及老人癡呆；類胡蘿蔔素可合成維生素
　　　　A 能保護眼睛、抑制腫瘤；膳食纖維延緩血糖吸收、幫助排便；大量的鎂，可降
　　　　血壓、預防心血管疾病。

磨菇　　熱量低具有健胃、降膽固醇、降血壓之功效。菌菇中含有多種營養成分，尤其是
　　　　酪氨酸酶，對降低血壓很有好處，可以說是高血壓患者的天然降壓食物。

糙米　　血清素失衡易引起或加重憂鬱症狀，未經加工的糙米，是極佳的血清素促進劑，
　　　　同時豐富的維生素 B1 有助於神經系統發展，可安撫躁鬱情緒，減少疲倦、焦慮，
　　　　改善失眠。豐富的膳食纖維能延緩餐後血糖上升，降低高膽固醇，預防高血壓。

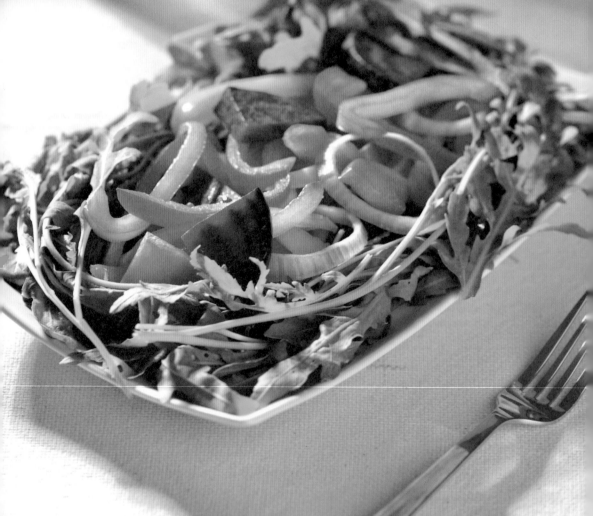

menu.13
七彩溫沙拉

這些人也適合：

☑ 三高 ☑ 抗癌 ☑ 減重 ☑ 便秘

250g

蔬菜 2.5 份　**油脂** 1.5 份

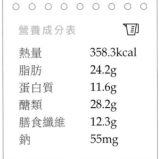

營養成分表

熱量	358.3kcal
脂肪	24.2g
蛋白質	11.6g
醣類	28.2g
膳食纖維	12.3g
鈉	55mg

INGREDIENTS

○ 紫洋蔥——1/2 顆
○ 甜菜根——1/4 顆
○ 紅黃椒——各 1 顆
○ 蘑菇——100g
○ 橄欖油——1 茶匙

醬汁（芝麻醬）

○ 芝麻醬——1 大匙
○ 醬油——1 大匙
○ 檸檬汁——1 茶匙
○ 水——適量

STEP（溫沙拉）

1. 紫洋蔥、甜菜根、青紅黃椒、洗淨切成適口片狀，蘑菇洗淨切片。
2. 鍋中加 1 匙油，炒熟紫洋蔥、甜菜根、黃紅椒及蘑菇，擺盤。
3. 芝麻葉洗淨、瀝乾，放冰箱中略冰，以增加脆度，食用前加芝麻沙拉醬或甜椒淋醬，拌勻。
4. 在炒好的溫沙拉上擺上拌好的芝麻葉，撒上堅果，即完成。

芝麻沙拉醬

1. 芝麻醬所有材料加水調勻即可。

番茄精力湯

這些人也適合：

☑ 三高 ☑ 抗癌

☑ 減重 ☑ 預防感冒

400cc
1 人份

INGREDIENTS

○ 小番茄——約 100g

○ 紅蘿蔔——20g

○ 蘋果——80g

○ 去籽金桔——1 顆

○ 紫蘇梅汁——10cc

○ 綜合堅果——1 大匙

○ 冷開水——150cc

高血糖

STEP

1. 將所有材料置入容杯，蓋緊杯蓋，打 40 秒即完成。

TIPS

用大番茄取代小番茄，含醣量更低。

                                                           營養即時通

番茄　　高纖、低脂、含多量的膳食纖維和豐富的茄紅素、β - 紅蘿蔔素等各種植化素，及維生素 C、B、P 等，有助於降血脂、降血糖。

金桔果皮　含超氧化物歧化酶（簡稱 SOD），以及酚類化合物如類黃酮類、花青素；同時有80% 的維生素 C 在果皮中，所以一定要連皮吃；籽有苦味，可去除。

menu.15
香芹亞麻仁籽精力湯

這些人也適合：

✓ 高血壓　✓ 高血糖　✓ 減重

高血脂飲食需求

1. 多量纖維，可降血脂。
2. 豐富單元不飽和脂肪酸，可降低壞膽固醇。
3. 不飽和脂肪酸，可降血脂。

（註：食譜雖細分三類，但除了高血糖患者需注意醣類份量，大部分三高皆適用）

350cc
1 人份

INGREDIENTS

○ 芽菜——15g
○ 鳳梨——80g
○ 百香果——1 顆
○ 蘋果——80g

○ 西洋芹——15g
○ 乾海帶芽——0.5g
○ 亞麻仁籽——1 大匙
○ 冷開水——150 cc

營養成分表	
熱量	154kcal
脂肪	4.7g
蛋白質	5.6g
醣類	25.3g
膳食纖維	8.6g
鈉	4.6mg

STEP

1. 將乾海帶芽浸泡冷開水 30 分鐘，泡發後備用。百香果洗淨，挖取果肉及籽備用。芽菜用好水沖洗乾淨，備用。青花芽苗、紫高麗苗、豌豆苗皆可。

2. 將所有食材置入容杯，啟動電源，打 30 ～ 40 秒即完成。

營養即時通

亞麻仁籽 豐富的 Omega-3 可降血脂，預防動脈硬化、心血管疾病。其可溶性纖維能讓血糖和膽固醇控制在理想水平，還可幫助糖尿病患者降低三酸甘油脂，提高胰島細胞分泌胰島素的功能。不過完整的亞麻仁籽外殼堅硬，很難消化，事先磨粉、榨油，又極易氧化，所以最好的方法就是食用前用全食物調理機擊破細胞壁，攝取新鮮的全營養。

百香果 富含維生素 A、C，1 顆百香果的維生素 C 含量等於 8 顆柳丁或 8 顆蘋果。鉀含量非常高，每 100 公克大約有 350 毫克，不只具有利尿作用，還可預防高血壓。

西洋芹 西洋芹熱量低、纖維高，富含芹菜素，屬於黃酮類化合物，可使血管平滑肌舒張，有降血壓、抗過敏及抗發炎的作用，對於高血壓及肥胖有不錯的預防效果。

海藻類 海藻類含有藻膠酸、碘、鉀等，可以降低膽固醇、預防動脈粥樣硬化。

menu.16

薏仁核桃豆漿

這些人也適合：

☑ 美白 ☑ 水腫 ☑ 過敏 ☑ 濕疹 ☑ 補充體力

○ 350cc 1 人份 ○ 雜糧 1 份 ○ 黃豆 1 份 ○ 堅果 1 份

高血脂

營養成分表	
熱量	305.3kcal
脂肪	14.2g
蛋白質	17.2g
醣類	30.6g
膳食纖維	9.6g
鈉	8mg

INGREDIENTS

○ 蒸熟黃豆——60g
○ 核桃——10g
○ 蒸熟紅薏仁——60g
○ 原色冰糖——1 茶匙
○ 熱開水——200cc

STEP

1. 黃豆催芽及蒸熟方法請見 94 頁。

2. 將紅薏仁洗淨，用冷開水浸泡 5 小時。

3. 將浸泡好的紅薏仁放入電鍋煮熟（外鍋放 5 杯水，可一次浸泡煮熟多量，冷凍保存，使用前一晚取出冷藏）。

4. 將蒸熟的黃豆、紅薏仁、核桃、熱開水及原色冰糖依序置入容杯，打 1 分鐘。

營養即時通

黃豆　其中約 50% 的脂肪為亞麻油酸，屬於人體需要的不飽和脂肪酸，有助降低心血管疾病的發生。最近的臨床研究亦顯示，黃豆中的異黃酮素可抑制體內膽固醇的合成；其他的物質如植物固醇及皂素，亦能阻止飲食中膽固醇的吸收。

紅薏仁　薏仁含豐富不飽和脂肪酸及水溶性膳食纖維，可降膽固醇及三酸甘油酯；還可去濕、減少水腫和過敏。紅薏仁又叫糙薏仁，種皮富含「薏仁酯」，能夠抑制癌細胞，所含的維生素 B 群和纖維素也較完整。但服用過量也會有血糖、三酸甘油酯飆高的風險。孕婦須注意用量。

核桃　含有豐富亞麻油酸（58%）以及次亞麻油酸（12%），都是人體必需的脂肪酸。它的次亞麻油酸是屬於 omega-3 型式的脂肪酸，對降低血脂、膽固醇有相當顯著的效果。膳食纖維豐富，每 100 克含有 9.7 克；還含有數百種相當微量的植化素，包括一些多酚類化合物等。

menu.17
火龍果優格

這些人也適合：

☑ 高尿酸 ☑ 腸胃不好

☑ 便秘 ☑ 憂鬱症

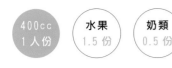

400cc 1人份	
水果 1.5 份	奶類 0.5 份

營養成分表

熱量	187.7kcal
脂肪	1.7g
蛋白質	5.1g
醣類	41.6g
膳食纖維	3.4g
鈉	52mg

INGREDIENTS

○ 火龍果——半顆（約150g）

○ 香蕉——半根（約50g）

○ 原味優酪乳——100cc

○ 冷開水——100cc

STEP

1. 將火龍果洗淨去皮切塊，內層紫色果皮含豐富花青素，可用小刀刮下一起打。

2. 將火龍果、香蕉及冷開水置入容杯，開機打40秒。

3. 打開杯蓋，倒入原味優酪乳，將調速鈕由1轉至10，再由10轉回1，來回3次，利用轉速的變化攪拌食材後即完成。

TIPS

市售優酪乳含糖量較高，過多的熱量和糖分不利於體重、血脂肪和血糖的控制，應選不加糖的原味優酪乳，或在有機店買乳酸菌自製優酪乳，用草飼牛奶製成的優酪乳更佳。

營養即時通

火龍果　含有一般植物少有的植物性蛋白、花青素和高量的可溶性膳食纖維，具有減肥、降膽固醇、潤腸、預防大腸癌等功效；不含焦糖和蔗糖，對高血脂、高血壓、糖尿病、高尿酸有食療效果，是糖尿病患可食用的水果之一。其植物性白蛋白，可包覆體內重金屬排出體外，並可保護胃壁。火龍果的種籽富含不飽和脂肪酸，花青素含量比葡萄還高，具有抗氧化、抗衰老的作用，用全營養調理機擊碎，更能幫助吸收。

香蕉　是水果中含鉀量最高的，每100公克果肉中含量高達472毫克。含鎂量也高，還有豐富的可溶性膳食纖維，有助於降血壓、血脂，也可預防便秘、抗憂鬱。

優酪乳　富含乳酸菌，有利腸內益菌繁殖，促進人體自然免疫功能，降低血膽固醇，還有豐富的蛋白質與鈣，使精力湯營養更均衡。

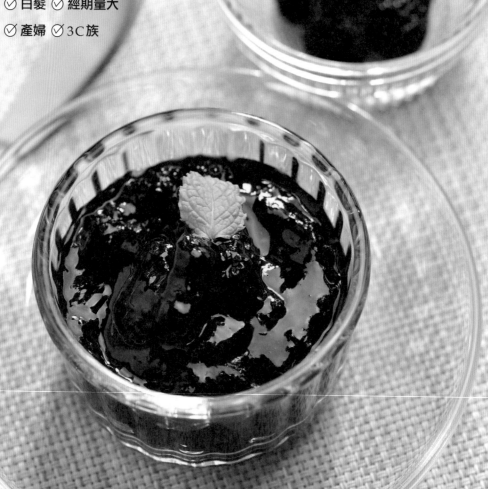

menu.18
桑葚醬

這些人也適合：

☑ 貧血 ☑ 虛寒 ☑ 手腳冰冷

☑ 白髮 ☑ 經期量大

☑ 產婦 ☑ 3C族

600g

INGREDIENTS

○ 新鮮桑葚——400g
○ 原色冰糖——200g

營養成分表	
熱量	945.2kcal
脂肪	1.6g
蛋白質	5.8g
醣類	239g
膳食纖維	7.2g
鈉	778mg

STEP

1. 將 150g 新鮮桑葚及原色冰糖放入調理容杯中,蓋緊杯蓋,打約 30 秒鐘後,打開杯蓋。

2. 再將 50g 新鮮桑椹放至容杯中,蓋緊杯蓋,利用旋轉扭轉數的變化將桑葚切碎。

3. 將容杯內的桑椹汁及切碎的桑葚倒入砂鍋中,開中火煮至沸騰後計時約 10 分鐘,再加入新鮮的桑葚 200g,煮至想要的濃稠度即可熄火。

TIPS

1. 桑葚忌用鐵器盛放,宜用砂鍋、陶瓷鍋熬煮。宜選紫黑色桑葚,未成熟的桑葚過量食用會發生溶血性腸炎。

2. 傳統製作桑椹醬不僅要熬煮很久,而且要加很多糖,但用能擊破細胞壁的調理機攪拌後,熬製時間和糖量都可以減半,省時省工,也更健康。

3. 可以塗麵包、當沙拉醬,如用容器裝好冷凍起來就成了桑葚冰淇淋。

營養即時通

桑葚　　桑樹特殊的生長環境使桑葚具有天然生長、無污染的特點。含豐富花青素,抗氧化效果強,可保持血管壁彈性,延緩眼睛黃斑部病變與白內障,抗衰老,降血脂,被醫學界認為 21 世紀最佳保健水果。深紫色果實富含鐵質,有助紅血球的再生。中醫典籍記載,桑葚性屬微寒,單吃能止消渴,亦即糖尿,但一次不能吃太多,必須經熬煮,藥性才會轉為溫和。尤其桑葚成熟期極短,又不易保存,故熬成醬是最好的食用方法。中醫認為熬桑葚膏天天服用,能平熄虛風虛火,治療高血壓。

menu.19

燕麥糕

這些人也適合：

☑ 各年齡層 ☑ 慢性腎衰竭 ☑ 肝衰竭 ☑ 洗腎 ☑ 便秘

6 人份

營養成分表	
熱量	890.5kcal
脂肪	15.5g
蛋白質	15.7g
醣類	173.5g
膳食纖維	18.1g
鈉	29mg

INGREDIENTS

○ 燕麥粒——1 米杯（洗淨後泡冷開水或好水 400cc）

○ 蓮藕粉——半米杯

○ 黑糖——半米杯

STEP

1. 將材料放入調理機容杯，打 2 ～ 3 分鐘（至杯身摸起來有溫熱感），完成後把米漿倒入鍋中（鍋內不抹油），將鍋子敲一敲，抖出氣泡，再撒上配料（黑白芝麻、枸杞、葡萄乾）。

2. 放入蒸籠，水滾後大火蒸 20 分鐘即可。也可用電鍋，外鍋加 2 杯水蒸到跳起即可。

TIPS

1. 如果想吃鹹的，可不加黑糖，並製作蒜蓉沾醬，即成蒜蓉燕麥糕：
   醬油膏 50cc ＋砂糖 1/2 茶匙（讓醬料不那麼死鹹）＋蒜瓣 2 片（切碎）。

2. 若要判別是否蒸熟，可使用竹筷輕戳測試，不沾筷即表示完成。

3. 這是我家孩子最喜歡的課後點心，夏天放入冰箱冷藏也不會硬化，健康又美味。

營養即時通

燕麥　　有粗纖維可促進腸道蠕動、排除腸內毒素，另外含有豐富的水溶性纖維，可有效降低低密度脂蛋白和總膽固醇的量，具有預防心血管疾病、肥胖、大腸癌等功效。

蓮藕粉　清涼退火，可開胃、促進消化，有助安定神經、幫助睡眠；同時蓮藕蛋白質低，又富含維生素 P，可修補微血管內壁細胞。拌入藕粉不僅增加糕點的黏性與 Q 彈，也使這道糕點成為低蛋白點心，對慢性腎衰竭、肝衰竭和洗腎等需限量蛋白質的患者，是一道非常好的點心選擇。

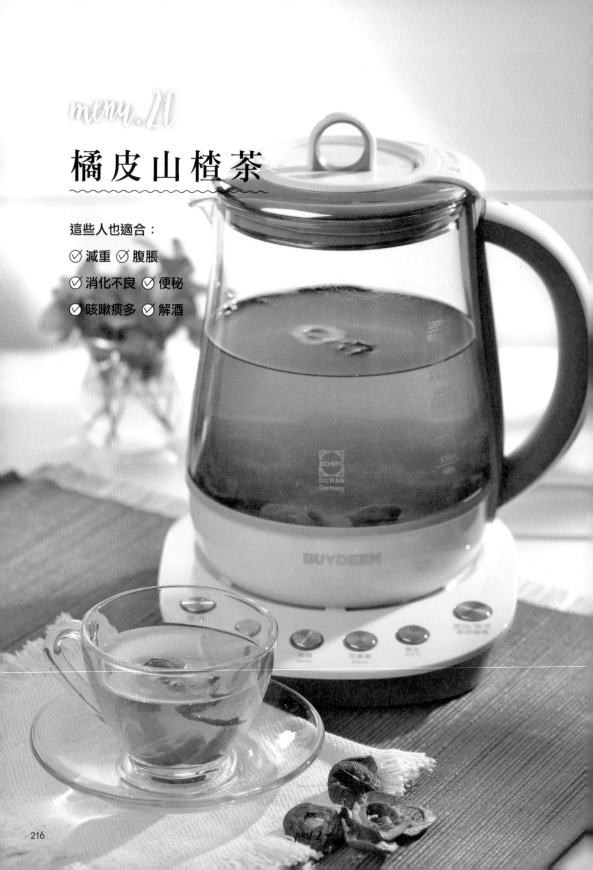

menu.20

橘皮山楂茶

這些人也適合：

☑ 減重　☑ 腹脹

☑ 消化不良　☑ 便秘

☑ 咳嗽痰多　☑ 解酒

part 2

750cc

INGREDIENTS

○ 陳皮——10 克

○ 山楂乾——10 克

○ 冷開水——750cc

營養成分表	
熱量	42.1kcal
脂肪	0.2g
蛋白質	0.9g
醣類	8.3g
膳食纖維	2.4g
鈉	3mg

STEP

1. 陳皮、山楂洗淨，加水 750cc，按花果茶鍵，煮 10 分鐘，即完成。

2. 不喜酸澀，可加紅棗 5 顆（洗淨，每顆劃開表皮）一同放入壺中煮。

3. 可重複煮至味淡。

營養即時通

橘皮　　含有橙皮甙，有降血脂作用，理氣化痰，適用於痰多體胖的高血脂患者。也可用風乾的新鮮橘皮，但陳皮的效果比較好。

山楂　　含有三萜類和黃酮類成分，能降低低密度膽固醇、三酸甘油酯，且能助消化、消積食、減肥降脂。

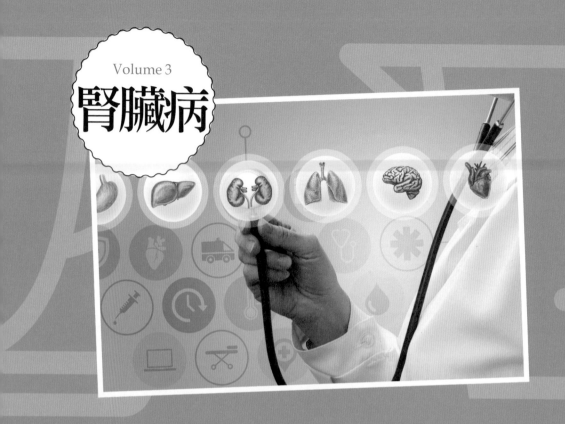

腎臟病

蔬果、全穀可以防癌抗老、降低三高等慢性疾病,但是腎臟生病的時候,就要慎選食材,或是以熟食方式調製精力湯。

台灣新國病,發生率世界第一!

腎臟跟肝一樣,就像電視劇裡任勞任怨的阿信,即使受傷也不喊苦,仍默默工作,等到腎功能失去六成以上才會出現警訊,這是很多人一發現得了腎臟病,就到了第五期[1],而先前幾乎沒有徵兆的原因。

腎臟是用來代謝血液中老舊廢物的器官,也就是人體內的血液淨化處理廠。藉由排尿過程來調節體內水分、電解質及新陳代謝的狀態。腎臟還

負責分泌腎素、紅血球生成素及活性維生素 D 等，這些都與生命現象密切相關。腎臟一旦發生病變，無法排出的毒素就會累積在血液裡，讓人倦怠、水腫，產生各種尿毒症狀。腎臟功能不佳也會引發心臟疾病。令人擔心的是，台灣慢性腎臟病盛行率約 11.9%，大概每 10 個人有 1 個，但是只有 3.5% 的人知道自己腎功能出問題。

慢性腎臟病患也容易有貧血問題，這是因為腎臟產生的紅血球生成素減少，無法開啟骨髓造血功能。第三期患者腎性貧血比例約一成，第四期近六成，到了第五期，則超過九成，其中四成屬於重度貧血。症狀包括頭痛、頭暈、心悸、心絞痛、臉色蒼白、四肢無力、怕冷、疲勞、呼吸急促、運動能力下降、注意力不集中、睡眠障礙、免疫力下降等。

美國腎臟登錄系統（USRDS）2017 年報公布最新全球尿毒症排行，台灣洗腎病患盛行率與發生率持續高居世界第一。衛福部 2017 年 10 月公布的最新疾病費用統計也顯示：急慢性腎臟病以花費 483 億元，居健保最花錢前 10 大疾病之冠；而洗腎人口高達 8 萬 5 千人，也創史上新高，儼然成為「新國病」。而需要終身洗腎的尿毒患者，每年持續新增 8、9 千人。

洗腎原因以糖尿病最多，佔四成，其次是腎絲球腎炎、腎臟間質病變及高血壓、心血管疾病患者，可見「三高」問題也是腎臟殺手。另外，飲食西化，愛吃重鹹、高油、重口味的食物及過多肉類，對腎臟傷害也很大。腎臟科醫師認為國人喜歡亂吃成藥，也是洗腎率居高不下的原因之一。尤其感冒、頭痛、生理痛、腰痠背痛等小毛病，很多人都習慣上藥房買成藥解決。長期服用這些消炎止痛的藥和一些號稱保肝、固腎的藥物，不是傷肝就是傷腎，還有人邊洗腎邊吃「固腎」藥物，結果惡化得更快。

一位有 25 年糖尿病史的婦女，雖然持續服用藥物，但血糖始終控制不下來，加上一感冒就逕自買成藥吃，捨不得花錢看醫生，輕微的咳嗽卻因錯誤用藥造成水腫，到醫院檢查才發現腎臟已經嚴重受損，心肺功能也

出現衰竭現象，肋膜還會出水！醫生建議限制喝水量，多攝取低蛋白飲食，盡量不要吃生菜。

注意「四低原則」，少吃深綠菜和香蕉

「不能喝太多水，那改喝蔬果汁可以嗎？」「有沒有適合母親吃的生機飲食呢？」她女兒的問題也是大部分腎臟病友的疑慮。尤其不少腎臟病患原本就有三高毛病，富含植化素、維生素和礦物質的蔬果、全穀、堅果，可以幫助他們改善三高，還能防癌抗老；現在腎臟生病了，必須遵守四低——低蛋白、低鈉、低磷、低鉀的飲食原則，那這些過去吃的好食物，是不是都不能吃了呢？

就像全穀類適合糖尿病、高血壓病患，但因磷、鉀離子偏高而不適合腎臟病患；蔬果也含鉀，容易導致血中含鉀量過高；堅果是有名的護「心」食物，適合高血壓病患，但磷高了點，腎臟病人就得忌口，但他的心臟病又需要鉀與磷來照顧……很多人因此很抓狂，嚇得什麼都不敢吃。

營養師黃淑惠表示，未精製全穀所含的鉀、磷都偏高，腎臟功能不好的病患的確最好少吃，對他們來說，白飯、冬粉或米苔目等精緻米食，反而更適合。她也不建議腎臟病人喝全部用生鮮蔬果打成的精力湯，因為大部分深色蔬菜，如莧菜、菠菜、南瓜，以及香蕉、草莓、柳橙、楊桃等水果，都屬高鉀食物，稍不注意，就可能吃下過量的鉀。

然而腎臟不好，就要從此與蔬果絕緣嗎？那可不！只要改吃鉀含量較低的蔬果就行了，該補充的植化素、酵素和礦物質，還是不會少。此外她也提醒，腎臟病人的飲食必須依據個人的鉀代謝能力來判斷，不可一概而論，像是急性腎炎或其他原因導致腎積水，但鉀代謝仍正常的病人還是可以放心吃生菜和全穀。

多素、少肉、多運動，血尿不藥而癒

　　我的鄰居、同時也是中研院研究員的鄭女士曾經與我分享，她改變飲食習慣，每天吃全食物蔬果泥之後，竟然讓困擾她十多年的血尿宿疾不藥而癒。「40 歲開始出現尿中潛血症狀，多年來不知做過多少尿液檢查和腎臟超音波，就是查不出原因。」

　　醫生沒法開藥，她就從食物下手。2008 年 5 月起，她開始用小黃瓜、芹菜、葡萄、亞麻仁籽、蒸熟的南瓜，以及每日隨意替換的水果和煮熟的豆穀，打成全食物蔬果泥當早餐，再配合多素少肉的午晚餐，與每天 30 分鐘健走習慣，半年後回醫院檢查，竟然不再有潛血，也沒發炎。連醫生都認為，應該是蔬果泥包含了許多平常吃不到的養分，改善了症狀。她說：「這真是救命飲食，應該跟更多人分享。」

註1　慢性腎臟病可分為5期，是以年齡、性別、血清肌酸酐、以公式算出腎絲球過濾率（GFR）數值，來判斷腎功能。

　　第一期 GFR ≧ 90，出現蛋白尿、血尿。當尿中有滲漏出來的蛋白質就代表腎功能已經開始失常了。

　　第二期 GFR ≧ 60，輕度腎功能障礙，有蛋白尿、血尿，腎臟功能仍有正常人的60%以上，臨床上可能無症狀。

　　第三期 GFR 59 ～ 30，中度腎衰竭，有水腫、疲勞感。

　　第四期 GFR 15 ～ 29 重度腎衰竭，有水腫、高血壓、貧血和倦怠等症狀。

　　第五期 GFR < 15，末期腎臟病，腎功能不到正常人的15%，準備進入洗腎階段。

吃未經加工的蔬食是預防腎臟病最好的方法。控制飲食是腎臟病的治療方式之一，可以減少代謝廢物在體內堆積，減輕症狀，並延緩腎臟惡化的速度。我有一位女性長輩，一邊腎臟功能萎縮，一邊腎臟因罹癌切除只剩1/4，但她自律很嚴，注意控制飲食，一直到八十多歲都不需要洗腎。

• 不吃食品添加物，適當控制鉀和磷！

腎臟病患要依據血液生化數值來調整飲食的攝取量，盡量少吃高鉀、高鈉食物。但血鉀不是越低越好，建議將血鉀濃度控制在 4.0 mEq/L 左右，血鉀低於 4 mEq/L，死亡率甚至高於紅色警戒區的 5.0～5.5 mEq/L。磷的控制也要留意。動物性食物所含的磷是以磷酸鹽化合物的形式存在，而植物性食物的磷是以植酸形式儲存；相對來說，磷酸鹽更容易被血液吸收。最糟糕的是作為食品添加劑的無機磷，吸收率接近百分之百。尤其是肉品使用的磷酸鹽添加劑，可以為肉品增色、保水，增加賣相和重量，卻會把肉品中磷的含量提高到兩倍。另外，油炸類也要忌口。

• 少紅肉，從豆類攝取蛋白質

腎臟病患另一飲食原則是低蛋白。未洗腎前，每天蛋白質攝取量是體重乘以 0.6～0.8 克的蛋白質；洗腎後可稍微提高，約 1～1.2 克。其中1/2 以上應來自優質蛋白質。豆魚蛋肉都是優質蛋白質，但研究顯示，動物蛋白導致腎功能惡化的程度是植物蛋白的 3.5 倍，其中紅肉對腎臟造成的負擔最重，會使血流率和腎絲球過濾率大增，其次是雞肉、魚肉，最後才是黃豆。

2014 年一項雙盲的臨床試驗發現植物性蛋白能幫助生病的腎臟維持功能。只要控制份量，建議病友還是多從大豆攝取蛋白質。美國《腎臟病期刊》則建議，同時有糖尿病及腎臟病的患者每週至少吃兩份魚。

● 熱量要足夠，攝取低氮澱粉

如果熱量過低，身體就會開始分解肌肉蛋白，還會產生含氮廢物，增加腎臟負擔。所以在蛋白質限量下，每日所需熱量可由低氮澱粉類，如：澄粉、玉米粉、太白粉、藕粉、冬粉、涼粉、粉皮、西谷米、粉圓……等做出可口且熱量高的低蛋白點心。

● 低鉀水果搭配汆燙蔬菜

腎臟病人還是可以喝精力湯補充營養。先將蔬菜汆燙過，讓鉀離子流失，再撈起放涼，選擇鳳梨、蘋果、芭樂、葡萄、水梨、蓮霧、西瓜等鉀含量較低的水果，打成精力湯，每天喝 300cc，便不用擔心鉀離子過量的問題。也可以用煮熟黃豆、糙米飯、少量白木耳或蓮子等，打一杯暖呼呼的豆米漿。

● 吃蔬菜，反而降低腎結石風險！

腎結石發作時常讓人痛不欲生，因此很多有腎結石病史的人會刻意少吃富含草酸的蔬菜，或少吃含鈣的食物。不過最近的一項研究證實，吃蔬菜不會增加結石的風險，反而能降低風險；倒是吃肉越多，腎結石的風險就越高。以相等重量來說，魚類比其他肉類更容易造成某些腎結石。我愛吃魚、又不愛喝水，這或許是我曾有腎結石病史的原因。不過，自從我開始喝精力湯增加蔬果攝取量，並且每天注意補充好水以後，腎結石也不再來煩我了。

● 泡泡尿代表腎臟出問題？

不少人發現尿尿有很多泡泡，就擔心是不是腎臟出現問題？其實，泡泡尿代表尿素偏高，跟吃太多肉類或喝太少水相關性比較高；尤其男性從高處往下的排尿方式，更容易造成泡泡變多。一般而言，泡泡尿維持 3 至 5 分鐘為正常；若超過 10 分鐘以上，建議到醫院進行尿液檢查。

腎臟病人這樣吃

menu.01

西瓜薑汁

這些人也適合：

☑ 急性腎炎　☑ 高血壓

腎臟病飲食需求

1. 高熱量、低鉀、低鈉、低磷。

2. 低蛋白，但品質要好，避免油膩及過多飽和脂肪。

3. 水分與尿素累積會使腸胃道蠕動變慢，要注意纖維質的攝取，以利排便。

4. 洗腎患者不易排泄水分，不建議喝過多的水。

250cc
1 人份

INGREDIENTS

○ 西瓜 —— 250g

○ 老薑—— 3g

營養成分表

熱量	60.7kcal
脂肪	0.3g
蛋白質	1.5g
醣類	14.9g
膳食纖維	0.8g
鈉	33mg

STEP

1. 西瓜洗淨，刮除綠皮，保留白色果瓤，連皮帶籽放入調理機容杯。

2. 老薑洗淨，保留皮，放入容杯，打 40 秒鐘即完成。

TIPS

1. 擔心過涼或想增加風味，可加老薑。

2. 糖尿病人和腎衰竭病人不可多食西瓜，一次最好不要多於 50 公克。

營養即時通

西瓜　　含水分 93.8％，但汁液中幾乎包含人體所需養分。西瓜汁所含的糖、蛋白質和微量鹽，能消煩、止渴、利尿、降低血脂、軟化血管、降低血壓。西瓜仁也是良好的降壓利尿藥。皮的白肉部分含豐富維他命 C 及珍貴化合物，如配醣體、枸杞鹼、菸鹼酸和稀有元素鋅，所以刮除綠皮，連皮帶籽打成全西瓜汁，能吸收到最多營養素。西瓜含蛋白酶，可將不溶性蛋白質轉變為可溶性蛋白質，增加腎炎病人的營養，有助減少尿蛋白量。紅色西瓜富含穀胱甘肽（Glutathione）、茄紅素和胡蘿蔔素等抗氧化物質，具多重抗癌效應。

老薑　　含有薑醇類成分，可以抑制血小板凝集，減少心血管疾病；美國臨床研究發現，每天吃生薑 3 公克，可以減輕或抑制關節疼痛。薑辛辣，生食不易，跟西瓜一起打成汁，滋味不錯。俗云：「冬吃蘿蔔夏吃薑，不勞醫生開藥方。」夏天吃薑還可以消除內寒（不少人的體質是外熱內寒），是很不錯的搭配。

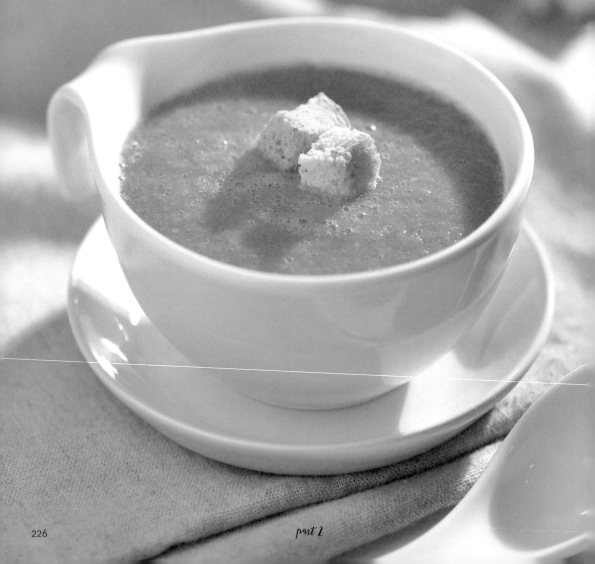

menu.02
田園濃湯

這些人也適合：

☑ 腎臟病 ☑ 三高 ☑ 胃潰瘍 ☑ 十二指腸潰瘍 ☑ 各年齡層

300cc
1-2 人

蔬菜
2 份

營養成分表

熱量	77.1kcal
脂肪	0.7g
蛋白質	2.0g
醣類	16.8g
膳食纖維	3.2g
鈉	162mg

INGREDIENTS

- 牛番茄 ── 約 80g
- 西洋芹 ── 20g
- 洋蔥 ── 30g
- 紅蘿蔔 ── 30g
- 高麗菜 ── 40g

- 鹽 ── 1/4 茶匙
- 熱開水 ── 100cc
- 味霖 ── 少許
- 黑胡椒 ── 少許

STEP

1. 將牛番茄、西洋芹、洋蔥、紅蘿蔔及高麗菜燙熟備用。

2. 將作法 1 的蔬菜除了高麗菜外，加入鹽及熱開水置入容杯，蓋緊杯蓋，打 1 分半鐘。

3. 打開杯蓋，加入高麗菜後再蓋緊杯蓋，利用調速鈕切碎高麗菜。完成後倒入容器中，撒上黑胡椒即可完成。

TIPS

此道濃湯低鈉、低鉀、低磷、低蛋白，腎臟病患適用。

營養即時通

高麗菜　十字花科，抗氧化力強，含鉀量低，富含纖維、維生素 C 以及多種植物營養素，能有效改善便秘、腎臟病、癌症、動脈硬化；此外，還有豐富的葉酸，可以預防貧血，對腎臟健康有益。含維生素 K、U，可促進胃黏膜的修復，改善胃潰瘍、十二指腸潰瘍所引起的不適，被稱為廚房中的胃藥。日本有研究發現，高麗菜等十字花科蔬菜所含的硫配醣體，能殺死幽門螺旋桿菌，有抑制胃炎的功效。

洋蔥　　洋蔥中含有二烯丙基硫化物，可降低血脂、防止血管硬化，減少心血管疾病、高血壓、慢性腎臟病的發生。所含植物殺菌素如大蒜素等，有很強的殺菌能力，有助利尿、祛痰、發汗、預防感冒。所含黃尿丁酸，可使細胞更好地利用糖分，從而降低血糖，適合糖尿病、三高、合併腎臟病患者。

menu.03
低鉀精力湯

這些人也適合：

☑三高 ☑過敏 ☑減重 ☑預防感冒

**350cc
1人份**

**蔬菜
1份**

**水果
1份**

營養成分表

熱量	95.2kcal
脂肪	0.6g
蛋白質	1.9g
醣類	23g
膳食纖維	3.3g
鈉	10mg

INGREDIENTS

○ 蘋果—— 80g

○ 鳳梨—— 70g

○ 蒸熟的紫洋蔥—— 50g

○ 蒸熟的高麗菜—— 40g

○ 老薑—— 3g

○ 冷開水—— 100cc

腎臟病

STEP

1. 將所有材料置入容杯，打 50 秒，即完成。

營養即時通

紫洋蔥　洋蔥可利尿、抗發炎，減少泌尿系統感染，減少水腫，預防心血管疾病、預防感冒，
好處多多。紫洋蔥比黃色和白色洋蔥營養更豐富，因為含花青素，除了抗氧化功
能更強，還可以促進視網膜周圍微血管的循環，保護視力與眼睛，同時可鞏固肌
膚的膠原蛋白，維持皮膚彈性，抗老又美肌。洋蔥低鉀，又經燙熟，鉀含量更低。

高麗菜　也可換成紫高麗，是 CP 值最高的花青素食物。燙熟可減少鉀含量。
蘋果、鳳梨也都是低鉀水果。

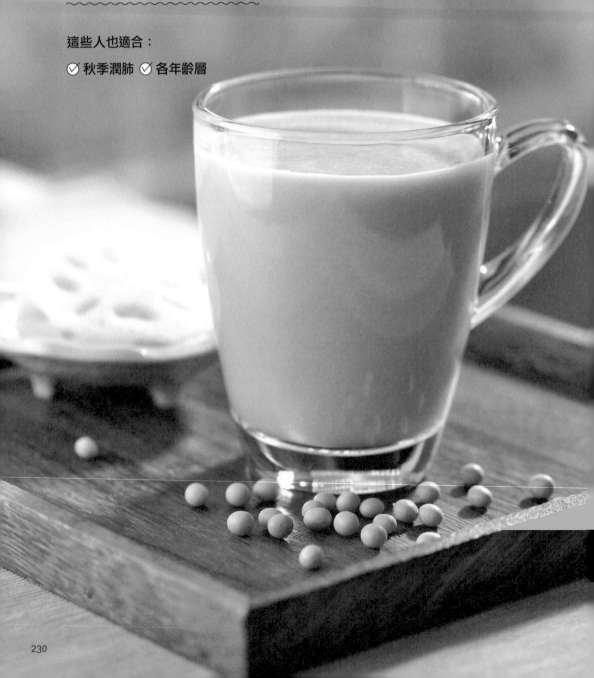

menu.04
蓮藕黃豆漿

這些人也適合：

☑ 秋季潤肺 ☑ 各年齡層

350cc
1人份

豆類
1份

根莖類
1份

○○○○○○○○○

營養成分表

熱量	142kcal
脂肪	4.2g
蛋白質	9.7g
醣類	18.7g
膳食纖維	4.7g
鈉	14mg

INGREDIENTS

○ 煮熟黃豆 —— 50g

○ 蒸熟蓮藕 —— 50g

○ 原色冰糖 —— 1 大匙

○ 熱開水 —— 250cc

STEP

1. 將所有材料置入容杯，蓋緊杯蓋，打 1 分半鐘即完成。

營養即時通

黃豆　　研究證實，黃豆製品可減輕腎絲球過濾率，減緩腎絲球硬化的進程。在動物實驗中，黃豆所含大豆異黃酮可抑制腎臟炎反應及纖維化，保護腎臟。大豆現在已被歸類為高生理價蛋白質。

蓮藕　　富含澱粉、鈣、維生素 B12、C 等，極具營養價值；尤其蛋白質含量低，卻可提供腎臟病人需要的熱量。中醫認為蓮藕熟食可補養體力、緩解焦慮、改善失眠。

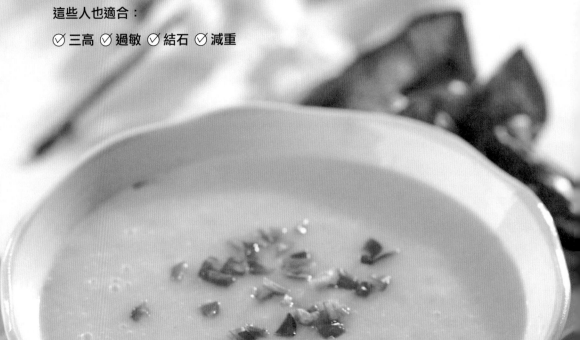

menu.05

冬瓜木耳濃湯

這些人也適合：

☑ 三高　☑ 過敏　☑ 結石　☑ 減重

part

| 900cc
3 人份 | 全穀
2 份 | 蔬菜
3.7 份 |

營養成分表

熱量	233.5kcal
脂肪	2.2g
蛋白質	5.7g
醣類	45.5g
膳食纖維	6.7g
鈉	210mg

INGREDIENTS

○ 冬瓜（含籽和皮）—— 350g

○ 新鮮黑木耳—— 20g

○ 薑—— 4g

○ 糙米飯—— 100g

○ 熱開水—— 450cc

○ 海鹽—— 少許

○ 胡椒—— 少許

STEP

1. 有機冬瓜用刷子洗淨外皮，切成 4 塊；黑木耳洗淨。將連皮帶籽的冬瓜和黑木耳放入電鍋內鍋，外鍋放 1 杯水蒸熟。

2. 將所有食材放入容杯，蓋緊杯蓋，打 1 分鐘即完成。

營養即時通

冬瓜　有利尿消腫、清熱解毒、降火消炎的功效。含有丙醇二酸，可防止發胖，健康減肥。冬瓜的皮、籽、肉、瓤、葉皆可入藥，尤其以皮、籽的藥用價值最高。皮煮水可清肺祛痰，還可降低血中膽固醇。冬瓜籽除利水外，還能促進干擾素產生，增強抗病力。所以料理冬瓜時，可別把這些寶貝都丟了。

黑木耳　和白木耳同屬於真菌類，有增強免疫功能、抗病毒、抗腫瘤作用。富含膳食纖維，每 100 克黑木耳就有 6.5 克膳食纖維，其中的可溶性纖維能降低膽固醇及飽和脂肪酸，減少產生血栓的機會，也可減緩醣類吸收，調控血糖濃度。黑木耳還有抗凝血物質能減少血小板凝結，降低罹患心血管疾病的風險。最近的研究發現，黑木耳的酵素和植物鹼可以催化膽、腎、膀胱結石，潤滑管道，排出結石。

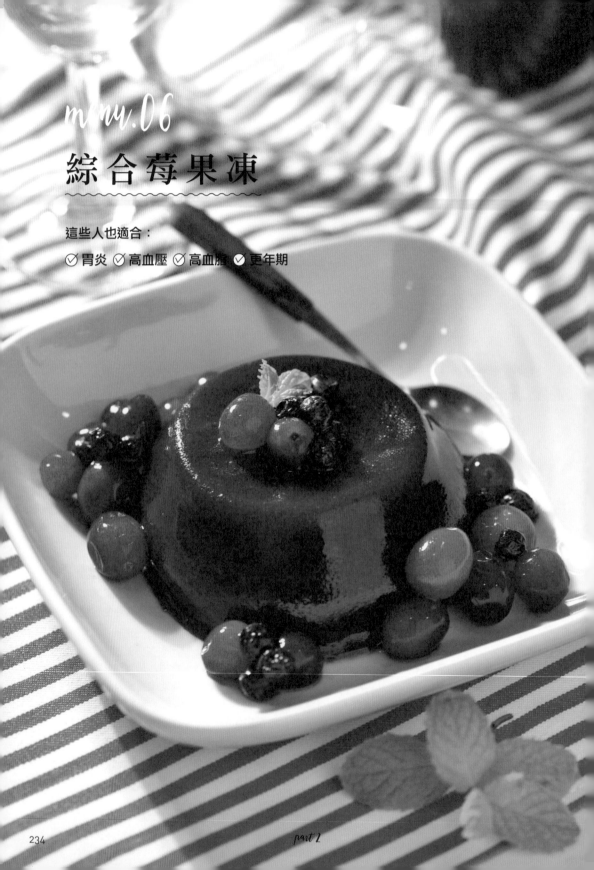

menu.06
綜合莓果凍

這些人也適合：

☑ 胃炎 ☑ 高血壓 ☑ 高血脂 ☑ 更年期

約 6 份

營養成分表

熱量	405.4kcal
脂肪	0.2g
蛋白質	0.4g
醣類	75g
膳食纖維	8.6g
鈉	8mg

INGREDIENTS

○ 蔓越莓——50g

○ 藍莓——50g

○ 原色冰糖——6 大匙

○ 冷開水——400cc

○ 洋菜粉——1 大匙

STEP

1. 將蔓越莓、藍莓、原色冰糖與冷開水依序置入容杯，蓋緊杯蓋，打 40 秒。

2. 將打好的綜合莓果汁倒入不鏽鋼鍋，放置瓦斯爐上煮滾，再加入 1 大匙洋菜粉，適度攪拌，煮滾後倒入容器中放涼即完成。

營養即時通

蔓越莓　被廣泛用以預防或治療尿道、陰道方面的細菌感染。泌尿道感染如果沒有盡快治療，細菌就可能從輸尿管進入腎臟，引起腎盂腎炎（Acute pyelonephritis; APN）。減少泌尿道感染風險，腎臟受感染風險也就會跟著下降。蔓越莓籽內含有大量脂肪酸、莓酸，可以防止血管阻塞、降低膽固醇，尤其能殺死胃中的幽門桿菌。

藍莓　有抗氧化力極強的花青素，豐富的果膠可舒緩腹瀉和便秘，單寧酸也可防止尿道發炎。藍莓對腎臟內微血管也有強化作用，有助腎絲球的過濾功能。

menu.07
黑糖粉圓

這些人也適合：

☑ 成長中孩童 ☑ 銀髮族 ☑ 補充體力

100g

INGREDIENTS

○ 黑糖——25g

○ 蓮藕粉——40g

○ 熱開水——30cc

○ 糖水——少許

營養成分表

熱量	231.9kcal
脂肪	0g
蛋白質	0.2g
醣類	58.9g
膳食纖維	0.1g
鈉	16mg

STEP

1. 將蓮藕粉置入容杯，蓋緊杯蓋，打 30 秒，將蓮藕粉打成綿密細粉狀。完成後將其中 1/5 的蓮藕粉倒入小碗中，作為沾粉。

2. 將另外 4/5 的蓮藕粉和黑糖置於大碗中，加入 30cc 的熱開水攪拌均勻，揉成長條狀，再分小塊揉成小顆粉圓，置入裝有蓮藕粉的小碗中沾粉，避免沾黏。

3. 將開水煮滾，加入原色冰糖煮至融化，放入粉圓煮熟即完成。

TIPS

這是一道低蛋白、低鉀、高熱量的甜品。

營養即時通

蓮藕粉　　低蛋白、清涼退火，可開胃、促進消化。

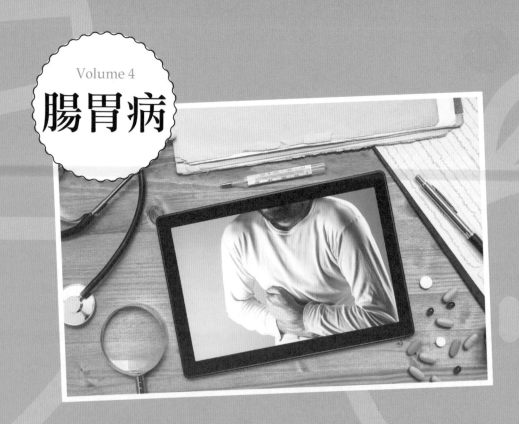

Volume 4

腸胃病

攪拌是使食物容易消化吸收、又能保存所有營養的最簡單、有效率的方法。

—— 安・威格摩爾博士（Ann Wigmore）

腸胃道，身心健康的重要防線！

腸胃通常是健康失衡倒下的第一張骨牌，並且會引發一連串效應。諾貝爾獎得主細菌專家梅奇尼可夫便說：「**衰老始於腸。**」其實健康、聰明也始於腸胃。

便秘、脹氣、消化不良、拉肚子，很多人覺得是家常便飯不以為意，其實，點點滴滴的症狀正提醒你：你的腸道已經開始衰老了！衛福部的

一項問卷統計發現，30% 的小學生有便秘的問題。醫學界的調查研究也發現，中壯年人腸道老化的程度比實際年齡多出 10 歲以上；而 65 歲以上的銀髮族，便秘的現象更嚴重。

兒童便秘會影響身高。有便秘問題的學童，平均身高比沒有便秘的矮約 3 公分。這是因為便秘會影響食慾及營養吸收，導致兒童缺乏長高所需的營養。便秘更影響患者的生活品質和情緒，研究顯示，**有便秘問題的上班族群有憂鬱傾向的比例達** 33.3%，比無便秘上班族群高 17.6%！這可能跟腸道菌群不夠健全、血清素製造不足有關。至於銀髮族常因濫用瀉藥或反覆就醫，增加醫療支出；過度用力排便，甚至可能引發急性心肌梗塞、腦血管（腦血栓）意外。

腸胃失衡的影響不只於此，因為它也是人體內最大的微生態系統，共有上千種菌群，約 100 兆的腸道菌生活其中，掌管著人體 70% 以上的免疫功能，成為維護人體健康的天然屏障，所以千萬別把腹脹、胃痛、胃酸逆流、便秘當成小毛病。

其實，我也是腸胃病的老病號。過去「藥罐子」時代，便秘、脹氣、消化不良、胃痛、拉肚子、腸胃炎，這幾個老毛病常常是接踵而至，循環不已。每天要吃好多胃藥，甚至曾經胃痛到在地上打滾。可是自從我開始喝精力湯，這些問題都逐項解決了，並且 20 多年不再煩我。秘密就在精力湯中豐富的膳食纖維不僅使我排便順暢，解決了我的便秘問題，而且讓我腸中的好菌軍容壯盛，提升了免疫力和自癒力；而豐富的酵素改善了我消化不良的問題；多元的抗發炎物質逐步改善腸胃道的發炎現象，增加營養吸收能力。

「火燒心」患者也能喝全穀精力湯

「喝咖啡、吃甜食，又讓你胃食道逆流了嗎？」這句廣告詞很多

人都耳熟能詳，這是因為台灣胃食道逆流的盛行率逐年上升，已經高達25%，每4人就有1人，儼然成為新興文明病！

跟心血管疾病一樣，胃食道逆流也有年輕化的趨勢，過去好發年齡層是30歲至60歲族群，近年來連國中生的盛行率也超過15%。這跟年輕人喜歡吃甜食、油炸物與含糖飲料，刺激胃酸分泌，引發胃食道逆流有關。另外，課業壓力或許也是刺激青少年胃酸增加的原因之一。

胃食道逆流最常見的症狀就是「溢赤酸」與「火燒心」，飯後老覺得脹氣、反酸、噁心，甚至嘔吐。醫師指出，一周出現一次以上胃酸逆流，罹患食道腺癌的機率高出無症狀者7.7倍，若症狀出現在夜間，罹癌風險更高出10.8倍。令人擔心的是許多症狀，如**聲音沙啞、吞嚥困難、久咳不癒、鼻涕倒流、常「失聲」、睡眠呼吸中止都可能是胃食道逆流在作怪，但當事人並不自知**；也有些人覺得胃酸逆流不是什麼大毛病，長年忍受症狀或只是發作時吃藥抑制，導致「酸害」持續加劇。最嚴重的結果是食道癌病例逐年增加。以美國為例，從1970年代到現在，食道癌發生率成長650倍，極可能取代結腸癌，成為美國第二大癌症。台灣食道癌的發生率10年來增加兩倍，死亡率也超越肺癌、肝癌、大腸癌等三大癌症來到第一名，因為食道癌通常發現時已是晚期，5年的存活率只有10%到15%。

問題是這種因生活習慣引起的疾病，光吃藥並無法根治，一定要從改善飲食做起。常有人建議胃食道逆流患者在發作期避免吃高纖食物，所以很多人誤以為有胃食道逆流問題就不宜喝精力湯或吃全穀。其實，高纖食物可以改善便秘，預防腹脹所引起的胃食道逆流；即使是在胃食道逆流的發作期，也不用特別避吃高纖食物。約翰霍普金斯大學醫學院的研究也發現，增加攝取膳食纖維，有助避免胃食道逆流

的發生。但最好吃容易消化的水溶性膳食纖維，不要吃容易引起消化不良的芹菜、竹筍等粗纖維。

胃病雖不是大病，但胃是消化食物的器官，胃不好吃進去的東西無法消化，會引起腹脹，吃飽了胃痛、肚子餓也胃痛，有時疼起來像有把刀在割胃，我現在想起那種痛還會頭皮發麻。所以我最感謝精力湯的，就是它治好了我的胃病，不再胃痛、脹氣、打嗝、放屁，腸胃炎也離得我遠遠的。

精力湯能幫胃預先消化

有位醫生很贊同我的方法。他說：「把高纖食物打成精力湯，就叫預先消化。」因為在攪拌的過程中，已經先把粗纖維磨細，減少胃的負擔，難怪我開始喝精力湯之後，胃痛逐漸改善。事實上，我們原本就該把食物嚼得那麼細再吞下去，但大多數人都沒耐性，難怪隨著生活節奏加快，胃病人口也逐年增加。

另外，精力湯中的蔬果含有強力抗氧化物質，可降低發炎，修復傷口。經過調理機事先充分攪碎，能幫腸胃省下不少力氣，還可以優先修復精力湯經過的食道、胃、十二指腸等消化道。所以，精力湯對於胃腸不好、食道逆流、胃發炎或潰瘍的患者，是一項很好的選擇。

大力推廣精力湯、並且幫助許多人重獲健康的安‧威格摩爾博士，對此有很深體認。她說：「攪拌（Blending）是使食物容易消化吸收、又能保存所有營養，最簡單又有效率的方法。」**她用這套飲食方式調養 3 年後，直腸癌、氣喘、關節炎和偏頭痛等不藥而癒。**之後基於傳教士的善心，她又設立了好幾個健康中心供重症病人療養。

她發現大部分在她那兒療養的病人，除了癌症或其他嚴重的病症，也都有消化系統的問題，營養不能吸收、廢物又排不掉，病當然好不

了。而把全食物加以攪拌，不僅能解決病人營養吸收和排泄的問題，還可以把身體原本用以消化吸收的能量省下來，轉而用來加強自癒力，難怪許多病人都能順利康復。

徹底磨碎纖維，忌生冷、牛飲

不過，還是有人問我，怎麼喝「高纖的精力湯」卻喝出胃潰瘍？直到有一次我演講完，一位聽眾告訴我，她一發現自己得到癌症，就開始喝精力湯調養身體，只不過癌症是控制住了，胃卻受傷，得了胃潰瘍；後來她改用我推薦的全營養調理機打精力湯，才逐漸康復——原來是有些調理機難以真正磨碎纖維，反而會加重胃的負擔，沒想到我還真的碰上真人實例了！讓我深自慶幸還好一開始就選對了機器，否則胃「痛上加痛」，我一定很快就放棄打精力湯這個方法。

除了選對機器之外，還有幾點要注意。**如果打精力湯當早餐喝，最好起床時先喝一杯溫開水，半小時之後再喝精力湯。**冰冷的食物傷胃，最好前一晚先將蔬果拿出冰箱，恢復室溫再打精力湯；**或者用37度左右的溫水打精力湯。**另外，喝的時候千萬不能牛飲。不妨優雅一點，小口咀嚼，讓湯汁跟唾液充分混合再吞下去，以避免脹氣引起胃不舒服。

很多人覺得胃病不是病，常常自行買成藥解決，久了就從慢性胃炎拖成胃潰瘍、萎縮性胃炎，甚至胃癌。所以，如果胃經常不舒服，應該先就診，了解胃痛的原因——是飲食造成，還是與壓力、情緒有關？胃痛是因為胃躁熱還是虛寒？先釐清方向，再找到最適合自己的食材，配合精力湯的調養，相信胃炎、食道逆流的狀況很快就能改善。

eating GUIDELINES 胃病患者的飲食守則

- **飯前一定要放鬆情緒**

  引發胃病的原因很多，壓力是其中一個重要因素。可以先聽聽音樂、伸伸懶腰、拉拉耳垂、按摩耳朵，舒緩情緒後再進食。

- **細嚼慢嚥**

  吃飯時一定要細嚼慢嚥，每一口飯最好咀嚼 30 次以上，兩邊牙齒次數均等。這樣吃飯不僅可以減少脹氣、消化不良、胃痛，還可以減肥。

- **戒食、減食、慢食**

  酒、咖啡、濃茶、甜食、醃製食物、辛辣調味料都要忌口。如果時間很急，寧可不吃或少吃，否則對胃傷害更大。七分飽是一句老話，不過最新研究顯示，老鼠如果減食 30%，活得久、老化得慢。減食、慢食是保持青春健康長壽最省錢的好方法。

- **選擇益胃的食材打精力湯**

  食道逆流、胃炎或胃潰瘍患者喝精力湯，可以多選擇對胃有益的食材。含維生素 A、C 的蔬果能保護黏膜、促進傷口癒合；蘋果可健胃整腸；葡萄暖胃健脾；高麗菜是天然胃藥。山藥也可保胃，不過生山藥食用過量會刺激胃酸，又易脹氣，所以胃潰瘍病人應以熟食為主。黑白木耳和秋葵也是益胃的蔬菜；香蕉可舒緩胃酸對胃黏膜的刺激；木瓜幫助消化 …… 都是很好的食物。

- **能緩解胃脹氣的食物**

  酪梨、蘆筍、白蘿蔔泥、鳳梨、薑、茴香。

• 控制糖分攝取

根據中醫觀點，甜食傷脾胃，會導致脹氣、消化不良。打精力湯時，太甜的乾果或蔬果，最好不要加或少加，打奶漿類也少加糖。

• 注意寒熱平衡

如果擔心蔬果太寒，可加堅果或薑，幫助平衡寒熱。薑能幫助緩解胃部不適、減緩脹氣。剛開始也可先嘗試溫熱的精力湯。有些胃炎患者吃糙米、五穀米等粗食會刺激胃黏膜，但是打成奶漿就沒有這層顧慮，還可以吸收全穀的營養：如番薯五穀米漿、南瓜精力湯、芋頭五穀鹹粥等都相當不錯。四神湯健胃補脾，煮熟了放進調理機打成濃稠奶漿，也是暖胃健身的精力湯，但有便秘的人要少吃。

• 胃食道逆流，這些不能吃！

- 平日飲食要避免含糖飲料、碳酸飲料、咖啡和茶等含咖啡因的飲料、葡萄酒、巧克力及加工肉品和各種加工食品、糖果、甜點。當然也要避開油膩和燒烤食物。
- 避免空腹時食用酸度較高的食物，如柑橘類水果，包括檸檬、萊姆、柳橙、葡萄柚。
- 盡量避開產氣食物，如生洋蔥、青椒、大蒜、豆莢類。
- 牛奶遇到胃酸會凝固，造成消化的負擔。過去認為牛奶可以中和胃酸，現在發現效果有限，反而會刺激胃部分泌更多的胃酸。
- 少量多餐。固體食物宜與液態食物分開在不同時間食用。

• 其他注意事項

- 飯前不要大量喝水，以免沖淡胃液。
- 飯後不宜立即吃冰冷食物，因為胃消化需要保持攝氏 37.5 度，冰冷食物會使胃的消化作用暫停，導致消化不良。
- 飯後別立刻躺下或伏案工作，這些都會造成胃酸逆流。
- 水果最好在兩餐中間吃。

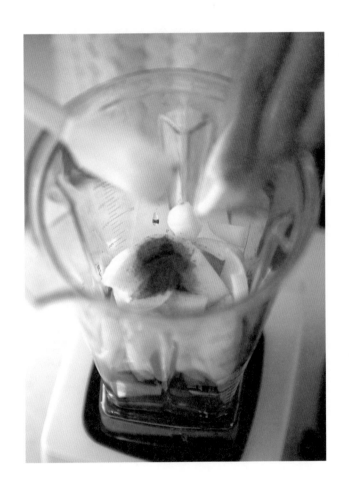

menu.01

健胃綠拿鐵

這些人也適合：

☑胃炎 ☑胃潰瘍 ☑美白 ☑減重 ☑憂鬱 ☑懷孕 ☑三高

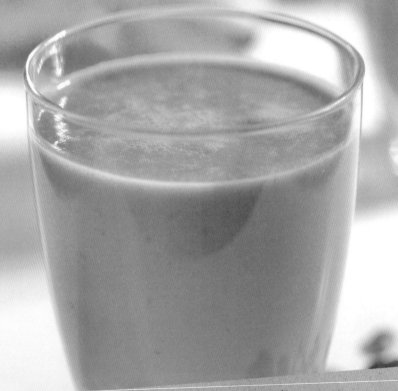

腸胃病飲食需求

1. 低油高纖飲食，不僅可預防、也可治療消化性潰瘍。

2. 十二指腸潰瘍患者採高纖飲食，復發機率較低纖飲食者少一半以上。

3. 可溶性纖維比粗纖維對消化道黏膜刺激更少、好處更多，用調理機將纖維攪碎至極細緻，可享受高纖好處，卻不致刺激潰瘍，並減少胃部負擔。

4. 多元不飽和脂肪酸如亞麻油酸，可抑制幽門螺旋桿菌生長，預防消化性潰瘍。

400cc 1人份	蔬菜 1份	水果 1份	堅果 1份	蛋白質 1份

營養成分表

熱量	223.8kcal
脂肪	7.4g
蛋白質	12.8g
醣類	29.6g
膳食纖維	4.1g
鈉	126mg

INGREDIENTS

○ 菠菜、高麗菜──各 50 公克（生鮮）

○ 香蕉──50 公克　　○ 綜合堅果──1 大匙

○ 蘋果──50 公克　　○ 大豆胜肽──2 大匙

○ 芭樂──50 公克　　○ 冷開水──約 120cc

STEP

1. 將蔬菜洗淨，用煮沸的開水汆燙 30 秒撈起，放涼備用。

2. 將水果洗淨，切小塊備用。香蕉剝除外皮後，切塊備用。

3. 將所有食材放入調理機，加水後蓋緊杯蓋，開機打 40 ～ 50 秒後，即完成。

TIPS

菠菜中的草酸含量高，最好先用熱水汆燙，去除過多的草酸，以免妨礙人體對鐵質與鈣質的吸收。

營養即時通

菠菜　可促進胃液分泌，增進食慾，幫助消化；豐富的膳食纖維還能幫助腸道蠕動，有利排便。含豐富葉酸，可減少憂鬱情緒。

高麗菜　含抗潰瘍因子，具有保護消化道黏膜的作用，是一種天然的抗潰瘍食物。

香蕉　含有豐富是人體無法自行合成的色胺酸、維生素 B6，可保護胃黏膜、減少胃酸刺激，幫助製造血清素，穩定情緒，減少焦慮。

芭樂　含糖量低，豐富膳食纖維和鉀可健胃消脹氣；豐富維生素 C 可提升抗氧化能力，也有助安定情緒、減少焦慮、美白肌膚。

一個人的綠拿鐵食材

當季綠葉蔬菜 100 克（汆燙前）；當季水果 2-3 種共 150 克，堅果 1 大匙，胜肽 2 匙，開水 100-150cc，等於一份蔬菜，一份水果，一份油脂，一份蛋白質。

Ps 1. 綠色蔬菜種類最好經常替換，以免累積過多同樣的植酸。
2. 深綠色葉菜是地表最健康的食物，以每卡路里來計算，深綠色葉菜提供的營養最豐富。每天多吃 1 份綠色蔬菜就能降低 20% 的心臟病發和中風的風險。所含葉綠素能防止致癌物質進入 DNA。

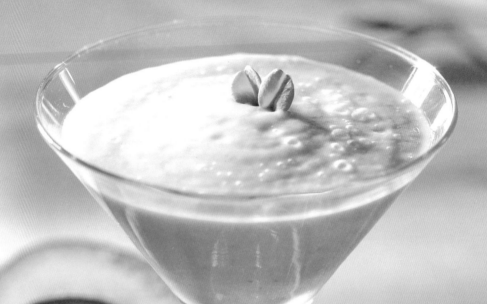

menu.02
酪梨精力湯

這些人也適合：

☑脹氣 ☑胃炎 ☑胃及十二指腸潰瘍

☑三高 ☑美白 ☑減重

400cc
1人份

INGREDIENTS

○ 豌豆苗——20g   ○ 大豆胜肽——1 大匙

○ 酪梨——60g   ○ 冷開水——150cc

○ 鳳梨——70g

○ 蘋果——80g

營養成分表

熱量	144.9kcal
脂肪	0.9g
蛋白質	7.6g
醣類	29.7g
膳食纖維	5.4g
鈉	62mg

STEP

1. 將所有食材放入容杯，打 40 秒即完成。

腸胃病

營養即時通

豌豆苗　含有豐富的蛋白質、膳食纖維及 β- 胡蘿蔔素、維生素 C、鈣、磷、鐵等礦物質，
　　　　並含有 17 種人體必需的氨基酸，可預防因胃酸分泌過多而導致的胃痛。

酪梨　　含有比香蕉更多的鉀，而富含鉀的食物可以幫助鈉離子排出，減少因為高鈉飲食
　　　　而導致的脹氣。含有多元不飽和脂肪酸，不只能保護心血管，還可抑制幽門螺旋
　　　　桿菌生長，預防或緩解消化性潰瘍。

蘋果　　含豐富可溶性纖維，可以降低十二指腸潰瘍發生率。

鳳梨　　含有天然的鳳梨蛋白酶，能幫助減緩脹氣與消化不良。

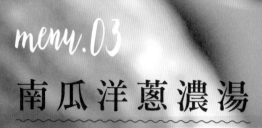

menu.03
南瓜洋蔥濃湯

這些人也適合：

- ✓ 預防癌症及調養 ✓ 預防感冒 ✓ 抗過敏
- ✓ 預防骨質疏鬆 ✓ 降血糖

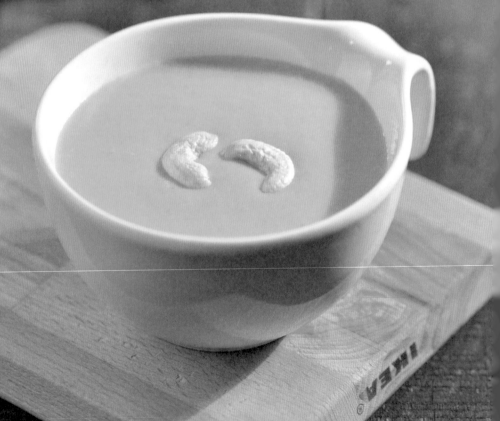

1000cc
3 人份

全穀
1 份

根莖
2 份

蔬菜
1 份

油脂
2 份

營養成分表

熱量	331.5kcal
脂肪	11g
蛋白質	9.3g
醣類	52.8g
膳食纖維	5.8g
鈉	187mg

INGREDIENTS

- 蒸熟南瓜 —— 200g（連皮帶籽）
- 洋蔥 —— 100g
- 糙米飯 —— 50g
- 腰果 —— 10g
- 鹽 —— 1/4 茶匙
- 橄欖油 —— 1 茶匙
- 熱開水 —— 600cc

STEP

1. 將橄欖油倒入鍋中，再倒入洋蔥炒香（至微黃狀態）備用。
2. 將所有食材置入容杯，打 1 分半鐘即完成。

腸胃病

營養即時通

南瓜　含大量果膠，可保護胃壁，減少潰瘍，促進膽汁分泌，幫助食物消化。豐富的維生素 A、C 與 β-胡蘿蔔素可增強黏膜細胞抵抗力，抑制癌細胞生長，預防肺癌、子宮頸癌、乳癌、攝護腺癌、大腸癌、食道癌等；吃南瓜一定要連皮帶籽，因為皮是纖維和植化素含量最豐富的地方，南瓜籽含有人體必需的微量元素鈷和鋅。

洋蔥　含硫化物和蔥蒜化合物，可抗氧化，清除自由基，預防胃癌；洋蔥能降血糖，而且不論生食熟食，都有效果；可抗過敏，減少鼻黏膜腫脹，促進血液循環、發汗。洋蔥含有至少 3 種抗發炎的天然化學物質，根據德國的研究，可使哮喘的發作機率降低一半左右。洋蔥也是最能夠防止骨質流失的一種蔬菜。

山藥銀耳燕麥粥

這些人也適合：

- ☑ 癌症預防及調養　☑ 慢性支氣管炎
- ☑ 肺氣腫　☑ 三高　☑ 潤膚　☑ 美白

| 450cc 2人份 | 全穀 2份 | 根莖 0.3份 | 蔬菜 0.5份 |

營養成分表	
熱量	159.2kcal
脂肪	3.7g
蛋白質	4.0g
醣類	28.0g
膳食纖維	10.1g
鈉	205mg

INGREDIENTS

○ 蒸熟山藥 —— 25g
○ 蒸熟白木耳 —— 50g
○ 燕麥飯 —— 100g
○ 白胡椒 —— 少許
○ 竹鹽 —— 1/4 茶匙
○ 熱開水 —— 250cc

STEP

1. 將山藥去皮，白木耳洗淨泡發（或用鮮白木耳，口感及效果更佳），放進電鍋蒸熟備用。

2. 將熟山藥、白木耳、白胡椒、竹鹽、熱開水，依序放入容杯，啟動高速，打 30 秒。

3. 再將燕麥飯放入容杯，將調速鈕由 10 轉回 1，來回 3 次，將燕麥飯切碎，即完成。

　　　　　　　　　　　　　　　　　　　　　　　　　　　　營養即時通

山藥　含有消化酵素，可幫助消化，促進吸收；山藥的黏液蛋白可保護胃黏膜，還能維持血管彈性，減少皮下脂肪沉積，降血糖。有學者研究發現，山藥當中的薯蕷皂苷配基，可讓大腦中類澱粉蛋白沉積物大幅減少，因此山藥對於阿茲海默症的預防效果，相當令人期待。

白木耳　富含膳食纖維，可加強胃腸蠕動，減少脂肪吸收。中醫認為白木耳可滋陰、潤肺、養胃、生津、益氣、補腦、強心。患有慢性支氣管炎、肺氣腫、高血壓、便秘、皮膚乾燥者，以及病後、產後虛弱、營養不良都很適合用白木耳調理。需要注意的是白木耳有抗血小板凝集的作用，故有出血症的病人，不宜食用。

燕麥　含有豐富的可溶性膳食纖維，可改善腸內細菌叢的生態，增加有益菌，並能降膽固醇和降血脂，是低 GI（升糖指數）食物，當主食可以減少熱量攝取，有助於穩定血糖濃度。

menu.05
芋頭糕

這些人也適合：

☑ 三高　☑ 慢性腎炎　☑ 止瀉

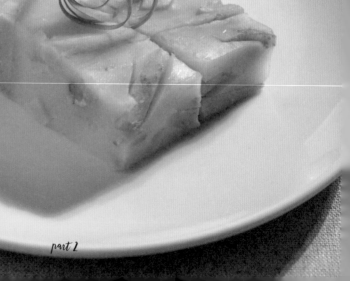

part 2

約 1 盤
8~10人份

INGREDIENTS

○ 在來米——2 米杯

○ 芋頭——300g

○ 白胡椒粉——少許

○ 鹽——1/2 茶匙

○ 冷開水——900cc

腸胃病

STEP

1. 將在來米洗淨，用 540cc 的冷開水浸泡 3~4 個小時備用。

2. 將芋頭洗淨、去皮、切塊。

3. 將調速鈕轉至刻度 2，啟動電源，打開透明小上蓋，將芋頭塊投入容杯中切碎（量多時可使用攪拌棒協助）。完成後倒入電鍋內鍋，並加入 360cc 的冷開水。

4. 將泡好的在來米及浸泡的水、鹽及白胡椒粉放入容杯，打 5 分鐘，打到奶漿變成稠狀，達到糊化狀態。

5. 將打好的米漿倒入電鍋內鍋，與切碎的芋頭混合，外鍋加 3 杯水蒸熟，即完成芋頭糕。

營養即時通

芋頭　　中醫認為芋頭有開胃生津、消炎鎮痛、補氣益腎等功效，用以主治胃痛、痢疾、慢性腎炎等。芋頭的澱粉顆粒小，容易消化，所含膳食纖維也非常高，約為米飯的 4 倍，與許多蔬菜相當，有助於消化道修復及通便。芋頭還含有氟，可以預防蛀牙。

menu.06
秋葵蒸蛋

這些人也適合：

✅ 各年齡層 ✅ 減重

約 1 盅
2 人份

INGREDIENTS

○ 雞蛋——2 個
○ 秋葵——3 根
○ 鹽——適量
○ 醬油——15cc
○ 香油——5cc
○ 冷開水——適量 (約蛋液的 1.2 倍)

營養成分表	
熱量	219.8kcal
脂肪	15.9g
蛋白質	14.9g
醣類	3.6g
膳食纖維	0.8g
鈉	1045mg

STEP

1. 將秋葵洗淨,切丁待用。
2. 雞蛋加水、鹽攪拌均勻。蛋和水的比例為 1:1.2,宜使用溫水或冷開水。
3. 利用篩網將打好的蛋液倒入燉盅內,過濾多餘氣泡,並放入秋葵。
4. 外壺加水至 1,000cc,將燉盅安裝好,按花果茶鍵,煮 10 ～ 15 分鐘即可。
5. 加入醬油、香油調味後即可食用。

TIPS

可用保鮮膜包覆燉盅玻璃蓋,再蓋燉盅上蓋,可減少蒸蛋出現氣孔。

營養即時通

秋葵　　果實間有果膠和醣類組成的黏液,可保護胃壁,修復損傷的胃黏膜,預防胃炎和胃潰瘍;並能促進胃液分泌,提高食慾,改善消化不良等症狀;豐富的水溶性膳食纖維可促進腸胃蠕動,防止便秘,是健胃潤腸的好食材;還可輔助降血壓、降血糖。易有飽足感,是控制體重的瘦身好食材。

雞蛋　　幾乎包含生命需要的所有重要營養素,包括蛋白質、脂肪、維生素、礦物質等,擁有最合乎人體需求的氨基酸比例,被稱為人類理想的營養庫。雖然膽固醇含量高,但最新研究認為食物膽固醇對血膽固醇的影響並不大,加上蛋含有卵磷脂、膽鹼等幫助脂肪代謝的營養素,所以一般健康成人吃一整顆完整的蛋,是沒有問題的。蒸蛋比其他料理方式更容易消化。

肝病

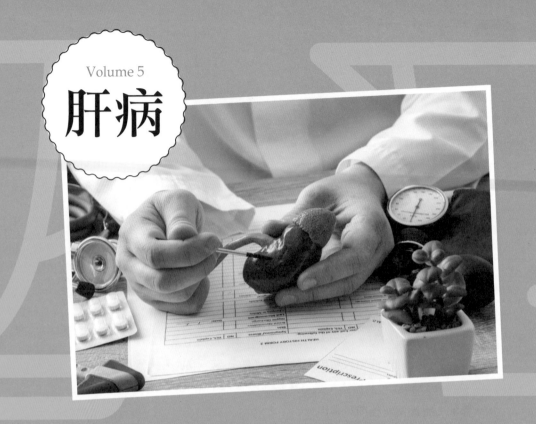

大部分的化學物質和藥品都是經由肝代謝，因此不亂吃補品、藥品，是讓肝休養生息最重要的一步。

小型肝癌的恐怖：六成沒有症狀！

「肝不好，人生是黑白的！」這句大家耳熟能詳的廣告詞，宣示肝的重要性。肝是人體內最大的器官，負責醣類、脂肪、蛋白質、維生素和礦物質等營養素的合成、代謝、儲存、活化和運送。幫助體內脂肪消化的膽汁，也是由肝製造。也就是說人體營養的消化、吸收、儲存，幾乎都和肝有關。

解毒是肝臟另一重要功能。肝細胞可以將有毒物質如酒精、藥物，及身體產生的廢物如氨、膽紅素等轉變成無害物質，再經膽汁或尿液排出體外，所以肝臟也被稱為人體的化學工廠。肝功能的正常與否，還會影響到免疫機能、造血系統、凝血功能和血漿容積。

然而，肝也是最沉默的器官，一來沒有神經分布幫它傳達感覺；其次，肝即使只剩三成功能，仍會照常運作。因此當察覺症狀時，肝往往已經到了崩潰邊緣，把人生逼近黑暗角落，這也是肝病可怕的地方。

根據衛福部統計，台灣一年約有1萬3,000人死於肝病，其中約8,000人死於肝癌，其餘5,000人死於其他慢性肝疾和肝硬化。其中，七成由B肝造成，二～三成與C肝有關。小型肝癌大約60%都不會產生症狀，如果沒有定期篩檢，非常容易忽略，等到出現症狀時，通常已是肝癌晚期。因此，很多被檢查出罹患肝癌的患者，往往都無法接受：「我明明就沒有不舒服，每天正常吃飯、睡覺、上班，體力也都沒問題，怎麼可能會得肝癌？」

跟心血管疾病一樣，年輕的肝癌患者也有增加的趨勢，二三十歲就被確診肝癌的病例，不再鮮見。一位專家感慨的說：「20年前，一年都難收到幾個肝癌患者。如今在肝病中心，二三十歲的年輕肝癌患者每星期都能碰到好幾個。我科接診的最小肝癌患者年僅16歲。」

B型肝炎帶原者是肝癌的高危險群，發生肝癌的機率是一般人的100倍以上。台灣曾經是B肝大國，但是自從1986年政府領先全球，率先推動新生兒全面注射B肝疫苗以來，B肝帶原人數已經從高峰期的300萬下降到2018年的171萬。但還有很多人不知道自己有B肝，或者不以為意，沒有積極追蹤檢查。我也曾經是其中一員，直到我先生發現罹患肝癌，才知道B肝的嚴重性。

至於C型肝炎，由於它的症狀極不明顯，且潛伏期可達20年，往

往在「悄無聲息」中持續對肝臟進行破壞。因此雖然台灣因 B 肝引起的肝癌在減少中，但 C 肝引起的肝癌卻在增加中。而過去 C 肝主要傳染途徑是血液透析，現在則是來自不安全性行為及毒癮藥物注射者。

別讓你的肝反覆發炎！

無論是肝癌、肝硬化、或其他慢性肝病，通常都是由肝發炎引起的。肝炎中最常見的是病毒性肝炎，除了會引起肝癌及肝硬化的 B 型和 C 型肝炎之外，還有 A 型和 E 型肝炎，這兩種肝炎都是透過飲食、飲水傳染，屬於急性肝炎，大多會自我痊癒並產生抗體。

最可怕的是猛爆性肝炎。一旦罹病，死亡率高達七成，而且常常在短時間內急速惡化，讓醫護人員束手無策，給人來勢洶洶、致死率極高、多攻擊壯年男性的恐怖印象。很多人把猛爆性肝炎稱作「爆肝」，並且跟「積勞成疾、累死」畫上等號。其實病毒性肝炎、藥物、補品或偏方、酒精等才是引發猛爆型肝炎常見的原因。尤其是 B 型肝炎，台灣的猛爆型肝炎最常見原因就是慢性 B 型肝炎的急性發作。常吃具有肝臟毒性的藥品，如一般常用的解熱鎮痛劑普拿疼，劑量過大也可能引發猛爆性肝炎。

另一種常見的現象叫「脂肪肝」，是指肝細胞的脂肪含量增加、聚積。原因可能是體重過重、血脂肪過高（包括膽固醇及三酸甘油脂）、急性或慢性肝炎、糖尿病控制不佳、酗酒或藥物所導致。**但過度減肥，導致飲食中蛋白質及熱量長期缺乏，而形成低蛋白血症，也會導致大量脂肪酸從脂肪組織中釋放進入肝臟，形成脂肪肝。**由於國人脂肪肝的比例相當高，幾乎達四成，所以醫病雙方經常都不以為意，但其實已是一個警訊。有脂肪肝的人，有 1/4 的機率會產生「脂肪肝炎」，

也就是脂肪肝合併肝細胞發炎、壞死；若長期不斷、反覆性地發炎，就會導致肝纖維化、肝硬化，也有 3 ～ 4% 會罹患肝癌。

我先生在發現罹患肝癌前 4 年，就已檢查出有脂肪肝，但當時並沒有把它當成警訊，也沒有採取任何行動來改善生活型態，繼續抽菸、熬夜、大塊吃肉、終日忙碌、很少運動，而終於讓肝「癱瘓」。如果當時稍微留意，也許肝癌可以更早發現，不至於讓自己陷入險境。

好消息是，肝也是人體中唯一有再生功能的器官，即使正常肝細胞低於 25%，還是可以再生成正常的肝臟。所以只要好好護肝，黑白的人生並不難再轉換成彩色人生。生活作息規律、正常飲食、不要亂吃藥、不要抽菸喝酒、知道自己是否為 B 型或 C 型肝炎帶原者，定期驗血、照超音波、監測肝臟功能，就是最好的保肝之道。

WHOLE HEALTH *news* 全健康小事典

是肝有毛病，還是生活習慣出問題？

• • • •

很多人經常覺得疲勞、倦怠、渾身痠痛，以為自己的肝或腎有問題，看醫生卻檢查不出病因，這可能是生活習慣不良造成的亞健康狀態，但也有可能是營養缺乏引起。事實上，身體若長期缺乏某種營養素，也會導致器官機能失常，譬如缺少維生素 B 群會容易疲累、昏沉，也容易得到癌症。可以多吃糙米、全麥，或在精力湯中添加小麥胚芽、酵母粉或花粉，以補充 B 群。

護肝第一步：吃食物不吃食品

　　我也是 B 肝帶原者，一出生就從母親身上垂直感染 B 肝病毒；也曾因為工作忙，不注重養生和飲食，肝臟出現纖維化的現象，照超音波時，醫生還提醒我，「肝臟看起來很粗糙，有點像砂紙。」肝纖維化是肝硬化的前奏曲，如果再不呵護照顧，恐會繼續發炎惡化，這對我的健康真是一記嚴厲的警告！我的護肝第一步就是：吃食物不吃食品。食品內摻雜太多人工添加物，像是色素、防腐劑、香料，進入人體都變成毒，會加重肝臟負擔。接著，我改變烹調習慣，盡量低溫炒菜或燙煮、涼拌，避免讓高溫油炸、煎烤所產生的致癌物質繼續傷害肝臟，也避免過量的脂肪影響肝功能。高糖的糕餅糖果、容易受黃麴毒素污染的食物如花生、玉米，也在限制或少吃之列。

　　改掉好吃炸物和熬夜等不良生活習慣之後，我開始喝精力湯，積極養生。喝了一段時間之後，就不再聽到醫生說我的肝「粗粗的」了，肝指數和超音波檢查也顯示一切正常。而我先生最明顯的感受就是，喝精力湯比較不容易感覺疲勞，所以每天早上一定要來一杯。喝了二十多年精力湯不僅讓他常保健康，現在竟然連帶原都不見了，讓醫生好驚訝。可見只要供給適當的營養，善待自己的身體，即使是 B 肝帶原或者有慢性肝炎、肝癌病史，病毒也活躍不起來，甚至可以把病毒驅逐出境。

天然養肝法：綠色入肝、均衡營養

　　很多人常問，吃什麼能補肝？其實不亂吃補品、藥品、甚至保健食品，讓肝休養生息是護肝最重要的一步，因為大部分的化學物質和藥品都是經由肝代謝。其次重要的是均衡飲食。**雖然蛋白質對肝臟的健康相當重要，但大魚大肉、攝取過量蛋白質反而會加重肝臟負擔。**

part 2

大量新鮮蔬果不僅能抗癌、保心，也能護肝。因為肝臟進行各種新陳代謝作用時需要的酵素和維生素，在新鮮蔬果中含量最豐富。尤其蔬果富含植化素和強力抗氧化物質，可以幫助肝臟抗發炎、減少脂肪吸收；酵素則可以幫助消化，清除毒素，減少肝臟負擔；膳食纖維也能預防便秘，帶走體內毒素，調節代謝功能，助肝一臂之力。

中醫認為綠色入肝，所以打精力湯時可以多選擇一些綠色蔬果，如奇異果、芭樂、羽衣甘藍、芝麻葉、小松菜、萵苣，及青花芽苗、綠豆芽等。另外，黃豆、黑豆、毛豆、綠豆及豆芽含有卵磷脂及多種維生素、蛋白質，卵磷脂可以乳化肝臟和血管中的脂肪，構成卵磷脂的膽鹼也是肝細胞的主要補給原料。所以用煮熟的豆類加糙米飯打成濃濃的豆漿，也有助於保肝護肝。

慢性肝炎患者的肝臟機能衰退，解毒和排毒能力不若正常人，飲食越清淡越好，以最自然的方式攝取均衡的營養，就是給肝臟最好的滋補。

肝炎病毒潛伏在身體裡，就像休眠中的巨獸。常保心情愉悅、作息正常，三餐也吃得健康均衡，它就會一直沉沉睡去；可是一旦過度疲累，吃下過量的肉類、油炸物和人工添加物，就會像在體內放鞭炮，給了病毒攻擊肝臟的機會。有位常常應酬、避免不了喝酒的雜誌總編輯就告訴我，他有喝精力湯，肝功能指數就正常，若一段時間忘記喝，指數又會明顯往上升。因此日常飲食要注意以下幾點：

• 調節飲食質量

如果出現脂肪肝、肝硬化或已是慢性肝炎患者，生活上更要注意不喝酒、不抽菸、不亂吃成藥。動物性蛋白質最好控制在 15% 以下，以魚、蛋和家禽為主，少吃紅肉；多吃蔬菜、水果、豆類和堅果。全穀也是保肝好食物，研究人員在 2014 年的研究中確認了全穀類能減少肝臟發炎的風險。

• 嚴控鹽分和水分

肝硬化腹水的病人，飲食上必須控制鹽分和水分的攝取，喝精力湯應該少加水，打成濃漿或泥狀，分多次食用。

• 注意體質平衡寒熱

如果擔心體質過於虛寒不適合吃涼性蔬果，可用蘋果、葡萄、紅蘿蔔、芝麻、紅棗等溫熱屬性的食材，或以煮熟的根莖類和豆、穀類打漿，像是南瓜加糙米、洋蔥、腰果打成南瓜濃湯，黑豆加糙米飯和紅棗打成濃漿。

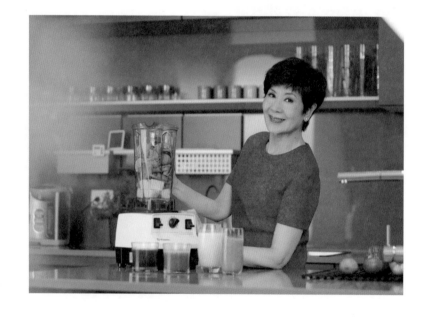

menu.01

蔓越莓精力湯

這些人也適合：

- ☑ 防癌 ☑ 三高 ☑ 腸胃
- ☑ 尿道發炎 ☑ 骨質疏鬆
- ☑ 護眼 ☑ 美膚 ☑ 減重

肝病飲食需求

1. 慢性肝炎：新鮮天然、均衡清淡、多蔬果、高抗氧化、適量蛋白質。
2. 急性肝炎：高熱量、高蛋白，以加速修護、幫助肝細胞再生。
3. 肝硬化：依情況限制蛋白質攝取量。
4. 腹水：限鹽、限水。

part 2

450cc
1人份

INGREDIENTS

○ 蔓越莓——50g　　○ 葡萄——150g
○ 紫高麗菜——15g　○ 桑葚汁——50cc
○ 紫洋蔥——10g　　○ 冷開水——150cc

營養成分表　📖

熱量	133.4kcal
脂肪	0.5g
蛋白質	1.6g
醣類	27.5g
膳食纖維	1.4g
鈉	16mg

STEP

1. 將所有食材洗淨，置入容杯，蓋緊杯蓋，打40秒鐘即完成。

TIPS

如有新鮮或冷凍桑葚取代桑葚汁更好。

營養即時通

肝病

蔓越莓　在抑制肝癌細胞生長的培養皿實驗中，蔓越莓擊敗其他常見水果。一些體外研究也發現，蔓越莓能有效對抗多種癌症，包括腦癌、乳癌、大腸癌、肺癌、口腔癌、卵巢癌、攝護腺癌、和胃癌。但科學家一直無法找出蔓越莓的抗癌效果到底出自哪種主要成分，尤其它的籽內也含有大量脂肪酸、莓酸，可以防止血管阻塞、降低膽固醇，尤其能殺死胃中的幽門桿菌，這也再度證明未經加工的全食物應該才是最好的選擇。

紫高麗菜　護肝第一名的蔬菜。含花青素及蘿蔔硫素。花青素能防止脂肪在肝細胞中堆積。蘿蔔硫素可刺激肝臟解毒酵素的活性以助排毒，含量是普通高麗菜的4倍，纖維也比白色高麗菜多但較硬，故宜攪碎，生食的效果比煮熟好。

葡萄　所含丹寧酸能減少病毒活力。葡萄籽和皮內含丹寧酸、兒茶素、花青素最多，除了預防癌症、保護心血管，尚可促進食欲，改善消化不良，降低肝病毒，減輕發炎。所以吃葡萄一定要連皮帶籽。

桑葚　含有豐富的花青素、氨基酸、活性蛋白、維生素B、C和鈣、鐵。桑葚裡的多酚類物質可減少發炎與細胞壞死對肝臟造成的損傷，研究發現可抑制酒精性肝炎、非酒精性肝炎、化學性肝炎。

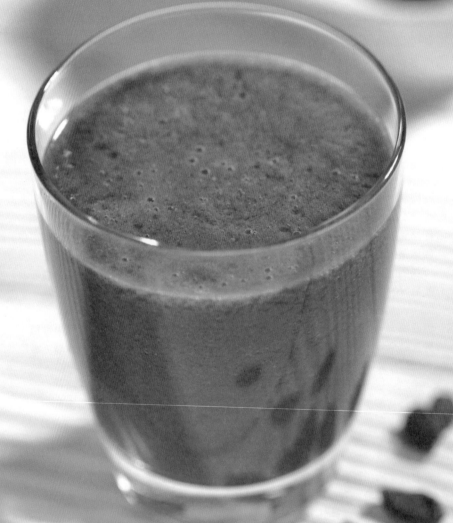

menu.02
黑豆山楂枸杞飲

這些人也適合：
☑ 三高　☑ 心血管　☑ 消化不良　☑ 預防腦部退化　☑ 保護視力

600cc
2人份

INGREDIENTS

○ 蒸熟黑豆——50g   ○ 黑糖——20g
○ 山楂——20g   ○ 熱開水——500cc
○ 枸杞——20g

STEP

1. 山楂、枸杞洗淨，山楂用熱開水浸泡約 1 小時，枸杞用冷水浸泡約 10 分鐘。

2. 將所有食材置入容杯，蓋緊杯蓋，打 2 分鐘即完成。

TIPS

適合脂肪肝、慢性肝炎患者食用。

肝病

 營養即時通

黑豆　　有 18 種氨基酸，蛋白質含量高達 36～40%，相當於肉類含量的 2 倍、雞蛋的 3 倍、牛奶的 12 倍，可加速肝細胞修復。維生素 E、B 含量很高，可抗發炎、增加活力，還含有 2% 的蛋黃素，可防止大腦因老化而遲鈍。黑豆的浸泡、蒸熟方法同黃豆。

山楂　　現代藥理學研究顯示，山楂可以促進脂肪分解，幫助消化，適合肥胖、脂肪肝、病毒性肝炎患者食用，還有抑菌、降血脂、強心等功能。

枸杞　　枸杞子多醣是一種水溶性多醣，可改善人體新陳代謝、促進蛋白質合成、加速肝臟解毒和受損肝細胞的修復；並有抑制膽固醇、三酸甘油脂的功能，還能有效減少脂肪褐素的堆積，抑制脂肪肝形成。所含玉米黃素是雞蛋的 50 倍，可保護視力預防黃斑部病變。

menu 03

綜 合 精 力 湯

這些人也適合：

☑ 抗癌 ☑ 降三高 ☑ 骨質疏鬆 ☑ 減重 ☑ 美白 ☑ 減少過敏 ☑ 改善自閉

part 2

350cc 1人份	蔬菜 0.3份	水果 2份	堅果 1份

營養成分表 📋

熱量	247.2kcal
脂肪	7.5g
蛋白質	10.7g
醣類	38.4g
膳食纖維	6.3g
鈉	71mg

INGREDIENTS

- 青花椰芽苗 —— 20g
- 豌豆苗 —— 10g
- 鳳梨 —— 80g
- 蘋果 —— 70g
- 奇異果 —— 1 顆
- 帶皮檸檬 —— 1 片
- 綜合堅果 —— 1 大匙
- 大豆胜肽 —— 1-2 匙
- 冷開水 —— 150cc

STEP

1. 將所有材料置入容杯，打 40 秒鐘即完成。

營養即時通

青花椰芽苗	所含蘿蔔硫素比青花椰菜多四倍，可提升肝臟的解毒作用，加速體內的毒素排出，進而促進新陳代謝。另外，蘿蔔硫素還能預防脂肪堆積，消除肥胖及代謝症候群；降低鼻子過敏發炎；改善第二型糖尿病。最近的研究發現，每天食用 2 ～ 3 份的十字花科蔬菜，所含蘿蔔硫素可在幾周之內改善自閉症患者的社交行為和口語溝通。
奇異果	含豐富的鉀、鎂、鈣、葉酸還有維他命 E、維他命 C，可提高免疫力，阻止致癌因子亞硝酸胺的形成，預防胃、大腸、肝、食道等癌症。中醫認為它可以泄肝膽之熱，也就是解毒保肝。不僅含糖量比較低，而且能調節人體對糖的代謝，有防治糖尿病的作用，還可以改善失眠。
檸檬	具有養肝健脾、防毒解毒的功效，經常適量食用可保護肝細胞免受自由基的破壞，可有效地促進蛋白質的合成，加快肝細胞的修復與再生功能。
大豆胜肽	營養學家建議每天至少攝取 15 公克的大豆蛋白。大豆胜肽是將優質大豆蛋白仿造人體酶解過程，變成小分子的胜肽，可以由小腸黏膜直接吸收，減少肝的負擔，補充優質蛋白質，並且增添精力湯風味。

menu.04
山藥薏仁奶漿

這些人也適合：

☑ 抗癌 ☑ 重病 ☑ 體弱 ☑ 銀髮族

500cc
2 人份

INGREDIENTS

○ 蒸熟山藥——80g（蒸熟後重量不變）

○ 蒸熟薏仁——80g（約生薏仁 20g）

○ 紅棗——7 顆

○ 蒸熟芡實——80g（約生芡實 25g）

○ 冷開水——150cc

STEP

1. 將紅棗洗淨、去籽，與冷開水一起放入電鍋中蒸熟備用。

2. 將蒸熟的山藥、薏仁、芡實、紅棗及蒸紅棗的水一起放入容杯，蓋緊杯蓋，打 60 秒即完成。

TIPS

適合肝炎、腹水、肝硬化患者食用。

營養即時通

山藥 芡實 薏仁	山藥和芡實是四神湯中的兩味，可食補亦可入藥。山藥性甘平，滋陰補氣，對肺、腎、脾胃有益；薏仁健脾去濕、清肺化痰；芡實止瀉止遺、防夜尿、健脾補腎。三者都有收斂之效，可減少體內濕氣、積液、膿瘍，亦可減少腹水，滋補身體。山藥、薏仁、芡實都是主食類，本品等同 3 份主食，即 3/4 碗白飯。
紅棗	含有三萜類化合物，可抑制肝炎病毒的活性，幫助慢性肝炎帶原者保肝，並改善貧血。且能提高體內單核——吞噬細胞系統的吞噬功能，保護肝臟，增強體力。

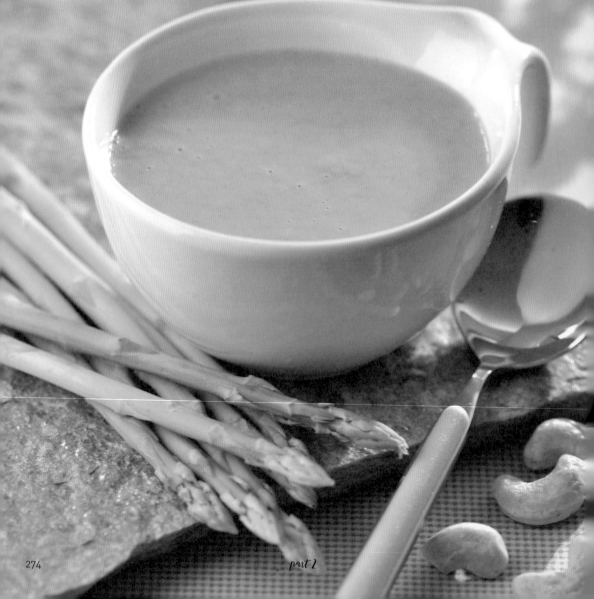

洋蔥蘆筍濃湯

這些人也適合：

☑ 脂肪肝 ☑ 防癌、抗癌 ☑ 三高 ☑ 預防感冒、哮喘

蔬菜
2 份

全穀
1 份

堅果
3 份

800cc
4 人份

營養成分表

營養成分表	
熱量	350.9kcal
脂肪	11.9g
蛋白質	15.4g
醣類	44.7g
膳食纖維	5.6g
鈉	195mg

INGREDIENTS

○ 蘆筍—— 100g
○ 洋蔥—— 100g
○ 糙米飯—— 60g
○ 生腰果—— 30g

○ 薑黃粉—— 1/2 茶匙
○ 鹽—— 適量
○ 黑胡椒粉——適量
○ 熱開水—— 500c.c

STEP

1. 將洋蔥加少量橄欖油炒香（至微黃狀態）備用。

2. 將蘆筍燙熟備用。

3. 將所有食材依序置入容杯，蓋緊杯蓋，打 1 分半鐘，即完成。

4. 可依個人喜好適量加入黑胡椒，增加風味。

營養即時通

蘆筍　　含有穀胱甘肽（glutathione）能夠強化肝臟功能，有助排毒。蘆筍尖端部分有豐富的多酚，能有效預防動脈硬化及高血壓。根部含有天門冬醯胺 (Asparagine)，能增強免疫力、使細胞恢復正常生理狀態，並可幫助身體排除多餘水分。也是名列前茅的抗癌蔬菜。

洋蔥　　所含硫化物和蔥蒜化合物具有促進血凝塊溶解、降血脂、促進脂肪分解作用。並可刺激腸道產生酵素，解除致癌物質毒性；同時可抗過敏，減少鼻黏膜腫脹，促進血液循環、發汗。洋蔥含有至少 3 種抗發炎的天然化學物質，可以治療哮喘，根據德國的研究，可使哮喘的發作機率降低一半左右。

薑黃　　所含薑黃素 (Curcumin) 可幫助降低膽固醇、血脂和三酸甘油脂，保肝解毒，減少脂肪肝，對肝炎病毒有抑制作用。但薑黃會抑制血小板凝集，因此有血液凝固疾病或使用抗凝血劑的人，最好不要食用；薑黃素也會刺激膽囊及子宮收縮，有膽結石及懷孕的婦女，不要吃太多。如正在接受 B 肝或 C 肝藥物治療，千萬不要使用薑黃，尤其要避開薑黃保健品。根據日本肝臟學會統計，因為健康食品及非處方藥而罹患藥物性肝病的人口，有高達 24.8% 是肇因於食用薑黃素膠囊保健品。

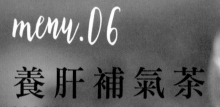

menu.06
養肝補氣茶

這些人也適合：

☑ 抗癌 ☑ 3C族群 ☑ 貧血 ☑ 更年期 ☑ 銀髮族 ☑ 預防感冒

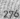

營養成分表

熱量	27.9kcal
脂肪	0.1g
蛋白質	0.8g
醣類	6.1g
膳食纖維	1.1g
鈉	25mg

INGREDIENTS

○ 西洋蔘——3克
○ 枸杞——5克
○ 紅棗——5克
○ 冷開水——500cc

STEP

1. 將食材洗淨，置入北鼎壺裡，按花草茶模式煮10分鐘。

TIPS

此道茶飲日常飲用，可補氣養肝、增強免疫、解熱止喘、消除疲勞、預防感冒、減緩老化。

營養即時通

西洋蔘　　別名花旗蔘、粉光蔘，可補氣養陰、生津止渴，並可護肝、增強免疫功能。

枸杞子　　補肝益腎明目。

紅棗　　　養血安神、抑制肝炎病毒。

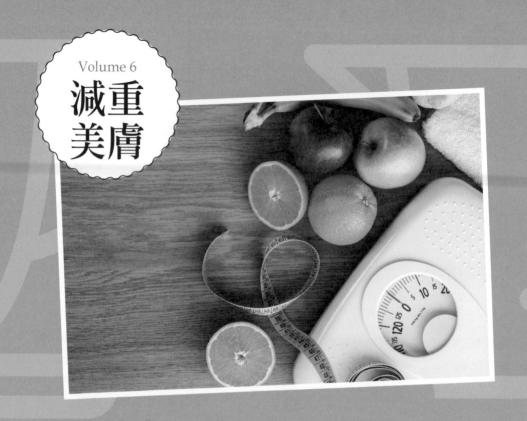

Volume 6

減重美膚

皮膚和身材的好壞，反映了身體內部的狀況；只要補足身體所需的均衡營養，就比較不易有饑餓感、老想吃亂七八糟的東西，五臟六腑都處於良好狀態，自然能由內美到外。

胖就是病，還會要人命

你還覺得「小孩胖嘟嘟的才可愛！」「人到中年，發福是必然？」「胖一點，只是身材不夠窈窕，沒甚麼大不了？」錯！錯！錯！早在 1996 年肥胖就已經正式被世界衛生組織（WHO）認定是一種「疾病」，因為它對人類健康的威脅日趨嚴重，並且在國際間迅速蔓延，需要積極預防

及治療。

肥胖對兒童的影響更大。別再說：「小時候胖不是胖」，小學時期肥胖在成人後有六到七成仍然肥胖；而肥胖的國中生更高達七到八成變成肥胖成人，由此可知，小時候胖，長大後會更容易變胖。肥胖會影響兒童的生長跟社會心理發展，因此，肥胖症的預防和治療必須在兒童早期就開始。

肥胖被視為健康大敵，主要是因為肥胖是一切慢性病的源頭。除了高血壓、心臟病、腦中風、糖尿病、痛風、脂肪肝之外，肥胖也會增加罹患癌症的風險。包括大腸直腸癌、食道癌、胰臟癌、膽囊癌、肝癌、胃癌、腎臟癌和乳癌、子宮頸癌、子宮內膜癌、卵巢癌、攝護腺癌等 12 種癌症，都與肥胖關係密切。

世界癌症研究基金會 2018 年第三版防癌研究報告，列出 10 種癌細胞特性，其中 6 項就與肥胖有關。

肥胖的中年女性得膽囊炎的機率也比較高。還有研究發現，超重女性月經失調的比例較高，更年期也來得較早。肥胖一族還飽受退化性關節炎、睡眠呼吸中止的痛苦與威脅。和體重正常的人比較，肥胖者的平均餘命明顯減少，男性會減少 13 年，女性則減少 8 年。

根據 2018 年最新出爐的統計，台灣成人過重及肥胖盛行率為 45.4%，其中男性為 53.4%，女性為 38.3%，國小學童為 28.1%，也就是男性平均每 2 人有 1 人、女性每 3 人有 1 人、兒童每 3.5 人就有 1 人過重與肥胖。肥胖高峰是 55 ～ 64 歲的族群，過重與肥胖盛行率達 48.32%；65 歲以上，比率略降至 47.88%。雖然我們已經甩掉亞洲第一胖的「盛名」，但值得警惕的是：過去在西方國家才比較多見的中、重度肥胖者，現在在台灣卻越來越常見。嬰幼兒時期到學齡前的肥胖盛行率也有增加趨勢。

什麼叫過重、肥胖，可是有標準定義的。WHO 用身體質量指數（BMI）來衡量，亞洲人因為身體脂肪含量較高，所以 WHO 的理想體重基準值是 BMI ≧ 18.5 ≦ 22.9，BMI 超過 23 為過重，大於 25 就算肥胖。國內衛生署的標準則是 1824，也就是 BMI 在 18 ～ 24 之間為標準，大於 24 是過重，超過 27 才算肥胖；雖然寬容了一點，但保守估計，全台灣仍有 900 萬人體重過重或肥胖。

　　醫學臨床也顯示，一個人的 BMI 指數一旦站上 24 以上，罹患惡性腫瘤、心臟病、腦血管疾病、糖尿病、高血壓、腎炎、腎病症候群及腎病變、慢性肝病及肝硬化等名列國人十大死因排行榜疾病的風險，都會隨之倍增。

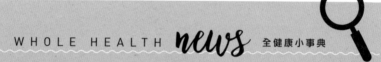

WHOLE HEALTH *news* 全健康小事典

算算看，你是肥胖一族嗎？

- **用 BMI（body mass index，BMI）「身體質量指數」來計算：**
  體重（公斤）÷ 身高（公尺）的平方
  例如身高 160 公分，體重 50 公斤的人，其身體質量指數為：
  50÷（1.6X1.6）=19.5。

- **另一個更簡單的方法則是量腰圍：**
  男性腰圍超過 90 公分（約 35.5 吋），女性腰圍超過 80 公分（約 31.5 吋），就稱為肥胖。

你以為體重標準？小心隱性肥胖泡芙族

　　BMI 也不是萬無一失，它的主要缺點是無法顯示體脂肪的比例。有一位 165 公分、64 公斤的 45 歲女性，BMI 還不到 24，平時作息正常，外型也不胖，腰圍只有 72 公分，有一天卻忽然中風。經檢查後才發現，她的血壓、空腹血糖、三酸甘油脂和低密度膽固醇全都超過標準值，屬於代謝症候群患者；體脂肪高達 37%，屬於隱性肥胖族，也被稱為「泡芙族」，病因則跟長期高油、高糖、高鹽、低纖的飲食習慣有關。男生體脂超過 25%、女生體脂超過 30%，就是泡芙族的成員，而國內女性泡芙族的比例高達四成。

　　不論是為了美觀或健康，一提到「瘦身」，男男女女都興致勃勃，坊間各式減肥法五花八門，只要上網 Google 一下，就跳出一籮筐的減重訊息：代餐、療方、針灸、道具和藥物……令人眼花撩亂。但是刻意節食或自行服藥，卻可能對健康造成危害。有人減了肌肉卻沒減脂肪，因為肌肉比脂肪重，量起來體重減輕了，脂肪比例卻增高了，越減越糟糕；有人則是長期吃低熱量代餐，結果酮酸中毒；還有人老是在減肥又復胖的循環裡掙扎，把減肥當終身志業；更有人差點減出人命。

高纖飲食，瘦肚纖腰的長效良方

我 20 多年來體重一直沒有太大變化，BMI 始終保持在 20 ～ 21 之間，腰臀比也很好，老朋友見面總愛追問：「到底怎麼保養的？」我從未節食，也沒有刻意減重，就只是每天早上喝一杯全食物打成的精力湯，並且奉行我的飲食六原則，再加上適度運動，我認為這就是控制體重最有效、而且能夠長期執行的方法。

蔬果、全穀、堅果及豆類，含有豐富的膳食纖維，熱量低，卻可以延長胃腸排空時間、增加飽足感，又能減少腸道內脂肪的吸收，是控制體重的好幫手。高纖加水或湯，體積增加，更容易把胃撐飽。最重要的是，高纖食物可以減少便秘，幫忙清除腸中和體內的廢物，連帶使得腰線窈窕、肚腩變小。

充滿生機的食物不只有助維持身材，同時也是營養滿分的新鮮佳餚。每天乾一杯，補足身體需要的植化素、維生素、礦物質和蛋白質、複合式碳水化合物，營養均衡了，身體就不會老是有飢餓感而多吃或亂吃東西了。

為幫助更多朝九晚五的上班族，我又把精力湯變簡單了。只要用市面上盛產的當季蔬菜，加上常見的水果、堅果，就可以打出一杯好喝的綠拿鐵，幫助三餐老是在外的上班族補足蔬果的量，這就是「喝的蔬菜」。許多讀者照我的食譜，每天打精力湯或綠拿鐵喝，通常一兩個月之後，都會發現排便順暢、精神變好、感冒變少、鮪魚肚變小、身材變苗條等令人驚喜的變化。對他們來說，減肥是身體健康的副產品，每個月減 1 到 2 公斤，健康又安全。

其實皮膚和身材的好壞，反映了身體內部狀況，想要苗條、擁有好膚質，只在外表做功夫是不夠的。大自然之母為我們準備了許多平價卻效果非凡的食材，減肥、美膚不用花大錢，只要遵循健康的飲食方式，

part 2

用天然的蔬果穀物調整新陳代謝，加上適當的運動和睡眠，身體自然會由內美到外。

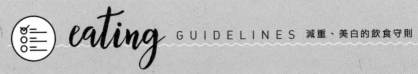

eating GUIDELINES 減重、美白的飲食守則

有體重困擾的人得牢記，要戒的不是營養，而是零食和高油高熱量食物。千萬別不吃飯，而把熱量省下來吃甜點、喝飲料。按照以下的飲食要點展開減重新生活吧！

• 早晚改喝精力湯或綠拿鐵

減重者要避免貪嘴，早餐一定要好好吃。研究發現，早餐吃得越多，越不會在其他時間找東西吃。而成功的減肥是從晚餐開始，可以試著把晚餐改為精力湯、綠拿鐵或奶漿、濃湯，因為晚上少吃，減重效果最明顯，又可以減輕身體負擔，一舉兩得。早晚各一杯蔬果汁或奶漿、濃湯，提高膳食纖維攝取量，中午則維持正常均衡的飲食（仍要注意熱量控制），效果更好。

• 堅果可燃脂、抑制食欲

新鮮蔬果汁最好連皮帶籽打，纖維量更大、更有飽足感、營養也更豐富；為了控制體重，不要選太甜的水果。國外研究發現，堅果可以抑制食欲、提高代謝率、促進脂肪燃燒，所以打精力湯或綠拿鐵時可加適量堅果，或用堅果當點心（一天不超過 30 克）。

減重美膚

• 鈣與蛋白質有益減重

富含蛋白質的食物可以提高飽足感、降低食欲，所以用黃豆、黑豆、毛豆打成豆米漿或濃湯，也是不錯的選擇。同時，豆類、芝麻、糙米、綠色蔬菜等含鈣量高的食物，可以促進脂肪燃燒速率，還能減少身體吸收脂肪的量，長期下來也會帶走不少脂肪，所以高鈣黑芝麻豆漿、黑五寶精力湯是減脂聖品。

• 海帶芽也是消脂良品

研究指出，海帶纖維能減少體內脂肪吸收，減少幅度達 75% 以上。所以我也曾在蔬果精力湯中加入海帶芽，以攝取維生素 A、B 群及鈣、鐵、碘等礦物質，其中的褐藻膠能幫助排便，又能降低膽固醇。如果不喜歡蔬果汁加海帶芽的味道，不妨用蒸熟的毛豆加海藻、用味噌調味，喝起來滋味也挺不錯的。

• 消水腫可以這樣喝

如果是經常水腫的濕性體質，可將紅豆、薏仁蒸熟後，加溫水打成粥喝。薏仁利尿、消腫，紅豆也有補血、消腫效果，以兩者為底，另外加些熟山藥、黃豆、黑豆、芡實等，打成綜合穀奶，既去濕又健胃。擔心吃得太寒，則可以放入龍眼、紅棗等補氣血食材，做好寒熱平衡。

• 美白去痘可以這樣喝

不論是精力湯、綠拿鐵或豆穀漿，都含有豐富植化素、維生素 C 和 E，有助抗發炎；還有豐富膳食纖維可以減少便秘，加速毒素排出，所以都能抗痘、美化膚質。有位媽媽帶著青春期的女兒來參加我的書友會，她開心地跟我分享，她女兒喝綠拿鐵只有兩三個月，滿臉的痘痘就全消了，換來細膩美白的膚質，讓我也開心不已。高維生素 C 的蔬果有助美白；黑、白木耳可防止皮膚生成老人斑；冬瓜木耳濃湯既消水腫又去斑。也可將白木耳加紅棗打成銀耳燕窩，白木耳富含氨基酸和膠原蛋白，有美白聖品之稱，打成濃漿還真有燕窩的口感。

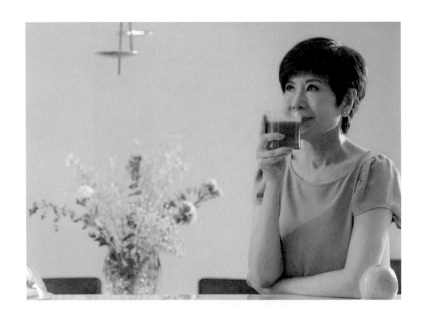

menu.01

番茄精力湯

這些人也適合：

☑ 三高 ☑ 防癌 ☑ 預防感冒

減重美膚飲食需求

1. 低熱量、高纖維、增加飽足感。

2. 鉀可消水腫。

3. 鈣可促進脂肪燃燒，減少脂肪吸收。

4. 堅果與蛋白質可抑制食慾。

5. 維生素 A、C 與植化素有抗發炎、美白效果。

350cc
1 人份

INGREDIENTS

○ 小番茄——約100g   ○ 紫蘇梅汁——15cc

○ 紅蘿蔔——30g   ○ 綜合堅果——1 大匙

○ 蘋果——100g   ○ 冷開水——100cc

○ 去籽金桔——2 顆

營養成分表	
熱量	225.8kcal
脂肪	8.3g
蛋白質	4.5g
醣類	35.7g
膳食纖維	3.8g
鈉	270mg

STEP

1.　將所有材料置入容杯，蓋緊杯蓋，打 40 秒即完成。

TIPS

想要熱量更低，可用大番茄取代小番茄。大番茄屬「蔬菜類」，含醣量較低，1 顆大約是 1 份蔬菜，熱量 25 大卡、醣 5g、膳食纖維 1.2g。小番茄含果糖屬水果類，15 顆左右熱量約 60 大卡、醣 15g、膳食纖維 2.5g。

營養即時通

番茄　　高纖、低脂、含多量的膳食纖維和豐富的茄紅素、β - 紅蘿蔔素等各種植化素，及維生素 A、B、C 等，有助於抗發炎、幫助脂肪分解與代謝，保護心血管，而番茄中富含的膳食纖維、果膠也能增加飽足感、促進體內環保。

金桔果皮　金桔果皮含超抗氧化物——歧化酶（簡稱 SOD），以及酚類化合物如類黃酮類、花青素；同時有 80％ 的維生素 C 在果皮中，所以一定要連皮吃；籽有苦味，可去除。

紫蘇梅汁　有殺菌、抗發炎效果，有助祛寒發汗，也有助清腸解毒。

減重美膚

芋頭五穀鹹粥

這些人也適合：

✓ 銀髮族 ✓ 肝腎較虛 ✓ 常感元氣不足

300cc
1 人份

INGREDIENTS

○ 蒸熟芋頭 —— 70g

○ 蘿蔔乾 —— 15g

○ 煮熟五穀飯 —— 50g

○ 熱開水 —— 150cc

營養成分表	
熱量	186kcal
脂肪	1.7g
蛋白質	4.7g
醣類	37.8g
膳食纖維	4.4g
鈉	497mg

STEP

1. 將蒸熟芋頭和熱開水置入調理機容杯，蓋緊杯蓋，高速打 1 分鐘。

2. 將蘿蔔乾和五穀飯置入調理機容杯，蓋緊杯蓋，調速鈕由 1 轉至 10，再由 10 轉回 1，來回 3 次，切碎食材，就可以保留粥的口感而不會變成米漿。

TIPS

這是特別為忙碌的職業婦女和上班族所設計的養生粥。趁週末煮好一大鍋五穀飯，一盒盒冷凍起來，臨睡前把芋頭放進電鍋蒸熟，除了蘿蔔乾還可以加入自己喜歡的食材，不到 5 分鐘就可以吃到好喝又營養的粥了。

營養即時通

五穀飯　　比白米有更多營養素；多量纖維易有飽足感，又能幫助腸胃蠕動排毒；豐富的維生素 B 群有益神經傳導、消除疲勞；是低升糖食物，不會讓血糖起起伏伏。

芋頭　　　所含膳食纖維跟許多蔬菜不相上下，可以說是澱粉類的蔬菜。所含的鉀也很高，可以幫助身體排出多餘的鈉，降低血壓。芋頭熱量只有米飯的九成，有時用芋頭當主食，三餐可以多些變化。中醫認為芋頭可強肝健腎，這可能與其粘蛋白可強化肝功能有關；芋頭黏液中的甘露聚醣可活化腦細胞，預防老年癡呆。

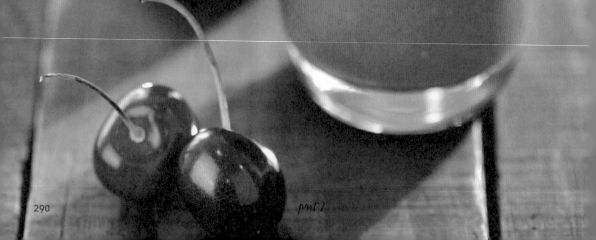

menu.03
櫻桃鳳梨汁

這些人也適合：

☑ 便秘 ☑ 產婦 ☑ 經後貧血

300cc
1人份

INGREDIENTS

○ 櫻桃 —— 100g

○ 鳳梨 —— 80g

○ 冷開水 —— 100cc

營養成分表

熱量	105.8kcal
脂肪	0.6g
蛋白質	1.6g
醣類	26.6g
膳食纖維	2.6g
鈉	5mg

STEP

1. 將所有材料置入容杯,蓋緊杯蓋,打 1 分鐘即完成。

TIPS

櫻桃和鳳梨都有補血、提高新陳代謝速率的功效。

營養即時通

櫻桃　　含豐富鐵質,有助血紅蛋白形成,幫助血紅素攜帶氧氣,給人好臉色;類胡蘿蔔素和維生素C可養顏美容、延緩老化、預防感冒;花青素能抗氧化、減少發炎現象。

鳳梨　　豐富的鳳梨酵素和膳食纖維,有助於腸胃蠕動,清腸解毒,從內而外達到瘦身的效果。豐富的維生素C,有助抑制黑色素生成,美白嫩膚。

減重美膚

牛蒡濃湯

這些人也適合：

☑ 便秘 ☑ 三高 ☑ 預防攝護腺增生

600cc 2人份	蔬菜 1份	根莖 2份

營養成分表	
熱量	304.2kcal
脂肪	16.2g
蛋白質	5.3g
醣類	37.8g
膳食纖維	9.8g
鈉	417mg

INGREDIENTS

- 南瓜 —— 80g
- 牛蒡 —— 100g
- 洋蔥 —— 50g
- 西洋芹 —— 20g
- 紅蘿蔔 —— 30g
- 熱開水 —— 350cc
- 苦茶油 —— 1 大匙
- 鹽 —— 少許
- 義式香料 —— 少許
- 麵包丁 —— 少許

STEP

1. 將南瓜洗淨切塊，連皮帶籽放入電鍋蒸熟（外鍋 1 杯水）。

2. 將牛蒡（皮的營養價值很高，用棕刷或菜瓜布將外皮搓洗乾淨即可）、洋蔥、西洋芹及紅蘿蔔（同牛蒡）洗淨，切塊。

3. 炒鍋中放油，將洋蔥、牛蒡、西洋芹、紅蘿蔔放入，拌炒至蔬菜稍微軟化後，加入蒸熟的南瓜及 750cc 熱開水一起煮，煮滾後熄火。

4. 將煮滾的熱湯放入容杯，蓋緊杯蓋，打 2 分鐘。

5. 將打好的濃湯放入調理器皿中，加入少許鹽、義式香料及麵包丁，即完成。

減重美膚

營養即時通

南瓜	含豐富的膳食纖維、環丙基胺基酸及微量元素鋅、鉻，有助於防治糖尿病。南瓜籽含有豐富的泛酸——維生素 B5，可以緩解靜止性心絞痛並有降壓作用；豐富的不飽和脂肪酸則能預防或改善攝護腺增生。
西洋芹 洋蔥 胡蘿蔔	西洋芹高鉀、高鐵、高膳食纖維、低熱量，可降血壓、血脂。洋蔥具有促進血凝塊溶解、降血脂、擴張冠狀動脈和增加外周血管血流量作用。胡蘿蔔含高達 490 多種植化素，尤其 β- 胡蘿蔔素含量豐富，還有多量的鉀、鈣、鎂、鐵等礦物質，以及維生素 A、B、C；另還含有一種特殊成分，有助於降低血糖，所以被稱為「窮人的人參」。
牛蒡	有「東洋人參」之稱，膳食纖維含量高，可改善便秘、預防直腸癌，降低膽固醇。所含菊糖可調整血糖，亦是一種寡糖，可提高腸道益菌數量，維持腸道功能。根皮上還含有多酚類，可抗發炎，削皮會損失很多。牛蒡根病蟲害少，沒有農藥殘毒問題，又長在地底，也沒有空氣污染問題。

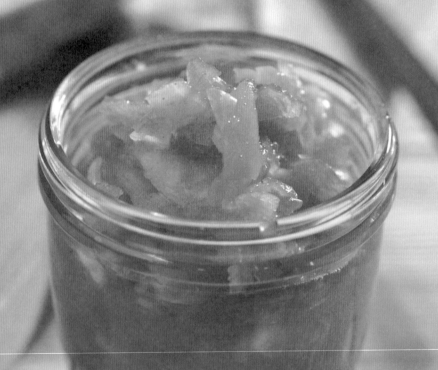

menu.05

莎莎醬

這些人也適合：

☑ 三高 ☑ 感冒 ☑ 各年齡層

500cc

營養成分表

熱量	253.7kcal
脂肪	1.6g
蛋白質	5.3g
醣類	58.4g
膳食纖維	8.4g
鈉	221mg

INGREDIENTS

○ 牛番茄——— 2 顆（約 300g）

○ 甜椒——— 70g　　○ 檸檬汁——— 40cc

○ 洋蔥——— 150g　　○ 鹽——— 1/4 茶匙

○ 蜂蜜——— 2 大匙　○ 辣椒粉——— 少許

STEP

1. 將所有材料置入容杯，蓋緊杯蓋，啟動電源，將調速鈕轉至刻度 3，打 30 秒，過程中使用攪拌棒協助調理。

TIPS

可當沙拉、前菜或點心。

減重美膚

營養即時通

番茄　熱量低、纖維多，有助於控制體重，是好吃又健康的蔬食點心。富含維生素與植
甜椒　化素，具有很強的抗氧化能力，能防止血管破裂老化，抑制癌細胞生長，提高免
洋蔥　疫功能，促進皮膚健康。

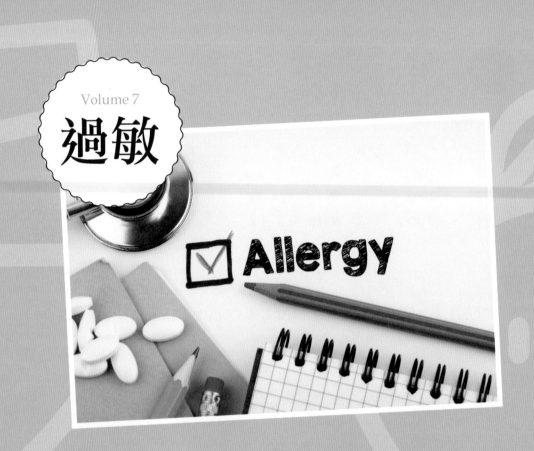

從皮膚炎到氣喘，過敏問題絕對不只是對生活造成困擾，不僅是典型的免疫疾病，也代表身體處於慢性發炎的狀態，除了藥物治療，還要借助飲食、飲水來改善免疫功能失調。

甩不掉的痛苦：氣喘、鼻炎與異位性皮膚炎

「鼻子癢，狂打噴嚏、流鼻水」「黑眼圈好明顯，常被人誤解是睡不好或……？」「老是因為不明原因喘得很厲害，又咳嗽不停」「一進入空氣不好的地方，立刻覺得胸悶、呼吸困難！」「眼睛忽然又紅又癢。」「吃這個也癢，吃那個也癢！」「皮膚又癢又痛，長滿小疹子。」──如果你不時出現以上症狀，很可能，你就是過敏一族。

「過敏」是一種發炎反應，是監控環境的感覺神經太過敏感、導致免疫反應過度。當過敏原入侵，免疫系統對過敏原產生大量免疫球蛋白抗體 E 抗體（IgE），並釋出組織胺，使身體產生微血管擴張、血管通透性增加、平滑肌收縮等一連串反應，如發生在皮膚就會起紅疹發癢，產生異位性皮膚炎；發生在上呼吸道，就會打噴嚏、鼻塞、流鼻水，產生過敏性鼻炎，嚴重的更會引發氣喘而有致命的風險。

　　隨著社會環境及飲食習慣的改變，近年來全球過敏人口大幅增長。而且開發程度越高的地區，過敏現象也越嚴重，幾乎成了一種文明病。台灣海島型氣候特有的濕熱環境，加上溫差大、人口密集，空氣污染嚴重，使國人罹患過敏性鼻炎的比例較歐美國家有過之而無不及。根據統計，台灣地區受氣喘、過敏性鼻炎、異位性皮膚炎所困擾的人約有 1/3，也就是每 3 個人就有 1 個有過敏現象，而且人數還在不斷攀升。

　　過敏好發於兒童。根據 2007 年台北市衛生局調查統計，1985 年幼童有過敏性鼻炎的比例為 7.84%，到了 2007 年增加到 50%。在幼年時期即罹患過敏性鼻炎，容易造成注意力不集中、睡眠和學習品質低落，甚至產生慢性鼻竇炎、中耳炎，嗅覺受損和氣喘等後遺症。根據最新的研究顯示，具有過敏體質的孩子，出現過動症的比例，比一般孩子高出 2.8 倍。

　　罹患過敏性鼻炎的小朋友也可能會合併出現氣喘、過敏性結膜炎、異位性皮膚炎等，也就是所謂的過敏兒。異位性皮膚炎是一種反覆發作的過敏性皮膚疾病，好發於嬰幼兒，尤其是 1 歲以前的小 baby。中醫則稱為「四彎風」，因為經常發生在兩肘彎和兩膝窩。

　　異位性皮膚炎最大的特徵就是癢，由於皮膚處於慢性發炎狀態，常可見大片乾燥紅斑、丘疹，或像小水泡一樣的濕疹、蕁麻疹；有些則乾燥、脫屑，很像「乾癬」。急性發作時傷口還會有滲出液，流湯、流水，

過敏

甚至因為大力搔抓，導致發炎或傷口感染，嚴重時甚至要住院治療，讓父母看了心疼不已。

遺傳、空污、飲食，造就滿街過敏兒

不論是過敏性鼻炎或異位性皮膚炎，與先天過敏性體質關係密切。如果父母之一有過敏體質，孩子有 1/3 的機率得到遺傳；如果雙方都有過敏體質，孩子遺傳的機率則會提高至 1/2 到 2/3。

然而近年來過敏現象飆升，卻不是因為過敏體質的人口增加，而是環境誘發病症的情況增加了──室外空氣污染、PM2.5 肆虐；室內使用空調、門窗密閉……過敏原累積，懸浮粒子濃度居高不下。如近年來中南部空氣品質惡化，氣喘就診人數也翻倍，平均大增三成以上，幾乎超越都會區，就是環境變化誘發過敏的例證。

飲食習慣以及生活方式的改變，也是造成過敏體質容易發病的原因。飲食西化，高油脂、高熱量，使得我們體內分泌更多包括前列腺素、白三烯素等發炎物質，一旦過敏發作，症狀就會變嚴重。研究已經證實，高蛋白、高脂肪和高熱量的食物與氣喘有關；而過多加工食品、精製糖和甜飲料，促使腸內的壞菌分泌更旺盛，干擾你的胃腸黏膜功能，替過敏反應造橋鋪路。臨床上就發現：腸漏症患者幾乎都合併有過敏症狀。

母親哺餵母乳減少，使小孩無法獲得母乳中抗過敏、抗細菌的物質，也是過敏兒增加的原因。根據研究，以牛乳哺育的幼兒，對奶粉中牛奶蛋白過敏的機率是 1~5%。另外，也有研究顯示，小孩在 1 歲前使用抗生素或退燒藥，日後得氣喘與各類過敏的機率會提高。即使是大人，濫用抗生素也會增加過敏的風險。因為濫用抗生素，不僅會讓人體的免疫系統無法健全發展，也會把腸胃道裡面的益生菌都殺死。

防治過敏，吃藥治不了本！

我兒子一出生，頭部就有明顯的黃色油垢和丘疹，讓我擔心不已，害怕他也是個過敏兒。月子一結束立刻帶他去給莊淑旂博士檢查，最後確定是胎裡帶來的燥熱毒素引起脂漏性皮膚炎，讓我頗為懊惱懷孕時不小心吃了燥熱的羊肉爐。還好處置得宜，再加上餵母奶、從小喝全食物精力湯、吃全穀飯調整免疫力，孩子除了臉頰、手臂有點白頭粉刺、摸起來粗粗的之外，並沒有演變成過敏性皮膚炎，現在已經進入青春期，皮膚還是很好，讓我放心不少。

想預防孩子成為過敏兒，可以從飲食著手。例如：懷孕期少吃易過敏的食物，哺餵母乳至少 4 到 6 個月，因為母乳有助於對抗由腸道進入的過敏原，也可以避開牛奶中的過敏原。美國小兒科醫學會甚至建議，如果孩子屬於過敏體質高危險群，最好餵母乳到 1 歲以上。

如果孩子已經是過敏體質，除了治療之外，也可以用飲食來調節免疫力、改善免疫功能失常的現象。因為過敏正是典型的免疫疾病，也是身體一種慢性發炎的現象。而天然完整、未經加工精製的全食物，就含有人體所需的完整營養，尤其富含各種抗氧化、抗發炎的物質，可以改善發炎現象。

水是最天然的抗組織胺

除了改善飲食，還要注意補充水分。當人體缺水時，免疫系統會產生大量的組織胺，組織胺會使支氣管收縮異常，減少通過肺部的氣流，導致呼吸道對外來刺激過於敏感，哮喘和呼吸道過敏等症狀便會發生。同時，缺水使血液裡的含水量不足，導致血液運送氧氣的能力也大為下降，人體各器官無法即時取得氧氣與養分進行代謝活動，在缺血、缺氧、缺能量的情況下，就會發生呼吸短促的現象。實驗也證明，水具有抗組織胺的特性，當身體水分充足時，組織胺的產生與分泌量就會得到控制。因此，氣喘和

過敏兒及時補充水分是很重要的。

最近國外醫學研究證實，**過敏性鼻炎的兒童有自律神經失調的情形**，其特徵是副交感神經過度興奮，造成鼻黏膜腫脹而引起鼻塞、流鼻水、打噴嚏等過度反應的症狀，所以可用調整自律神經的方式改善過敏。小兒科醫師莊靜芬也懷疑，小嬰兒過敏病例增多，可能與媽媽餵奶方式錯誤，造成小孩神經系統處於緊張狀態有關。她建議，媽媽替小嬰兒餵奶後，不要用拍打嬰兒背部的方式幫助嗝氣，以免讓孩子的神經系統突然受刺激而緊張，**不妨改以食指、中指、無名指三指併攏，輕慢溫柔地從嬰兒頸部往下按摩到腰部。**

過敏真的不好受。但好消息是，有過敏的人，似乎能降低某些癌症的風險。因為你的免疫系統會對灰塵、花粉、冷空氣這些無害的東西過度反應，同樣的也會對體內偷偷萌芽的腫瘤細胞高度警惕，不讓它有蒙混過關的機會。這樣看來過敏也不是一無是處。

緩解鼻子過敏的小妙方
● ● ● ●

- **指尖按摩**

  我以前鼻子過敏很嚴重，早上起床要打十幾個噴嚏，鼻水流不停，衛生紙擤得鼻頭都快脫皮。後來採訪吳長新老師，學會指尖按摩：以拇指和食指，按壓另一隻手五根手指甲兩旁的凹陷處。尤其大拇指是頭痛、鼻塞的反應穴，我一按就疼得受不了，但想到中醫有句名言：「痛則不通，通則不痛。」於是看電視或坐車時，我都經常隨手按摩，幾個月後鼻過敏竟然就不藥而癒了！

- **鼻翼按摩**

  在睡前輕揉鼻翼上方兩側的鼻通穴，及鼻翼下方兩側的迎香穴 30～40 下，可散除鼻部鬱熱。睡醒也不要馬上起床，窩在被窩裡，兩處穴道各揉30～40下，避免鼻子馬上受冷空氣刺激，也可以減輕、預防過敏症狀。

- **練習瑜伽完全呼吸**

  晨起，利用早上新鮮空氣，到室外做瑜伽完全呼吸，可以強壯鼻黏膜。

  ▲ 先做「深呼吸」

  1. 先深呼吸將空氣充滿胸部。
  2. 繼續讓空氣充滿腹部。
  3. 再往上讓空氣充滿上肺部到鎖骨。
  4. 按以上順序呼氣，先將胸部的氣呼出，然後是腹部，最後是上肺部。
  5. 反覆做 10 次，全部用鼻子呼吸。

  ▲ 接著做「單鼻孔呼吸」

  1. 先用拇指按住右鼻孔，用左鼻孔吐氣，氣吐盡，再吸氣。
  2. 然後用無名指按住左鼻孔，用右鼻孔吐氣，氣吐盡，再吸氣。
  3. 反覆做 10 次，吐氣要比吸氣慢而長。

過敏

eating GUIDELINES　過敏兒的 9 大飲食守則

• 攝取「天然藥物」植化素

被稱為「天然藥物」的植化素，如花青素、茄紅素、胡蘿蔔素等抗氧化劑，對降低身體的發炎現象很有幫助。尤其是生物類黃酮（Bioflavonoids），被公認是世界上最強的抗氧化物質，抗氧化能力是維生素 E 的 50 倍、維生素 C 的 20 倍，種類高達 4,000 多種，除了抗發炎還能抗病毒，與維生素 C 合用效果更佳。含高量生物類黃酮的食物有柑橘類水果，如柳橙、檸檬、葡萄柚、橘子，以及百香果、鳳梨、葡萄、草莓、櫻桃、李子、哈密瓜、木瓜、黃瓜、甘藍、番茄、茶、咖啡、可可等。

• 可降低過敏反應的食物

如核桃、亞麻仁籽、魚類，含有可以抑制發炎的 Omega-3 脂肪酸（不過堅果也是某些人的過敏原，食用前要少量測試）；含維生素 A 的蔬果可強化黏膜，減少過敏原；維生素 C、E 能抗氧化、減少發炎反應；維生素 C 和泛酸還能讓腎上腺素正常分泌，減輕過敏症狀。

• 多吃點菇類

菇類含有大批能提高免疫功能的微量元素。2014 年一個雙盲的臨床實驗，研究對象是有上呼吸道反覆感染病史的兒童，結果證實菇類有明顯的抗過敏作用。澳洲的研究發現，每天吃一杯煮熟白蘑菇的受試者，唾液中的 IgA 抗體增加了 50%，而且持續增高了一個星期才開始下降。

• 喝精力湯如同雞尾酒療法

把含有上述營養素的蔬菜、水果、堅果或五穀、豆類、菇蕈這些全食物，以適當的比例混合，打成精力湯，就是免疫大軍最好的養料。

• 勿吃過多寒性水果

雖然蔬果含有大量抗發炎物質，但過敏體質的人有 70% 屬於寒性體質，吃太多寒性水果症狀反而會惡化，所以應多吃平性或溫性的水果。像西瓜就太寒，

百香果和鳳梨則接近平性。多喝温水也有助於温暖腸胃，減少過敏。

• 注意引起發炎的過敏原

添加各種化學物質的加工食品是引發過敏的罪魁禍首；高油脂、油炸、燥熱和辛辣刺激的食物，以及甜食都容易引起細胞發炎；冰品會降低免疫力；都要避免，或盡量少吃。有一陣子我忽然發現兩手肘彎對稱性的長出濕疹，又癢又痛，立刻判定是過敏引起的異位性皮膚炎。由於我一向飲食謹慎，立刻開始過濾最近吃了哪些特別食物可能引起過敏，並使用消去法，後來發現我常去喝咖啡拿鐵的店家，在拿鐵裡面加了大量乳化物，當時塑化劑議題正夯，我擔心有塑化劑，立刻停止喝拿鐵，濕疹很快就消失了。所以一旦過敏，不妨扮演福爾摩斯找出過敏的原因，不僅效果最好，對身體的傷害也最小。

• 第一次過敏不代表以後都過敏

牛奶、蛋、花生、核果類以及蝦、蟹、鰻魚、花枝等海鮮容易誘發過敏，如果吃完某樣食物只是輕微的出疹子或輕微腹瀉，可先暫停食用懷疑的食物兩個星期，但之後一定要再嘗試，如連續兩次都出現同樣的症狀，那才算真的過敏。人類的免疫系統在成熟的過程中，可能慢慢對過敏食物產生耐受性；而且對 A 食物過敏不一定對 B 食物過敏，所以勇敢地讓孩子的免疫系統學習，給他們機會，不要第一時間就放棄，讓孩子這也不能吃、那也不敢吃，導致營養失衡，更划不來。

• 多運動改善體質

過敏者多屬寒性體質，代表循環低下，應該適度運動，以提高基礎代謝率，加速血液循環。適度運動也可減少刺激容易引發過敏的肥大細胞（mast cells），緩解過敏現象。

• 注意環境和作息

注意居家環境，減少過敏物質；避開冷氣風口，早睡早起；戴口罩隔絕汙染；多管齊下，相信孩子或自己就能遠離過敏。

過敏

水果精力湯，救了孩子抓到爛的皮膚

—— 台大楊教授兩週見效的飲食體驗

異位性皮膚炎是惱人的慢性病，全台將近有 300 萬人口受到這種疾病的困擾，台灣大學楊教授的大女兒就曾是其中之一。她自出生就罹患異位性皮膚炎，病情時好時壞，即使看醫生也只是給一條類固醇藥膏，楊教授看到女兒常常癢到抓破皮，於心不忍卻也無計可施。

有一天，楊教授在監考時，看到一位女學生的異位性皮膚炎非常嚴重，結了厚痂的皮膚像雞爪一樣，她想：「女兒長大以後也是這樣嗎？」當下她十分難過，回家想了一夜，「這樣下去不是辦法。」她突然想到，曾經聽教會的教友說過精力湯效果不錯，雖然沒有科學證據，但大家都說好，那就試試吧！

她對另一半說：「我現在開始打精力湯，不知道 3 個孩子喝不喝，你當試驗品，我打一杯，你喝看看。」當另一半喝下精力湯，豎起大拇指說：「不錯啊！」讓她信心大增，全家人就從這一天開始喝起。

從此他們把精力湯當成全家的早餐，午餐和晚餐則沒有刻意改變。才喝了兩個星期，楊教授嚇了一跳——因為女兒的皮膚變光滑了，她每天幫女兒洗澡，最了解女兒的膚質。於是楊教授讓女兒從國小一年級開始喝精力湯，喝了 4 年多，皮膚一年比一年好，直到現在已經不用再擦類固醇藥膏了，夏天偶爾有濕疹，也只有一點點，不像以前往往是一整片讓人怵目驚心。

自創簡易食譜，兩週立刻見效

是什麼樣的精力湯，讓楊教授的女兒擺脫異位性皮膚炎？剛開始她參考過很多食譜，但根本不可行，她是忙碌的職業婦女，哪有那麼多美國時間。於是，她決定自創簡易食譜，以蘋果、芭樂、鳳梨為底，再加入自製的優格。要打淡綠色，就加入奇異果；要打紅色系，就把葡萄或蔓越莓加進去；橘色系則加入熟南瓜（連皮帶籽），再加百香果。

以色系區分果然奏效，不過孩子喝習慣了，偶爾顏色太淡或賣相不好看就不喝。為了讓小孩願意持續喝精力湯，楊教授絞盡腦汁，到 Costco 買冷凍藍莓及蔓越莓當作最好的天然調色食物，還可連帶當作冰塊降溫。只是說，這樣喝不會太冷嗎？「喝習慣就好了，冬天喝也沒關係。」楊教授這麼說。

楊教授的精力湯打得很濃稠、很有飽足感，兩公升的精力湯中，6/7 是水果，水分只占 1/7，再加 4 湯匙優格。一家五口的早餐只喝精力湯，小孩喝 300cc、大人喝 450cc，不需要吃其他食物，可以撐到中午。

這種精力湯只有水果沒有蔬菜，是因為小孩不喜歡吃蔬菜。「喝起來要愉快，否則會憂鬱而死。」這是她的理念。她曾經嘗試打番茄，但味道酸酸的，於是她加入果糖，讓小孩喝上癮，再把果糖拿掉。但她覺得這樣太累了，還是簡單一點，唯有讓大家喝得開心，才能長期執行。

楊教授找到可行的方法，效果又不錯，因此 4 年多來早餐都是維持一樣的配方：1 顆大蘋果、1 顆大芭樂、1/6 顆鳳梨（1 顆鳳梨足以喝一個星期），以及一些葡萄。這是基本款，再來就看冰箱有什麼就加什麼，有水蜜桃加水蜜桃，有西洋梨加西洋梨，有奇異果就加奇異果。「我很喜歡加水蜜桃，加了之後味道好香喔，孩子愛得不得了。」為了避免純水果精力湯的糖分太高，她盡量用一、兩種比較甜的水果，再搭配比較不甜的水果。

過敏

飲食生活，也可以科學化管理

有些人想到打精力湯要準備很多種食材，就忍不住打退堂鼓。從事學術研究的楊教授，將講究效率、科學化的實驗精神也發揮在廚房裡，葡萄3天洗一次，鳳梨每週削一次。她每晚都會先準備好隔天早上要打的水果，切水果有一定的順序，芭樂擺最下面，第二層奇異果，第三層是蘋果，倒進調理機後，從下至上就是蘋果、奇異果、芭樂，然後再放葡萄。每天順序一模一樣，系統化管理，省時又方便。

她一個月去市場4次，每個週末會採買一整個星期的量。家裡有3個冰箱，一個星期就清空了。教授說：「我不會做複雜的事。」比方說自製優格，她到有機商店買優格原料，1包粉配1公升的牛奶（她使用「四方牛奶」），按照說明書做，做1桶優格吃一個星期，便宜、好吃又安全。

時間對楊教授來說非常寶貴，家住郊區的她以時間換取較優質的生活空間，因此每天早上爭分奪秒。6點起床，6點半下樓把水果倒進調理機，一人一杯精力湯帶到車上喝，6點40分準時出門到台北市上班上課。她說，要是沒有精力湯，她真不知道如何在這麼短的時間內，為全家準備營養豐富又好吃的早餐。

為了全家人的營養，傍晚也是楊教授的戰鬥時間。下午6點20離開辦公室，先去接先生下班，再到安親班接小孩。7點進家門後，她開始跟電鍋比賽誰煮得快，電鍋煮飯，她煮菜，電鍋煮好飯，她也煮好四菜到五菜一湯，然後8點準時開飯。全家人生活非常有紀律，她笑著說：「我可以當國防部長了。」

這樣忙碌的生活，每天的食譜單一化對楊教授來說最方便。「我這

樣可以過日子就好了，嘗試各種配方對我來說不可行，我的時間有限，做不到的事就不要想太多，做得到就盡量做。」

不知是不是喝精力湯養成的味蕾，楊教授的孩子嘴巴很挑，只吃新鮮及品質好的食物。小孩不吃學校的午餐，堅持要吃媽媽做的便當，很少外食，很少吃炸雞、薯條之類的速食，也不吃泡麵。他們家的餐桌上每天有魚有肉有菜，飲食均衡多元，楊教授每天都要吃魚，先生每天要吃肉，但肉量不多，即使做肉丸子，也是加入很多蔥和香菇。

——不擔心蔬果殘留農藥嗎？「我覺得還好，我都會買有生產履歷的蔬果，至少是安全用藥。」

——那水果削皮嗎？「如果是進口蘋果，我會把皮削掉，因為一般進口的蘋果，不是上蠟就是過海關時經過燻蒸（用化學藥品殺死水果表皮的微生物）。雖然蘋果含有 389 種植化素，大部分在表皮上，但我不放心，所以削掉了。而芭樂是台灣水果中維生素 C 含量最高的，因為有套袋，所以我不削皮。至於其他的國內水果，我如果知道來源就不削皮。」

談到國內農產品生產履歷，目前的台灣優良農業規範（TGAP）或是吉園圃（GAP）認證，都只能在國內使用，國外並不承認。專攻蔬菜育種、遺傳及種原的楊教授說：「我做研究的目的就是要讓台灣水果有標籤，提高國產水果的價值，這是我可以為農民做的事。」她鼓勵農民參加全球優良農業規範（GLOBAL GAP）認證，與國際接軌，這樣就不怕大陸農產品低價傾銷台灣，而且可以外銷增加產值。

「還好有精力湯，要不然不知給孩子吃什麼早餐。」這是楊教授 4 年多來的心得，精力湯不僅讓她女兒找回美麗肌膚，對每天只睡 4、5 個鐘頭的她來說，也是照顧全家人健康，最好、最簡單的方式。

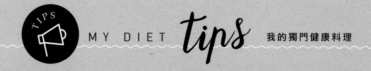
• 水果精力湯

▲基本材料

　大蘋果 1 顆、大芭樂 1 顆、鳳梨 1/6 顆（1 顆鳳梨吃 1 周）、葡萄適量

▲調配比例

　2 公升的精力湯，以 1/7 的水加上 6/7 的水果，再加上 4 湯匙優格打成。

▲小叮嚀：

1. 食材變化除了以上基本作法，也可以看冰箱有什麼就加什麼。但為避免糖分太高，盡量用一、兩種較甜的水果加上較不甜的水果搭配。或者以色系區分：打淡綠色可加奇異果；打紅色系就加葡萄或蔓越莓；橘色系則可加熟南瓜（連皮帶籽）和百香果。

2. 每日當早餐喝，小孩喝 300cc、大人喝 450cc。

月卿老師的小提醒：

楊教授水果精力湯的優點多：

1. 蘋果、蔓越莓，含槲皮素是很好的抗發炎劑，同時具有抗組織胺效果，可減緩過敏反應。

2. 芭樂，含豐富維生素 C，具有很好的抗氧化、抗組織胺的效果。

3. 葡萄、蔓越莓含前花青素（OPCs），可減少發炎反應及組織胺的釋放。

4. 熟南瓜：β - 胡蘿蔔素含量是瓜類之冠，又含有維他命 C 和 E 等，抗氧化力強，可增強黏膜及皮膚的抵抗力，還具有防癌、保護心血管的作用。

5. 百香果：β - 胡蘿蔔素含量高，還含有不少維生素 C，有助抗氧化、護膚。

加這些會更好：

可加點孩子不排斥的蔬菜，如含木犀草素（Luteolin）的高麗菜、萵苣、西洋芹、芹菜、菠菜、甜椒等，既可減少組織胺釋放，緩和過敏反應，而且營養更豐富均衡。也可加點堅果或亞麻仁籽，增加可減少發炎反應的 Omega-3 脂肪酸、礦物質，又能平衡寒熱。

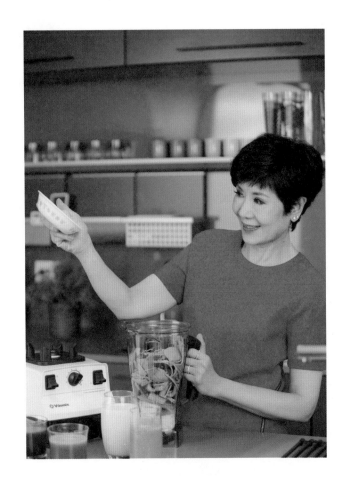

menu.01

葡萄藍莓精力湯

這些人也適合：

☑ 肝病 ☑ 三高

☑ 化療 ☑ 防癌

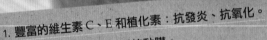

1. 豐富的維生素 C、E 和植化素：抗發炎、抗氧化。

2. 維生素 A：強化呼吸系統黏膜。

3. 高膳食纖維：有助減少便秘，排除毒素。

4. 中醫觀點：白色食物有助潤肺。

5. 過敏體質者有 70% 屬於寒性體質，應少吃寒性蔬果。

6. 多攝取益生菌和益菌生（即蔬果）可改變幼兒腸道生態，調整免疫反應，減少過敏發作。

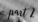

part 2

○ **300cc 1人份**

○ **蔬菜** 0.3 份

○ **水果** 1 份

○ **堅果** 1 份

營養成分表

熱量	273.6kcal
脂肪	7.5g
蛋白質	5.2g
醣類	34.6g
膳食纖維	2.6g
鈉	10mg

INGREDIENTS

○ 蕎麥苗 —— 15g

○ 紫高麗苗 —— 15g

○ 葡萄 —— 50g

○ 蘋果 —— 約70g

○ 藍莓 —— 30g

○ 亞麻仁籽（或綜合堅果）—— 1 大匙

○ 冷開水 —— 100cc

STEP

1. 將所有材料置入容杯中，蓋緊杯蓋，打 40 秒即完成。

TIPS

1. 可自製優酪乳，取代部分水量，增加益生菌；加上精力湯中的益菌生，更有助腸中好菌生長、活化，調整免疫力。

2. 芽苗可替換，習慣後可加量。

營養即時通

蕎麥苗	含有豐富芸香素（Rutin），可緩和過敏反應、抗菌抗發炎，也能強化微血管、減少碰撞瘀青。
葡萄	皮中的白藜蘆醇（resveratrol）能抑制發炎物質，緩和過敏症狀。皮和籽含兒茶素、花青素最多。兒茶素可以阻隔 IgE 受器，蔓越莓、蘋果、綠茶亦含兒茶素。
藍莓 紫高麗苗	含前花青素（OPCs）可減少發炎反應及組織胺的釋放，以減少皮膚過敏，也可以減輕消化系統的發炎症狀。
亞麻仁籽 綜合堅果	亞麻仁籽及核桃含 Omega-3 脂肪酸，可有效緩解發炎反應。葵瓜子、南瓜子含鎂，飲食中足量的鎂，可以降低組織胺的釋放。

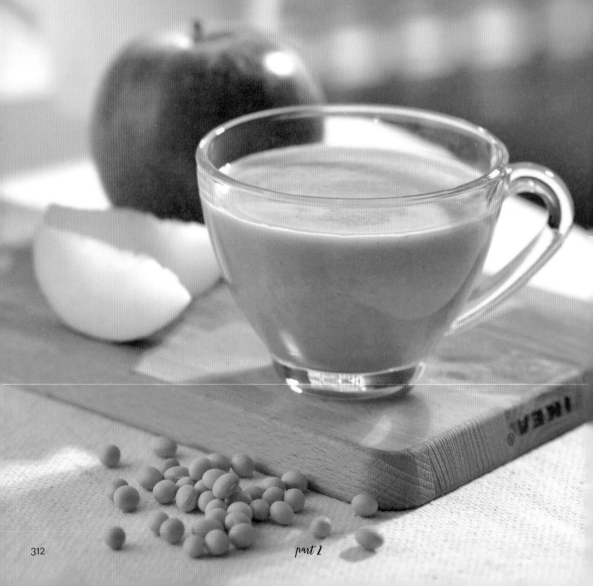

menu.02
蘋果豆漿

這些人也適合：

☑ 三高 ☑ 便秘 ☑ 體弱常生病 ☑ 減重

part 2

500cc
2 人份

豆類
1 份

水果
1 份

INGREDIENTS

○ 蒸熟黃豆——50g

○ 蘋果——1 顆（約 150g）

○ 溫開水——300cc

營養成分表	
熱量	153.8kcal
脂肪	4.4g
蛋白質	9.3g
醣類	22.9g
膳食纖維	5.1g
鈉	10mg

STEP

1. 將所有材料置入調理機容杯，蓋緊杯蓋，打約 1 分鐘即完成。

營養即時通

黃豆　　大豆中含有大豆寡糖，是益菌生，可幫助益菌生長，改善腸道環境，減少過敏。
　　　　對黃豆過敏者，可以選擇黑豆，抗過敏效果更佳，同時黃豆基改作物較多，黑豆
　　　　則無此疑慮。

蘋果　　果皮含槲皮素（Quercetin）能抗發炎，減少身體產生的組織胺，預防過敏反應、
　　　　減緩過敏症狀。豐富的可溶性纖維，也是一種益菌生，可促進腸蠕動排除毒素、
　　　　又可降低血脂。

過敏

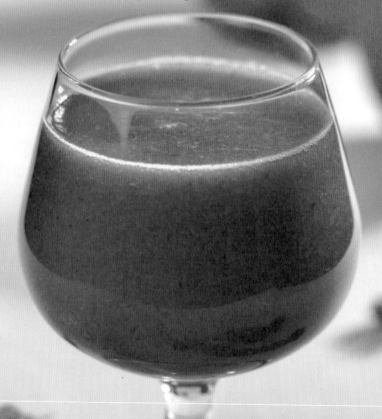

menu.03

高 C 精力湯

這些人也適合：

☑ 初期感冒 ☑ 美白 ☑ 減重 ☑ 三高

350cc
1 人份

蔬菜
1 份

水果
1 份

堅果
1 份

INGREDIENTS

○ 牛番茄——50g

○ 紅椒——50g

○ 藍莓——30g

○ 鳳梨——100g

○ 綜合堅果——1 大匙

○ 冷開水——100cc

營養成分表	
熱量	225.2kcal
脂肪	7.2g
蛋白質	4.6g
醣類	24.1g
膳食纖維	3.8g
鈉	12mg

STEP

1. 將所有食材置入容杯，蓋緊杯蓋，啟動電源，打 40 秒即完成。

營養即時通

番茄、紅椒　　皆含豐富維生素 A、C 和茄紅素，有強化皮膚黏膜及抗發炎的作用。

鳳梨　　含有大量消化酵素，空腹吃有助分解血中易致發炎的物質或發炎的代謝物；飯後吃有助食物消化。

menu.04
涼秋補氣燉梨飲

這些人也適合：

☑ 潤肺止咳、化痰 ☑ 保護支氣管 ☑ 美膚

part 1

700cc
2 人份

INGREDIENTS

○ 水梨 —— 半顆（約 250g）

○ 乾白木耳 —— 10g

○ 桂圓肉 —— 5g

○ 冷開水 —— 500cc

營養成分表

熱量	110.6kcal
脂肪	0.8g
蛋白質	1.3g
醣類	27.5g
膳食纖維	4.8g
鈉	33mg

STEP

1. 將白木耳洗淨，用冷開水浸泡 30 分鐘，將黃色蒂頭處剪掉備用。

2. 水梨連皮洗淨，切塊備用。

3. 將所有食材置入電鍋內鍋，加 500cc 冷開水，外鍋加 2 杯水蒸煮。
   （或直接將梨放入美顏壺內盅，將白木耳加 500cc 冷開水放外壺，蒸煮 30 分鐘，
   更能保持梨子性味）。

4. 將蒸熟的水梨和白木耳、漿汁置入容杯，蓋緊杯蓋，打 1 分鐘。

TIPS

如果久咳未癒，可以加川貝母粉和梨一起燉煮，效果更佳。

營養即時通

白木耳　含銀耳多醣、膠質、膳食纖維。有潤肺效果，中醫認為肺主皮毛，潤肺可以同時
　　　　改善呼吸和皮膚過敏。

水梨　　能潤肺止咳，清熱化痰，但較寒涼，燉煮之後可改變寒涼屬性。最好連皮帶籽燉煮，
　　　　透過「梨皮」才能發揮止咳化痰等保護支氣管的功效。梨籽含有硼，可以預防骨
　　　　質疏鬆，提升記憶力、注意力和心智敏銳度，丟了可惜。

過敏

menu.05

百合薏仁奶漿

這些人也適合：

- ☑ 化療 ☑ 三高 ☑ 痛風
- ☑ 水腫 ☑ 美膚 ☑ 減重
- ☑ 改善睡眠

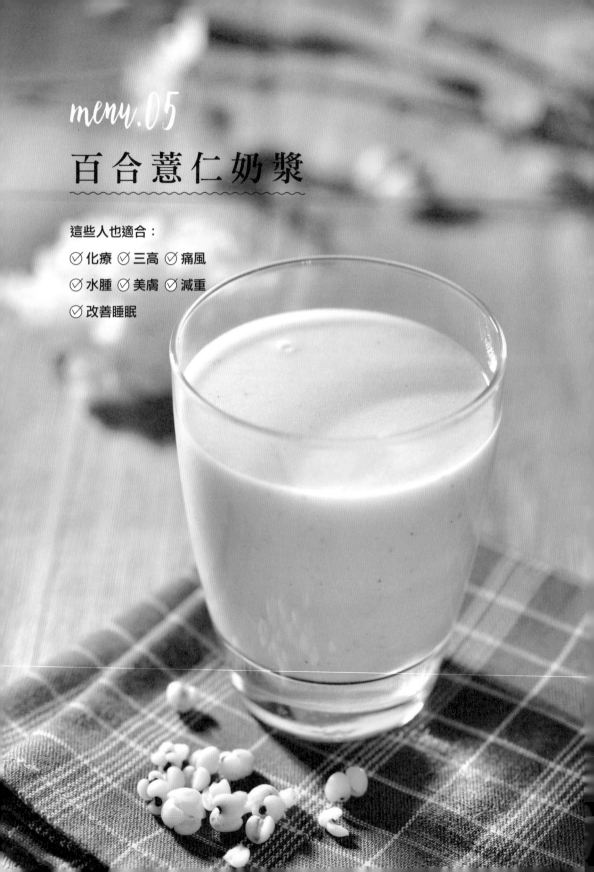

400cc
2 人份

INGREDIENTS

○ 煮熟紅薏仁 ——— 50g （約生薏仁 10g）

○ 煮熟百合 ——— 20g （約生百合 10g）

○ 煮熟銀耳 ——— 100g （乾銀耳約 10g）

○ 原色冰糖 ——— 適量

○ 熱開水 ——— 250cc

○ ○ ○ ○ ○ ○ ○ ○ ○

營養成分表	
熱量	169.8kcal
脂肪	1.5g
蛋白質	3.5g
醣類	36.1g
膳食纖維	1.1g
鈉	7mg

STEP

1. 生薏仁洗淨，浸泡冷開水 4 小時；乾白木耳、乾百合洗淨，浸泡冷開水 30 分鐘。

2. 將白木耳去掉蒂頭，與百合、薏仁一起放入電鍋，外鍋加 2 杯水，蒸熟備用。

3. 將所有材料置入容杯，蓋緊杯蓋，打 1 分半鐘即完成。

TIPS

因化療而口腔潰爛者，溫熱或冷藏後飲用皆可。

營養即時通

百合　　潤燥清熱，中醫常用來治療肺熱咳嗽，可改善慢性支氣管炎。富含生物鹼，能抑
　　　　制腫瘤細胞增殖，緩解放療反應，加薏仁、白木耳效果更好。含有百合苷，有鎮
　　　　靜和催眠的作用。還含有豐富的秋水仙鹼，可減少尿酸鹽沉積，減輕發炎症狀及
　　　　止痛。

紅薏仁　就是糙薏仁，可降血脂、血糖。台大食品科學研究所動物實驗發現，適量糙薏仁
　　　　可調整免疫機能，有抗過敏效果。根據動物實驗推算，一般人每日食用 30 克即可。
　　　　食用過量，反而不利健康。

過敏

menu.06
抹茶杏仁奶酪

這些人也適合：
- ☑ 預防血管硬化 ☑ 感冒 ☑ 美膚

**500cc
4 人份**

INGREDIENTS

- 南杏——50g
- 生腰果——50g
- 抹茶粉——1 大匙
- 原色冰糖——1 大匙
- 膠凍粉——1 大匙
- 熱開水——400cc

○ ○ ○ ○ ○ ○ ○ ○ ○

營養成分表

熱量	718.1kcal
脂肪	50g
蛋白質	24.4g
醣類	57.9g
膳食纖維	26.3g
鈉	78mg

STEP

1. 將南杏用熱開水汆燙 5 分鐘，瀝乾水分備用。

2. 將所有食材放入容杯，蓋緊杯蓋，打 1 分鐘。

3. 完成後倒入容器中，靜置約 20 分鐘，待冷卻凝結後即完成。也可在上面撒上一層薄薄的抹茶粉，更增美觀與效果。

營養即時通

過敏

南杏　　內含扁桃苷對呼吸中樞有抑制作用，可維持呼吸平穩，止咳平喘。中醫用以潤燥補肺、止咳化痰，也有潤腸通便效果。相較於北杏，南杏無毒性，一般人都適合食用，尤其體虛及長期咳嗽的長者。

腰果　　含有大量不飽和脂肪酸和油酸，可抑制發炎，增進心血管健康。中醫認為，腰果可治咳逆、心煩、口渴。

抹茶　　含豐富兒茶素、茶多酚，能有效抗癌，也能避免感染，提高免疫力。

感冒

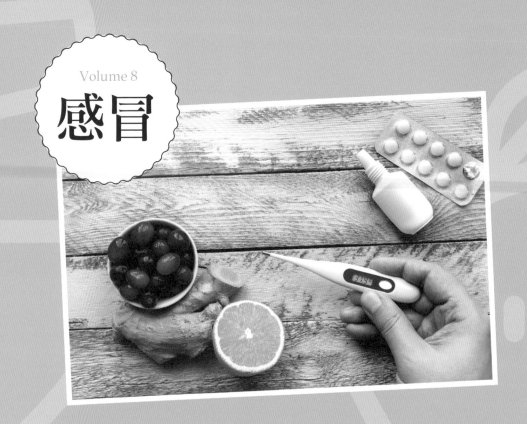

生病是鍛鍊免疫系統的好機會，千萬別動輒用藥物去緩解症狀，反而壓制了免疫系統操兵演練的機會，久而久之，身體將自廢武功。

萬病之源，感冒病毒會深入臟腑

中西醫都有「感冒是萬病之源」的說法，可見感冒雖是小病，卻不能掉以輕心。西醫把感冒視為「萬病之源、各種疾病的主兇」，因為導致感冒的病毒有 200 多種，目前還沒有特效藥能克制。而社會大眾又把感冒視為小病，疏於預防，延誤治療，往往導致各種致命的併發症，如肺炎、腎

炎、心肌炎等。尤其近年引起極大關注的「流行性感冒」，是一種高度傳染性的疾病，經常以地區性或大規模流行的方式出現，病程甚至會急速惡化，造成不少死亡案例。

中醫則認為，除了外傷，一切的慢性疾病與癌症都是感冒、風邪的後遺症。感冒若沒有妥善處理，病毒就會深入肌肉骨骼與五臟六腑，定居於較虛弱的器官中，日積月累容易形成慢性病，甚至轉變成各種癌症。**一個人若一年中感冒多次，就代表免疫力低下，容易有「癌前症狀」。**

動不動就傷風感冒，雖然是小病小痛，卻很折磨人。尤其季節交替時，天氣變化稍微劇烈一點，白天少穿件衣服，晚上起風變天，一下子就著涼了。我以前也是這樣，幾乎每個月都在感冒——流鼻水、喉嚨痛、扁桃腺發炎、發燒，輪番上陣。每回一感冒就看醫生、吃藥，把症狀緩下來，但沒多久又再度感冒，藥越吃越多，身體卻越來越弱。

不過，在我開始喝精力湯之後，感冒的次數越來越少，也不用再去醫院掛號、看診、領藥了。只要一有感冒前兆，如喉嚨癢、流清澈的鼻水或輕微咳嗽，我就會用湯匙舀一杓蜂蜜，上面滴幾滴蜂膠一起嚥下去**（蜂膠含 20～30 種生物類黃酮，有消炎、抗菌、抗病毒的作用，但有過敏體質者宜慎用）**，既好入口，效果又好，再多喝溫開水，很快就復原，幾乎十幾年沒用過健保卡看感冒。這讓我深深體會，改變飲食、重整生活步調，再加上自我健康管理，可以對健康帶來多大好處！

發燒不用過度擔憂，給身體自癒時間

過去感冒病人求診，有些醫生往往用抗生素來壓制病菌，但感冒通常是由病毒引起，服用抗生素不僅無效，反而會減少病人體內細胞激素（cytokines，一種負責調節免疫系統的荷爾蒙）的分泌，所以除非確定是受到細菌感染，否則不要服用抗生素。打噴嚏、流鼻水都是身體的自衛

感冒

機制，要將寒氣排解出去；如果免疫力夠好，不必吃藥，只要注意保溫和休息，初期感冒很快就好了。

很多父母擔心孩子發燒，其實發燒是人體一種保護性的本能反應，因為細菌和病毒不耐高溫，而正常細胞的耐熱性比較強，因此當病毒入侵，巨噬細胞就會產生發燒物質，腦部溫熱中樞收到後，就會判斷把體溫升到哪個程度能消滅敵人，並且設定異常體溫的標準。在提高體溫的過程中會產生發冷、畏寒的現象。通常感冒發燒溫度在38℃上下，發燒 1 ～ 3 天都在正常範圍內，超過 3 天就需要盡快就醫。

人體的免疫系統就像保衛身體的「衛兵」，衛兵的作戰能力只有在實戰中才能提高，身體的免疫系統也是在每一次的生病過程中慢慢成熟起來的。所以生病是鍛鍊免疫系統的好機會，千萬別動輒用藥物去緩解症狀，反而壓制了免疫系統操兵演練的機會，久而久之，身體將自廢武功。

我對兩個孩子也是一樣，如果感冒發燒，我會帶他們去看家醫科做檢查，如果沒有併發症，就不會讓他們吃藥，盡量採用自然療法。他們從小喝精力湯、吃糙米飯，抵抗力還不錯，通常一天就好了。

還記得有次兒子在上學之前吐了，體溫是38.5℃，輕微發燒，我讓他在家裡休息，接著送女兒上學，我再去上班。才踏進辦公室沒多久，又換成女兒發燒到39.5℃，我只好又去接她回家。我讓他們休息，多喝溫開水，自然退燒，結果到了晚餐時間，這兩姊弟在飯桌上已經有力氣鬥嘴了。「不是發燒嗎？怎麼還有力氣吵架？」看他們又恢復活力，就知道感冒已經好了大半。

天然蔬果，變身抗感冒法寶

嚴格說起來，感冒可以說是「預防有效，治療無效」，因為感冒只能

part 2

靠自己的免疫力來復原。要避免感冒危害健康，最重要的是培養不容易感冒的體質，其次是在感冒初期，吃一些抗發炎或能溫熱身體的天然食物或藥物，幫助身體盡快復原，避免症狀惡化。

　　平時要預防感冒、提升免疫力，最好的方法還是每天喝 1 杯精力湯。將五顏六色的蔬果及堅果放進全營養調理機，打成綜合精力湯；或者將煮熟的豆類、五穀根莖類打成濃稠奶漿。每天早上 1 杯，補充不足的維生素、礦物質、膳食纖維和具有消炎抗病毒功能的植化素，就是忙碌現代人最好的抗病毒、抗流感良方。

感冒

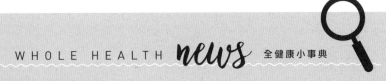
中醫怎麼治感冒？
· · · ·

根據中醫的觀點，感冒可分成風寒感冒和風熱感冒，症狀和療法分別為：

- **風寒感冒**
  症狀：因吹風受寒、發冷、頭痛、咳嗽、痰清而稀。
  食療：可熬煮紅糖漿，加入薑片放進調理機中打成薑湯，就是去寒聖
  品。傳統中醫喜歡用生薑、豆豉和蔥白熬成湯，以去寒發汗；
  身體虛寒者也可喝用一、兩片生薑加瘦肉煮成的薑湯。風寒感
  冒宜用溫補性食物，能散寒止咳、幫助發汗、解嘔吐，如洋蔥、
  韭菜、蒜、南瓜、青椒、栗子、核桃、蓮子等。

- **風熱感冒**
  症狀：有口乾、咽喉腫痛、鼻涕或痰液黃稠、身體發熱等發炎現象。
  食療：最應該做的就是多喝水，一方面幫助調節體液，也能滋陰潤燥。
  不能喝薑湯，也不能吃燥熱、辛辣的食物。應該多吃一些能清
  肺潤燥的食物，如冰糖雪梨湯，可以添加些川貝在裡面，以增
  加潤肺止咳、化痰平喘的效果。鮮藕汁、梨汁、西瓜、竹筍湯、
  絲瓜湯、冬瓜湯都可清熱化痰。白蘿蔔加蜂蜜打汁，可消渴、
  止咳、化痰，治聲音嘶啞。
  此外，蜂蜜性平味甘，有潤肺止咳、潤腸通便作用，中醫也常
  用來治咳嗽。美國賓州州立大學醫學院讓 105 名 2~18 歲的患者
  分別服用蜂蜜、咳嗽藥，結果發現蜂蜜比咳嗽糖漿有用。

只要注意身體的訊號，吃對好食物、喝對精力湯，感冒就不會常來找你了：

• 全柳丁汁

感覺身體不太對勁，頭昏、流鼻水，彷彿有感冒跡象時，可將柳丁洗淨，削去表層黃皮，挖掉產生苦味的籽，保留中間富含類黃酮及膳食纖維的白皮，以4顆打成1杯柳丁泥，完全不加水，攝取最天然豐富的維生素C和類黃酮，往往能舒緩感冒初期症狀。我自己屢試不爽，每次喝都舒暢許多。

• 豆漿

黃豆中富含黃酮物質，因此常喝豆漿也可以預防感冒。

• 富含維生素 A、C、B6 及礦物質鈣、鋅的食物

如黃綠色蔬果及雜糧種籽；豆類、乳酪、瘦肉、蝦皮、小魚乾等，也能增加抵抗力，防止感冒病毒繁殖。

• 中醫推薦的食療配方

具有殺菌消毒、潤肺防寒、清熱止咳、化痰定喘等功能的大蒜、洋蔥、生薑、白蘿蔔、梨、柚子、柑橘、枇杷、金桔、杏仁、羅漢果和蔓越莓等，都可以預防感冒、傷風。

• 準備檸檬水、多喝溫開水

我每天早上出門前，都會擠半顆或一顆檸檬到水杯裡，隨身攜帶，一方面響應環保，一方面隨時可補充水分（要用不鏽鋼吸管，以免牙齒變黑）。天冷時，打開杯蓋以熱氣薰鼻，還有通鼻的功效。此外，多喝溫開水，每天6～8杯，也有助預防及排出感冒病毒。

感冒

menu.01

綠色奇蹟

這些人也適合：

☑ 風寒感冒　☑ 降血脂　☑ 減重

☑ 抗過敏

感冒飲食需求

1. 維生素 C、類黃酮含量要高（可縮短病程）。

2. 維生素 A、B 群要足夠。

3. 風熱感冒宜用涼性清熱食物。

4. 風寒感冒宜用溫補性食物。

400cc
1人份

INGREDIENTS

○ 紫蘇葉——10g
○ 鳳梨——100g
○ 蘋果——100g

○ 白芝麻粒——1大匙
○ 大豆胜肽——1大匙
○ 冷開水——150cc

營養成分表	
熱量	171.1kcal
脂肪	5.9g
蛋白質	6.7g
醣類	25.4g
膳食纖維	2.9g
鈉	60mg

STEP

1. 將所有食材置入容杯，蓋緊杯蓋，啟動電源，打40秒即完成。

TIPS

★ 紫蘇葉含有大量的草酸，宜適量攝取，避免經常、大量服用，以免草酸沉積體內。

營養即時通

紫蘇葉　紫蘇葉具有散寒、理氣、止咳的功效，有助於消炎發汗，可緩解風寒感冒、咳嗽、頭痛無汗、氣喘、胸腹脹滿。

鳳梨　鳳梨的維生素C與生物類黃酮也很多，還含有B1、錳，富含鳳梨酵素，除了可幫助消化，還具有抗發炎的特性。

蘋果　加拿大研究發現蘋果汁有抗感冒病毒的功效；蘋果中所含的維生素C也有助提高免疫力。

大豆胜肽　是最容易吸收的蛋白質，並有傳輸作用，能將營養輸往最需要的地方。

感冒

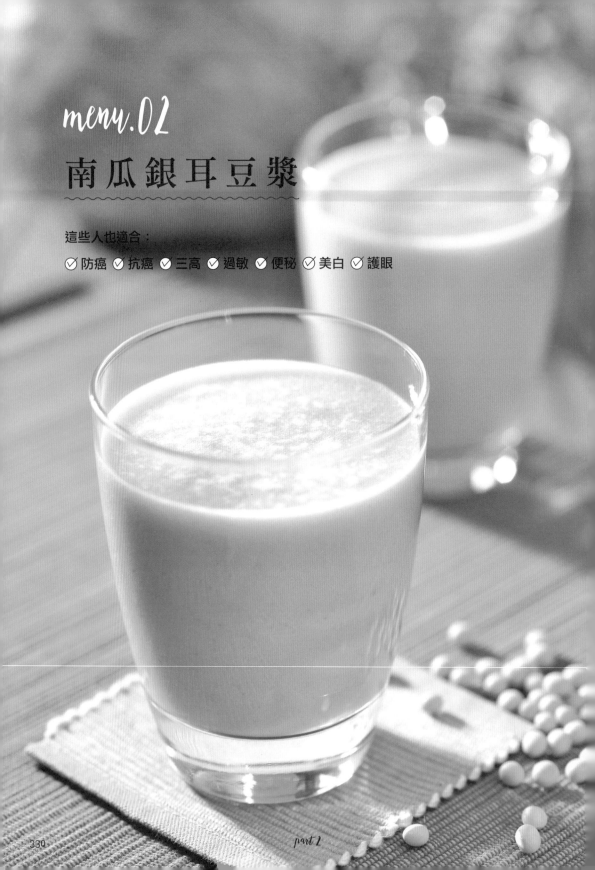

menu.02
南瓜銀耳豆漿

這些人也適合：

☑ 防癌 ☑ 抗癌 ☑ 三高 ☑ 過敏 ☑ 便秘 ☑ 美白 ☑ 護眼

part 2

600cc 2人份	蔬菜 0.5份	豆類 1份	根莖 1份

營養成分表	
熱量	162.7kcal
脂肪	4.3g
蛋白質	10.9g
醣類	23g
膳食纖維	5.5g
鈉	10mg

INGREDIENTS

○ 煮熟黃豆——50g

○ 蒸熟南瓜（連皮帶籽）——85g

○ 蒸熟銀耳——50g

○ 熱開水——400cc

STEP

1. 將所有材料置入調理機容杯，蓋緊杯蓋，打約 1 分半鐘即完成。

營養即時通

南瓜　　豐富的類胡蘿蔔素能強化皮膚黏膜、預防感冒、乾眼症、夜盲症，豐富膳食纖維
　　　　又可改善便秘、預防結腸癌；微量元素鉻幫助血糖恆定。連皮帶籽吃當然營養更
　　　　加倍，皮有多酚，可以預防老年癡呆症；籽有南瓜子素可以預防攝護腺腫大、減
　　　　少排尿困難；還含有鋅，可以增加活力，真是從內到外都是寶。

白木耳　　有滋陰潤肺功能，既可增加膳食纖維的量，又可降低血膽固醇、預防心血管疾病。
　　　　所含銀耳多醣具有抗氧化作用，能增強免疫細胞的吞噬能力，抑制癌細胞生長。

感冒

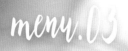

川貝蜂蜜燉梨

這些人也適合：

☑ 燥咳 ☑ 過敏

1 人份

INGREDIENTS

○ 梨子—— 半顆
○ 川貝母—— 3g
○ 蜂蜜——適量

營養成分表

熱量	119.6kcal
脂肪	0.5g
蛋白質	0.6g
醣類	30.4g
膳食纖維	2.4g
鈉	18mg

STEP

1. 梨子連皮帶籽洗淨，切小塊備用。

2. 川貝母用調理機打 10 秒磨成粉或是敲碎。

3. 北鼎美顏壺外壺加水至 1,000 或 1,200ml 的位置。

4. 將食材放入美顏壺的玻璃燉盅裡，再把燉盅置入壺內，使用燉湯／粥品模式煮 90
   分鐘，最後加入蜂蜜。

營養即時通

梨子　　有潤肺效果，可以治咳嗽，尤其是燥咳，但記得要先燉過，因為生的梨子屬寒涼，
　　　　如果已經感冒又生吃梨恐怕會更嚴重，燉過後會讓梨子變成溫性。中醫認為肺主
　　　　皮毛，潤肺可以同時改善呼吸和皮膚過敏。

川貝　　有化痰止咳、清熱潤燥的效果，但性屬微寒，只適用於熱咳、燥咳，如乾咳或痰黃，
　　　　或口乾舌燥等。寒咳和痰濕型咳嗽則不適合。

感冒

menu.04

生薑蔥白粥

這些人也適合：

☑ 胃寒 ☑ 腹瀉

○ ○ ○ ○ ○ ○ ○ ○ ○

營養成分表

熱量	536.8kcal
脂肪	0.9g
蛋白質	11.4g
醣類	117.6g
膳食纖維	0.8g
鈉	556mg

INGREDIENTS

- 白米——1 米杯
- 嫩薑——3-5 片
- 蔥白——3 根
- 鹽——1/4 茶匙
- 冷開水——300cc

STEP

1. 白米洗淨備用。
2. 薑洗淨連皮切片備用。蔥洗淨取蔥白切小段備用。
3. 北鼎美顏壺外壺加水至 1,000 或 1,200ml 的位置。
4. 將食材和冷開水 300cc 放入美顏壺的玻璃燉盅裡，再把燉盅置入壺內，使用燉湯／粥品模式煮 90 分鐘即可。

營養即時通

感冒

薑　　含薑辣素、薑油酮可以發汗，散寒止咳，尤其老薑水分少，辛辣成分更能促進血液循環，也是中醫一致推薦的感冒食療，在感冒初期食用效果更好。

蔥白　　含蘋果酸、磷酸醣，可刺激血液循環，促進發汗，效果比薑更快。感冒發燒時來碗生薑蔥白粥，易消化、滋養脾胃，馬上逼出一身汗，退燒的效果不錯。

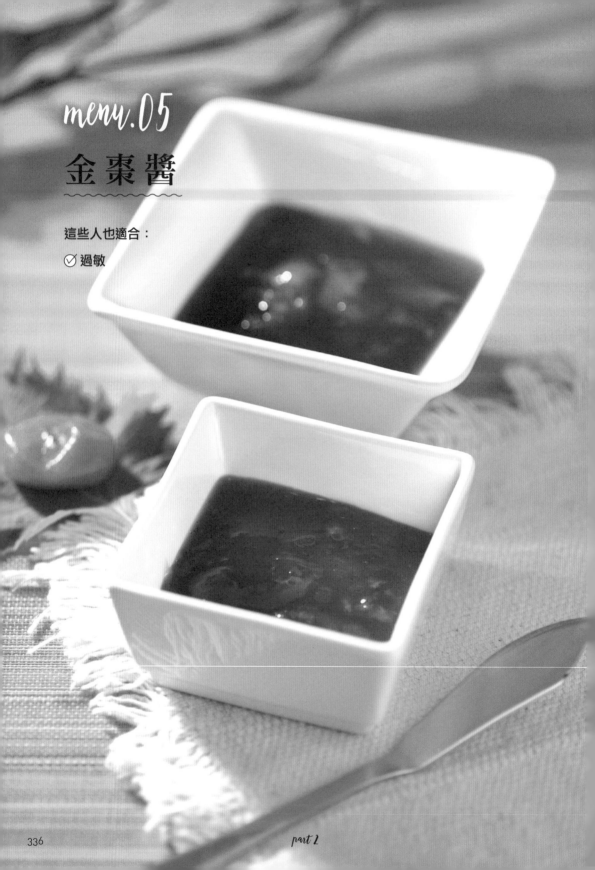

menu.05
金棗醬

這些人也適合：

☑ 過敏

300cc

INGREDIENTS

○ 金棗—— 200g
○ 原色冰糖—— 100g
○ 蜂蜜—— 25cc

營養成分表	
熱量	559.1kcal
脂肪	0.4g
蛋白質	1.8g
醣類	143.7g
膳食纖維	7.4g
鈉	9mg

STEP

1. 將金棗洗淨擦乾，切開後去籽。

2. 將金棗放入容杯中，將調速鈕轉到 6，打 20 秒。完成後將金棗果粒取出備用。

3. 將原色冰糖倒入炒鍋，以中火炒到糖開始融化時，放入金棗果粒，不停翻炒約 10 分鐘，最後加入蜂蜜稍煮一會兒，即完成金棗醬。

營養即時通

金棗　　也稱金橘（桔），含多量天然類黃酮和維生素 C；用金棗醬泡温水喝，可以抗發炎，去痰、理氣、止咳。

感冒

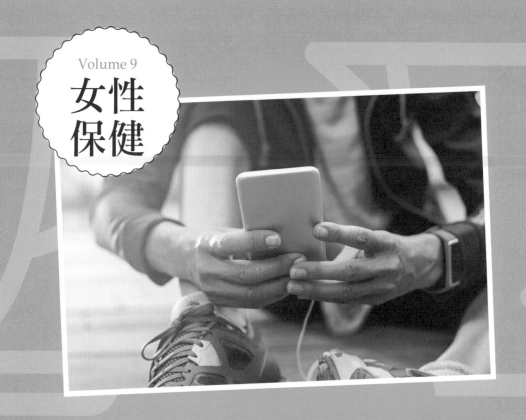

女性保健

月經是女性最重要的特徵,與女性的健康息息相關,初經、懷孕和更年期更是調整體質的關鍵時期。多攝取好蔬食、堅果,少吃紅肉、避免人工食品,奠定好體質的第一步,就從飲食著手。

「好孕」體質養成法

台灣是目前全球生育率最低的國度之一,根據 2017 年全球 224 國生育率調查,台灣總生育率竟然排行倒數第三!低至 1.13%,僅僅勝過新加坡、澳門。不過,我發現有些女性倒不是不想生孩子,而是身體狀況不佳、生不出來。**媒體報導,台灣平均每 6、7 對夫婦就有一對不孕**,即便接受

昂貴又煎熬的試管嬰兒療程，也有高達七成的失敗率，是很多夫妻心中難以填補的遺憾。

求子而不可得的痛，我也曾深刻體會。在懷女兒之前，經歷了兩次小產，好不容易孕育的生命，一夕驟逝，讓我身心都飽受衝擊。後來跟隨聖嚴法師學打禪後，好不容易再度懷孕，過程卻一波三折，前前後後安胎了將近 4 個月才生下女兒。當時身體還不是很健康，先生也還在為肝癌開刀後的 5 年存活率努力，為了改善健康、避免復發，我和先生開始喝精力湯改善體質。

我每天早上喝一杯 500cc 的精力湯，外加一片全麥麵包、一粒水煮蛋。原以為再也不可能懷孕了，沒想到一年多後，又意外懷孕。懷孕期間照樣喝精力湯，結果精神出奇的好，完全沒有出血、子宮不正常收縮等需要安胎的症狀；連前一胎讓我痛得直掉淚的抽筋也完全不見，順利產下一個小壯丁。因為精力湯是最大的功臣，所以我都稱他是「精力湯寶寶」！

想生小孩？試試地中海飲食法

從容易流產，到 41 歲、44 歲分別生下一對健康兒女，這其中最大的改變關鍵就在於飲食。荷蘭的醫療研究發現，採取「地中海飲食法」可以提高婦女的受孕機會。史提格·休尼森博士調查了 161 對接受不孕症治療的夫婦，其中三餐以大量蔬菜、水果、五穀雜糧和魚類為主的婦女，接受治療後，成功懷孕的機率比偏離地中海飲食習慣者要超出四成。

地中海的飲食原則是：不吃加工食品和罐頭，吃大量的新鮮水果、蔬菜、豆類、堅果、全穀物和種籽，並以橄欖油為日常食用油，肉類也以家禽和魚類為主，少吃紅肉。研究也顯示，飲食習慣接近地中海型的婦女，體內維生素 B6 和葉酸的濃度較高，可提供卵子保護；而蔬菜油中的 Omega-6 不飽和脂肪酸，則是前列腺素的先驅物質，與女性生理周期和

妊娠都有密切關係。

精力湯也有助「做人」之道

我的精力湯食譜正和地中海飲食型態不謀而合。精力湯包含了蔬果、全穀、堅果和豆類的全部營養；地中海飲食大量使用的橄欖油，我則以添加核桃、杏仁、腰果、亞麻仁籽等綜合堅果取代，一樣能補充優質的不飽和脂肪酸，而且除了 Omega-9，還有 Omega-3，脂肪酸種類更平衡，還含有更多礦物質。蔬果、全穀類蘊藏的維生素 B 群、葉酸和鋅等礦物質，在不知不覺中調整了我的免疫系統，讓身體養足活力，新生命自然能安穩著床。

我將「精力湯寶寶」的經驗和朋友分享後，周圍很多原本不容易懷孕的人都順利懷孕生子，而且生男孩的還不少。英國 BBC 的節目也做過實驗，發現以全穀類、豆類、蔬菜、堅果等天然食物打成濃稠果汁，可增強精子活力，有助於「做人」成功，所以不只女人要喝，男人也應該一起喝。

part 2

- ## 喝溫熱的豆穀漿改善體質

  若有體質虛寒、不易懷孕的困擾，可以選擇番薯五穀米漿、高鈣芝麻豆漿、蓮藕豆漿、南瓜銀耳豆漿、黑五寶等以五穀雜糧打成的溫熱奶漿，這些食物中富含維生素 B 群和鋅、鎂等能夠加強生育力的營養。

- ## 蔬果精力湯也可以不寒涼

  蔬果也能助孕，尤其是深色綠葉蔬菜，如菠菜、萵苣、茼蒿、綠花椰菜等富含葉酸、維生素 B，可以提高排卵，還能讓男性的精子質量更佳，減少很多基因問題。加入蔬果、堅果及薑，既寒熱平衡又營養充沛。

- ## 多運動、避免受寒

  別忘了要多運動，每天快走 30 分鐘，讓血液循環變好，是改善不孕體質的根本之道。我自己的經驗是，在冷氣房多穿長褲，避免腹部受寒。室內外溫差最好不要超過攝氏 5 度。少吃冰，避免子宮受寒，都是增加受孕機率的方法。當然，最重要的還是夫妻同心，愛，才是迎接新生兒報到的溫床。

女性保健

孕媽咪版的養胎精力湯

記得懷姊姊的時候，我還沒開始用精力湯養生，所以遵照醫囑，每天喝1杯牛奶，補充1顆孕婦專屬的綜合維他命。可是孕期之間仍波折不斷，還驗出缺乏白蛋白，被醫生調侃說：「怎麼到現在還有難民同胞。」安胎期間，營養師開了一大堆肉要我吃，我心想：「明明都有吃肉、魚、蛋、豆腐，怎麼會缺乏白蛋白？」後來才知道，有些人因為疾病或體質因素，肝臟消化、吸收蛋白質的能力較弱，就會有白蛋白不足的問題。

另外，最難忘的是小腿抽筋的經驗。我雖然吃了很多肉、喝了很多牛奶，但仍然經常抽筋，特別是懷孕最後幾個月，無數次在半夜因小腿抽筋而痛醒，按摩也不成、伸直也無用，甚至痛到掉淚。

而懷「精力湯寶寶」期間，我每天早上喝1杯用蔬菜、水果、生堅果加海帶芽打成的500cc精力湯，再加1片全麥土司補充碳水化合物，1顆水煮蛋補充蛋白質；中午、晚上則比照一般飲食，完全沒喝牛奶，也沒有補充維他命。結果9個月下來，一次都沒有抽筋，且精力充沛，也沒有白蛋白不足的問題，讓我對精力湯的均衡多元、完全吸收，產生了深刻的印象，從此再也離不開它。

懷孕要涼補，坐月子才熱補

孕期飲食除了澱粉、蛋白質等基本營養的攝取，還要加強補充鈣質、葉酸和鐵質、維生素B6。將兩三種蔬菜和兩三種水果、堅果用全食物調理機打成營養豐富的飲品，包括各色蔬菜、水果、堅果、豆類、全穀類、海藻類、菇蕈類，都可以適當混合、均衡搭配，就不用擔心營養不足，也不用害怕吃太多，生完之後身材走樣，是正餐之外最好的營養補充，當成下午茶取代高熱量的餅乾、麵包，更可以避免「胖到媽媽沒胖胎兒」的窘

況。或者也可以將煮熟的糙米飯、各式豆類和堅果打成奶漿飲品，當成早點或入睡前的助眠飲品，孕媽咪喝精力湯，方便省時，還可有效率地攝取到多樣化的營養。

此外，懷孕期間體質會變熱，千萬別再吃燒酒雞、羊肉爐等熱補食物。坐月子期間的飲食也很重要，這時候就要吃麻油豬肝、麻油雞等滋補食物，蔬果也要選溫性或平性的吃；更不要喝冰水或冷飲。我完全按照古法坐月子，確實對改善體質很有幫助。

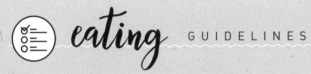

eating GUIDELINES 懷孕期的飲食守則

懷孕期間，要特別注意以下營養的補充和攝取：

- **葉酸**

  懷孕前 3 個月就要開始補充，是胎兒生長發育不可缺少的營養素，有助於胎兒大腦和神經管的發育，避免造成神經管畸形，減少兔唇或唇顎裂。綠色蔬菜和豆類、酵母、動物肝、香蕉、橙汁等都有豐富的葉酸。

- **鈣**

  構成胎兒骨骼的主要營養素，孕婦缺乏鈣質，除了容易骨質疏鬆，也會影響胎兒骨骼和牙齒的健康。富含鈣的食物有：黑白芝麻、紫菜、海藻、金針、黑豆、黃豆、黃帝豆、毛豆、花豆、莧菜、芥藍菜、高麗菜、油菜、地瓜葉、捲心芥菜、木耳、糙米、杏仁、香菇、蘿蔔乾。

• 鐵質

製造血色素的核心營養素，孕婦鐵質攝取不足，除了本身會貧血，胎兒早產的比率也會增高。蚵乾、蛋黃、瘦肉可補充鐵質。乾豆如黃豆、黑豆、紅豆及綠色蔬菜是植物中的鐵質最佳來源，紫菜、黑糖、黑芝麻、葡萄乾、紅棗、黑棗含鐵量也不錯。

• 碘、鋅

海藻等含碘食物有助於胎兒大腦發育；鋅的量不一定要很多，但是它參與了人體至少 80 種以上的酵素活動，對胎兒的生長發育影響很大。含鋅食物有海帶、黃豆、扁豆、黑芝麻、南瓜籽、牡蠣、貝類、瘦肉等。

• 蛋白質

許多研究顯示蛋白質含量過低的飲食可能造成孕婦水腫、貧血、流產、免疫力下降，甚至是導致胎兒體重過輕成長遲緩等。而攝取優質、足量的蛋白質也可增加鈣的吸收，對於胎兒骨骼的發育有幫助；若擔心蛋白質不足，不妨在點心飲品中添加易吸收的大豆胜肽，可使孕媽咪確保蛋白質不至於缺乏，胎兒也能充分吸收營養，平安健康的誕生。

不怕更年期！天然食物的回春魔力

更年期對許多女性來說都是一個心理關卡，既害怕它來得太早，宣告妳已經不再年輕，更害怕它帶來的副作用，會讓妳的生活天翻地覆。也因此，更年期成為一個不受歡迎的禁忌話題，進入的人不願談它；未進入的人也不知如何談它；而中年熟女到了相當年齡，就開始提心吊膽地等待。

更年期症狀也是新興文明病

我也曾懷著忐忑的心情等待更年期，但等了許久，卻一直沒有感受到更年期的威力。我很好奇，為什麼更年期對我特別仁慈？這一點連醫生也感到疑惑。記得有一次做例行追蹤檢查，發現我的荷爾蒙指數低了，一直擔心我為什麼還沒進入更年期的醫生要我有心理準備，提醒我「更年期快到了」。過了幾個月再回去檢測，荷爾蒙又高了，嚇得醫生說：「怎麼回事？妳又回春了！」醫生說，到 50 歲尾端才開始進入更年期的，大約只佔人口的 5%，還問我：「奇怪！妳的荷爾蒙到底藏在哪裡？」

至於惱人的更年期症狀，諸如：由於雌激素減少引起的熱潮紅、盜汗、皮膚乾燥、腰痠背痛、頻尿、高血壓等生理上的不適，以及失眠、睡眠障礙、情緒不穩、鬱悶焦慮等心理方面的不適，有些朋友談起來咬牙切齒、繪聲繪影，我卻很幸運的沒有太多經驗。

我一直在揣測這其中的原因，發現秘密就藏在飲食和生活型態裡。其實在五六十年前，更年期幾乎不是問題，現在卻成了困擾許多人的大問題。原因就在這幾十年裡，人類的飲食和生活型態起了有史以來最大的變化，高油脂、高蛋白、高熱量、加工食品、速食、合成飲料等西式的飲食習慣席捲全球，連帶產生了許多慢性疾病，諸如癌症、心血管疾病、糖尿病、腎臟疾病，而更年期症狀也是其中之一。

女性保健

善用飲食抗氧化、防「心」病

各國都有許多研究建議，想要紓解更年期症狀的女性，可採用「地中海飲食」、「印度地中海飲食」或是「新起點飲食」。不管名稱為何，這些飲食方式的共同點就是多攝取蔬菜、水果、五穀全麥、堅果，少吃紅肉，避免煎、炒、炸及反式脂肪。這也是我一向大力提倡和實踐的全食物飲食方式，結果證明真的有效。「因為天然食物中有許多珍貴的營養素，可以幫助更年期女性舒緩不適症狀，並提高心血管及組織的抗氧化能力，為老年期的來臨預做準備。」

停經後，婦女特別要提防「心病」，因為少了女性荷爾蒙的保護，45歲以上女性罹患高血脂、血管硬化、心臟病及中風的機率大幅增加，65歲以上婦女的罹病率更超越同年齡男性。很多人既擔心用荷爾蒙治療更年期症狀容易提高各種癌症的罹患率，又擔心不接受荷爾蒙治療可能又會導致身體不適和心血管疾病威脅，這麼看來，改善飲食似乎是一個簡單易行的解決方案。

醫師建議每天要吃 10 份 100 公克的蔬果，這對多肉少菜的現代人似乎很難做到——我的方法非常簡單，就是每天喝 1 杯用蔬菜、水果、堅果或全穀、豆類、根莖類打的精力湯，輕鬆補足所需要的營養素，讓我不再畏懼更年期。

有益更年期的食物：

- **含植物雌激素**

  減緩因女性荷爾蒙不穩定引起的潮紅、心悸、盜汗等不適並減少心血管疾病，如豆類、山藥、地瓜、菇蕈類，以及扁豆、穀類、小麥、黑米、葵花籽、洋蔥等。其中黃豆、黑豆、毛豆、豆漿都含有天然的大豆異黃酮，是更年期婦女最好的保健食物。

- **富含維生素 B 群**

  糙米、小米、玉米、麥片等全穀類，以及菇蕈類（蘑菇、香菇等）、小麥胚芽、水果、綠葉蔬菜等，可以減輕神經功能失調現象，改善頭暈、耳鳴、失眠、健忘、汗多、心悸等症狀。

- **具鎮靜安神作用**

  如綠豆、豌豆、銀耳、百合、蓮子、紅棗等，可以改善睡眠及憂鬱焦慮狀態。

改善經前症候群的飲食：

- **少鹽低糖多好油**

  在生理期的前兩個星期，建議減少醣類、鹽分攝取，以維持血糖濃度的穩定，並多攝取富含 Omega-3 不飽和脂肪酸、亞麻油酸的食物，如堅果、芝麻、亞麻仁籽、鮭魚、青花魚。

- **生理期少吃酸澀食物**

  如石榴、青梅、楊梅、楊桃、李子、檸檬、橄欖等，以免血管收縮，血液澀滯，造成經血瘀阻，引發經痛。

- **少吃寒性蔬果、刺激性食物**

  包括西瓜、火龍果、梨子、苦瓜等。不要吃冰、含酒料理及刺激性食物。

- **多吃補血食物**

  如蘋果、葡萄、南瓜、葡萄乾、紅棗、紅豆、豬肝、腰子等。

- **多吃含植物雌激素的食物**

  如黃豆、薏仁、山藥、牛蒡等。

女性保健

menu.01

性福助孕精力湯

這些人也適合：

☑ 孕媽咪 ☑ 更年期 ☑ 三高 ☑ 貧血 ☑ 防癌

☑ 減重 ☑ 便秘 ☑ 美化肌膚

女性保健飲食需求

1. 豐富的葉酸、維生素 B 群與植物雌激素。

2. 女性易因缺鐵而暈眩、頭痛，需補鐵。

3. 懷孕、更年期需補鈣，以防骨質流失。

4. 更年期應避免高血脂、心臟病。

5. 孕婦、更年期要減少尿道感染。

650cc
2人份

INGREDIENTS

○ 豌豆苗 —— 15g
○ 青花芽苗 —— 15g
○ 奇異果 —— 1 顆
○ 鳳梨 —— 100g
○ 蘋果 —— 100g

○ 海帶芽 —— 1 茶匙
○ 小麥胚芽 —— 1 大匙
○ 綜合堅果 —— 2 大匙
○ 大豆胜肽 —— 2 匙
○ 冷開水 —— 300cc

營養成分表	
熱量	277kcal
脂肪	8.3g
蛋白質	9g
醣類	44.5g
膳食纖維	5.8g
鈉	52mg

STEP

1. 將所有食材置入容杯，蓋緊杯蓋，開機三步驟，打約 40 秒鐘即完成。

營養即時通

青花椰苗 **奇異果** **堅果**	皆是維他命 E 的豐富來源，維生素 E 又稱生育醇，能促進性功能、改善性慾。南瓜子還含有鋅，有助精子的活動力。奇異果含豐富的彌猴桃鹼及生育酚，可說是水果中的天然威而剛，也是維他命 C 的最佳來源。
豌豆苗 **鳳梨**	含豐富葉酸、維生素 C 及微量元素，有助降血壓、利尿、消水腫、抗疲勞。豌豆苗的鐵離子含量也高，很適合貧血、需要補充鐵質的孕媽咪。
海帶芽	含維生素 B 群、豐富鈣質、鐵質和碘等礦物質，加上海帶中的麩胺酸有助於修復腸道黏膜，膳食纖維可以提升飽足感。
大豆胜肽	迅速補充優質植物性蛋白質，不僅容易消化吸收，也提升精力湯風味。

女性保健

B 群大補湯

這些人也適合：

☑ 助孕　☑ 懷孕　☑ 更年期

☑ 提升活力　☑ 安定情緒

☑ 防癌　☑ 預防三高

600cc 2 人份　　**蔬菜 1.5 份**　　**水果 1.5 份**　　**堅果 2 份**

營養成分表	
熱量	575.1kcal
脂肪	20.2g
蛋白質	26.5g
醣類	78.7g
膳食纖維	9.6g
鈉	227mg

INGREDIENTS

- 汆燙青江菜—— 100 克
- 西洋芹—— 30g
- 青花椰苗—— 20g
- 柳橙—— 1 顆（約 100g）
- 香蕉—— 1 條
- 白芝麻—— 1 大匙
- 綜合堅果—— 1 大匙
- 小麥胚芽—— 2 大匙
- 優酪乳—— 100cc
- 大豆胜肽—— 2 大匙
- 冷開水—— 250cc

STEP

1. 將所有食材置入容杯，蓋緊杯蓋，打約 40 秒鐘。
2. 接著再將優酪乳倒入容杯，中間轉速鈕 1 轉到 10 來回 3 次以攪拌食材，即完成。

TIPS

維生素 B 群包括 B1、B2、B6、B12、葉酸、泛酸、菸鹼酸等，是維持細胞生化作用重要的輔助酵素，功能包含代謝、造血、保護神經、解毒、提高免疫、舒壓、助眠。這一道的食材中幾乎包含所有 B 群營養素，是名符其實的天然 B 群大補湯。

營養即時通

青江菜　含有豐富的 B 群（葉酸）、維他命 C 及鈣質能維持牙齒、骨骼的強壯，也可預防高血壓、動脈硬化、便秘。

西洋芹　含有大量維生素 B 群，多種礦物質、膽鹼、鎂元素、鉀離子、纖維，可調節普林的正常代謝，抑制尿酸的形成，促進尿酸的排泄，進而溶解痛風結石。

柳丁　含維生素 B、維生素 C、類胡蘿蔔素、鈣、磷、鉀、檸檬酸、果膠等營養素。

小麥胚芽　維生素 B 群含量豐富，維生素 B1、B2、B6 相互作用，大大提高營養價值，其中維生素 B1 含量相當於每人每天需求量的 3.5 倍。

優酪乳　有蛋白質、維生素 A、B1、B2、B12、礦物質、鈣、磷、鉀、鎂，經過乳酸菌的發酵，比牛奶更易吸收。

menu.03

黑豆紅豆紅棗漿

這些人也適合：

- ☑ 生理期 ☑ 懷孕 ☑ 更年期
- ☑ 便秘 ☑ 抗老化
- ☑ 貧血 ☑ 水腫

part 2

450cc
1 人份

INGREDIENTS

○ 蒸熟黑豆 —— 50g

○ 蒸熟紅豆 —— 50g

○ 去籽紅棗 —— 7 顆

○ 熱開水 —— 300cc

營養成分表

熱量	211kcal
脂肪	3.1g
蛋白質	13.9g
醣類	33.8g
膳食纖維	8.9g
鈉	4mg

STEP

1. 將所有食材置入容杯，蓋緊杯蓋，打約 1 分鐘即完成。

TIPS

1. 如遇女性生理期間，紅棗改成黑糖 1 大匙。

2. 黑豆清洗、浸泡和蒸煮方式同黃豆。也可加較多水煮黑豆，煮出黑豆水可當茶飲，中醫認為，黑豆補脾利濕、入腎經，可減少腳氣水腫、心悸。

營養即時通

黑豆　　含大量蛋白質及豐富雌激素。比黃豆含有更多鈣與鐵，更適合懷孕、更年期婦女及骨質疏鬆者飲用。尤其黑豆漿不像黃豆性冷，比較不會寒涼、大便溏稀。 黑豆中微量元素如鋅、銅、鎂、鉬、硒、氟等的含量都很高，有助延緩老化、降低血液黏稠度。富含鈣，是人體補鈣的極好來源；豐富的鐵可預防人體缺鐵性貧血。粗纖維含量高達 4%，可以防止便秘。

紅豆　　富含鐵質，可補血；含高鉀，有助利尿，去濕熱、消水腫，尤其是改善下肢水腫，豐富的膳食纖維可預防便秘。

紅棗　　補血安神

女性保健

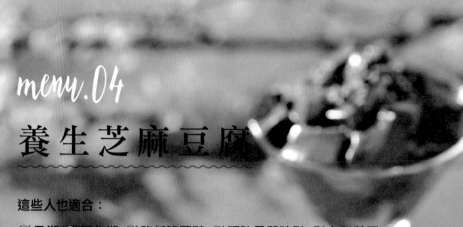

menu.04
養生芝麻豆腐

這些人也適合：

☑ 孕期 ☑ 更年期 ☑ 降低膽固醇 ☑ 預防骨質疏鬆 ☑ 各年齡層

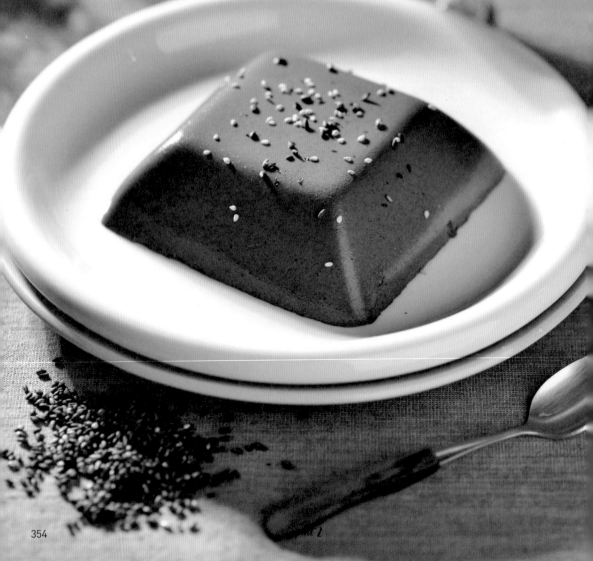

600g

INGREDIENTS

○ 白芝麻 —— 50g

○ 黑芝麻 —— 50g

○ 葛粉 —— 20g

○ 冷開水 —— 500cc

營養成分表	
熱量	718.6kcal
脂肪	54.2g
蛋白質	19g
醣類	38.7g
膳食纖維	0g
鈉	20mg

STEP

1. 將黑芝麻、白芝麻及冷開水置入容杯，蓋緊杯蓋，打 2 分鐘。

2. 打開杯蓋，加入葛粉後蓋緊杯蓋，啟動電源，將調速鈕由 1 轉至 10，再由 10 轉回 1，來回 3 次，利用轉速的變化攪拌食材，完成後倒入鍋中。

3. 將鍋子放在瓦斯爐上用小火慢慢攪拌，至糊化煮開即可倒入模型中，待涼後放入冰箱冷藏即可。

4. 已凝結的芝麻豆腐，可切塊沾柴魚醬油、和風醬或蜂蜜食用。

營養即時通

芝麻　　富含鐵、鈣，可預防骨質疏鬆；還含有維生素 E 和木質素，能清除自由基，減少發炎；豐富的亞麻油酸可去除附在血管壁上的膽固醇；鋅則有助胎兒發育、調整內分泌。

女性保健

menu.05

山藥黃豆漿

這些人也適合：

☑ 孕期 ☑ 更年期 ☑ 銀髮族

☑ 氣虛體弱 ☑ 胃病

450cc
1 人份

豆類
1 份

根莖
1 份

營養成分表

熱量	202.8kcal
脂肪	5.8g
蛋白質	10.3g
醣類	30.5g
膳食纖維	4.1g
鈉	13mg

INGREDIENTS

○ 煮熟黃豆——50g

○ 蒸熟山藥——80g

○ 原色冰糖——1 大匙

○ 熱開水——300cc

STEP

1. 將所有材料置入容杯，蓋緊杯蓋，打 1 分鐘即完成。

TIPS

可另加煮熟銀耳 50g，更能增強滋陰潤肺、提升免疫力及美膚、抗衰老效果。

營養即時通

山藥　　含多醣體、黏液蛋白、薯蕷皂素與植物雌激素等,可滋養強壯身體、修復腸胃黏膜、
　　　　增進食欲並促進干擾素、T 細胞的合成,改善更年期不適。

黃豆　　含豐富的蛋白質、葉酸和大豆異黃酮。

女性保健

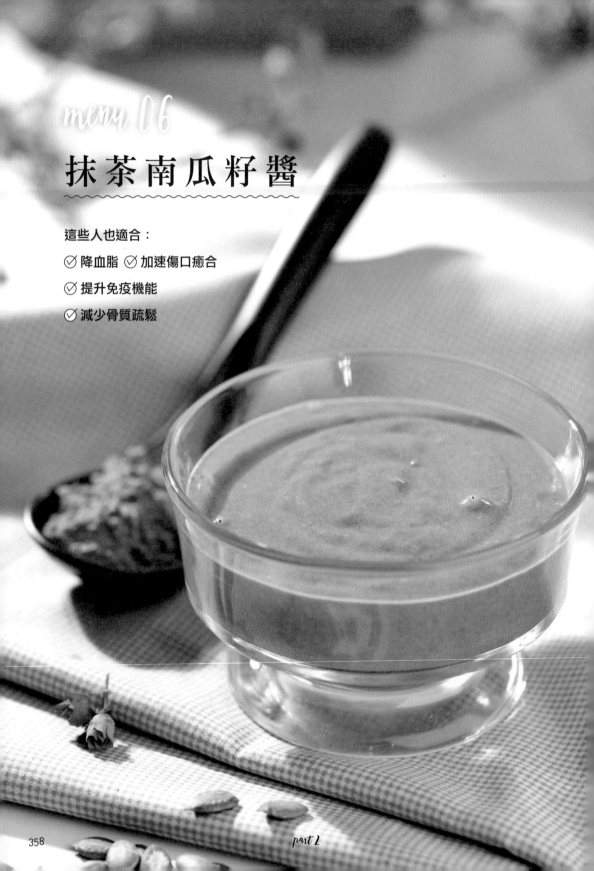

menu 06

抹茶南瓜籽醬

這些人也適合：

☑ 降血脂 ☑ 加速傷口癒合

☑ 提升免疫機能

☑ 減少骨質疏鬆

350cc

INGREDIENTS

○ 烤熟的南瓜籽 ——— 250g

○ 熟白芝麻 ——— 25g

○ 抹茶粉 ——— 3g

○ 原色冰糖 ——— 10g

STEP

1. 將生南瓜籽放入烤箱中（需先預熱 10 分鐘），以 100℃烤約 40 分鐘。

2. 將烤熟放涼後的南瓜籽、白芝麻、抹茶粉、原色冰糖置入容杯中，蓋緊蓋子，
   同時需使用攪拌棒沿容杯四周及中央向下壓擠進行調理，約 40 秒至 1 分鐘可完
   成。

營養即時通

南瓜籽　　含豐富的鋅，體內有數百種含鋅的酵素，參與醣類、蛋白質、脂肪、核酸與維生
　　　　　素的代謝，包括維持免疫機能以減少感染，正常的食慾，使皮膚正常修復以幫助
　　　　　傷口癒合，缺鋅時這些功能都會有不等程度的損傷，對健康的影響相當廣泛。

女性保健

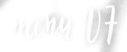

四物湯

這些人也適合：

☑ 貧血 ☑ 月經量少 ☑ 手腳冰冷 ☑ 化療後補血

1200cc

INGREDIENTS

○ 熟地黃

○ 白勺

○ 當歸

○ 川芎

○ 冷開水 —— 1,200cc

STEP

1. 將四物湯包置入美顏壺，加冷開水至 1,200cc，啟動燉湯模式，煮 90 分鐘，可加瘦肉、排骨或雞腿同煮。

TIPS

★ 四物湯屬於溫補，生理期提前、經血顏色鮮紅，平時容易口乾、嘴破、睡覺多夢、睡不好、皮膚癢、易怒、喉嚨痛的人，屬熱性體質，不適合喝溫補的四物湯。正在發炎，如眼睛充血或是感冒未癒等，也不適合喝四物湯。更年期體質偏燥熱，喝四物湯更年期症狀會更明顯。

營養即時通

四物　　熟地補腎補血，可以促進造血；芍藥可保存血液，減少流失；當歸含有鐵、維生素 B12，可以刺激紅血球活化；川芎可將血氣引導到全身。具備補血、活血雙重功能，適用於血虛、婦女月經不調及痛經等。若有臉色蒼白、嘴唇白、頭暈、疲倦、容易心悸，月經量少或不來的情形，可以在月經結束後，吃 2～3 帖四物湯改善。冬天容易手腳冰冷的人，四物湯也有幫助。醫學臨床上利用四物湯做為癌症化療之後免疫力的提升，也頗具效果。

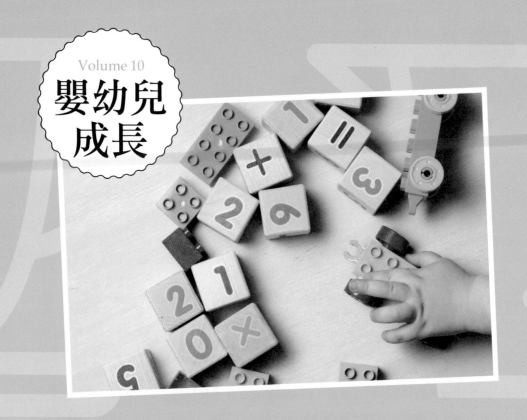

嬰幼兒
成長

小孩肥胖容易導致性早熟，不利於長高，2 歲到 11 歲的體重，更與成年後的心臟狀況有最直接的關係。飲食習慣對身體機能的發展、對生理系統的成熟都有極為長遠的影響。

從懷孕開始，培養不挑食的孩子

你家的餐桌像戰場嗎？你正在為孩子偏食、不愛吃青菜而煩惱嗎？

其實味蕾的養成始於子宮時期，所以要訓練孩子的口味，應該從懷孕就開始。好幾項研究證實，食物的味道會滲入羊水，並且影響日後孩子對食物的選擇和偏好，所以孕媽咪為了自己和孩子的健康，應該慎選

飲食。這也是我為什麼強力推薦孕媽咪喝精力湯：一方面補足自己的營養；一方面給孩子清新的味蕾，習慣天然食物的風味。

嬰兒時期是孩子成長中最敏感的時期，飲食習慣會設定他身體機能的發展，對生理系統產生長遠的影響。坊間有「小時候胖不是胖」的說法，但是根據統計，小孩進幼稚園時如果體重過重，到了國中二年級，變成肥胖的機率大約是過去體重正常小孩的四倍！所以，小時候胖就是胖。BMI 5% ～ 85% 是正常，超過 85% 是體重過重，超過 95% 是肥胖。

肥胖易導致性早熟、影響心臟健康

有不少父母相信：「寶寶小時候胖一點，將來才有抽高的本錢。」但是，從臨床上觀察，肥胖兒童小時候的確長得比較高大，但成年後卻比預期身高來得矮，可見胖小孩只是長得快，並不代表會長得高。新的研究更指出小孩肥胖容易導致性早熟，性早熟反而不利於長高。尤其脂肪細胞一旦形成，就不容易消失，胖寶寶身上多的脂肪，只能變成熱量，無法提供其他營養素，反而會跟著小孩一輩子，變成是傷害。

多項國際研究結果都顯示，**嬰兒早期營養過盛，尤其是進食高蛋白質配方奶粉，會增加長大後罹患高血壓、冠心病、癡肥等風險**；也有研究發現，孩子從 2 歲到 11 歲的體重，與成年後的心臟狀況有最直接的關係，比其他任何年齡的體重預測力更強。也就是說，孩子從小就胖，比長大後才發胖，得心臟病的機率要更高。

所以，要預防心臟病、高血壓、肥胖、糖尿病，甚至是癌症這些可怕的成人慢性病，就得從小時候的體重控制做起。從小貝比養成良好的飲食習慣，可以說是最事半功倍的方法。

孩童的飲食內容也會影響心理狀況。研究人員針對歐洲 7,000 多名

嬰幼兒成長

2～9歲的兒童做了兩年的追蹤，發現越按照飲食指南攝取營養的兒童，他們的心理健康狀況越好，像是有良好的自尊心、較少的情緒與同儕問題等。研究也發現，若是孩童攝取足夠的水果和蔬菜，與父母、同儕的關係會更好；而攝取過多的脂肪，則比較容易有情緒問題。研究人員推測，可能某些食物對心理健康有幫助，像是魚肉當中含的 Omega-3 脂肪酸，水果、蔬菜、全穀類中所含的維生素與礦物質，都會影響心理健康與整體健康狀況，包括睡眠、情緒、骨骼等。同時，身心狀況良好的兒童，比較不會老是想要攝取不健康的食物來獲得口欲滿足。

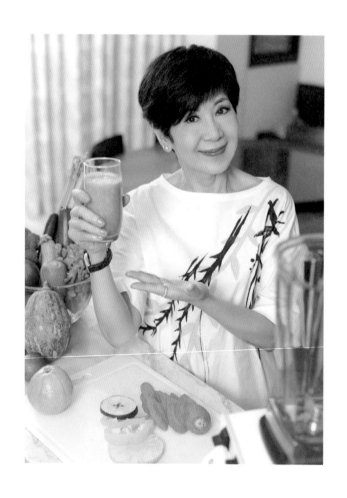

吃副食品，建立飲食習慣的黃金時期

很多媽媽都很重視孩子的副食，但到底什麼時候開始給孩子吃副食好呢？世界衛生組織建議「純母乳哺育6個月，之後應開始搭配副食品」，但現在卻有不少小兒科醫師建議最好從4個月就開始，尤其是喝配方奶，或者父母本身有過敏體質的寶寶，更要從4個月開始吃副食，一來可減少過敏，二來孩子的營養會更均衡，並且更快學會吞嚥和咀嚼。他們主張在4～6個月階段，不需要特別為孩子準備副食，餐桌上的食物只要剪碎、壓爛，讓寶寶少量接觸到多樣化的食物就可以了，包含蛋、魚、各種蔬菜水果，讓寶寶自己決定要吃什麼、吃多少，不追求副食品的量，也不取代奶量，不想吃也不要硬塞。

那這種方式，是不是就代表要拋棄傳統的副食品——食物泥呢？倒也未必。專家建議越早讓孩子接觸穀類、蔬菜、水果這類食物，未來他們喜歡的機會就會更高。而食物泥一開始通常由穀類、蔬菜、水果做成，有好的工具製作容易，媽媽有成就感，寶寶也吃得很開心，沒什麼不好。尤其6個月以後，寶寶需要由副食提供更多的營養，用食物泥很容易掌握寶寶吃的量和食物的種類，就不必太過擔心寶寶攝取的營養是否充足。

不過，**千萬不要用奶瓶餵食副食！**因為6～9個月是練習咀嚼的關鍵期，在這個階段寶寶可藉由不同質地的食物，逐步訓練吞嚥及咀嚼能力；1歲前後，更要切記把食物泥改成質地細軟但真正有顆粒的食物，讓寶寶練習咀嚼，也可藉此學習使用餐具及手眼協調能力，為邁入斷奶階段做準備。如果一直用奶瓶餵食，就無法訓練到這些複雜的口腔運作，萬一拖延超過學習的黃金時期，恐怕會產生嚴重的餵食困難——或許這也是不少家庭不斷上演吃飯時孩子跑、媽媽追，或者一頓飯吃上1、2個鐘頭現象的原因。

嬰幼兒成長

小孩偏食，是大人的責任

不論是副食，或是 1 歲以後的食物，最重要的是要採用天然食材，避免加工食物，尤其是高熱量、低營養的零食，如甜膩蛋糕、餅乾、糖果或果汁，寶寶一旦吃慣這些重口味食物，容易對健康但口味較清淡的食物興趣缺缺。

我的朋友，專攻兒童營養的林麗美老師，除了正餐給孩子吃自然食物，連點心類也是富含營養的莓果類和海苔。等到可以吃較硬的食物時，她就給兒子葡萄乾、蔓越莓乾等莓果類當點心吃、或拌到飯裡，有助於孩子發展「撿拾」的動作。

台灣有六成兒童有偏食問題，林麗美認為家長要負最大責任。她在幼稚園擔任菜單設計顧問時，看到很多小孩到了 3 歲還在用奶瓶喝奶、吸奶嘴，原因是很多家長不了解嬰兒從吸吮轉為咀嚼的關鍵期，錯失斷奶的最佳時機。同時，孩子的咀嚼經驗少，不習慣咬，也會導致偏食、不喜歡吃蔬菜。

根據心理學家研究，孩子的挑食行為是通過觀察大人對食物的反應，才產生對食物的好惡。例如為了讓孩子們吃綠花椰菜，家長應以身作則，從一開始就帶頭吃。嬰兒其實比大家認為的更聰明，也更喜歡社交，當跟其他人一起吃飯時，他們會吃得更多。與正向、有趣的人一起享受愉快的進食經驗，能帶給嬰兒快樂的記憶，並在以後的生活中影響他對食物的選擇。

讓全家吃得健康一點都不難，只要有好工具再加上滿滿的愛心，家裡每天都會有健康滿點的愛心餐點，全家人快樂的進餐，就能幫助孩子養成良好的飲食習慣，讓全家更健康、更幸福。根據英國一項研究推估，這一代的孩子恐怕會比他們的父母壽命更短，原因是他們吃了太多人工食品；而且還有可能會比他們的父母矮，因為老是睡得太晚——雖然只是預測，但您當然不願意讓這樣的預言成真，就讓我們一起努力吧！

很多父母常問我，什麼時候可以開始給孩子喝精力湯？如果把「天然食物攪碎」都算精力湯，那麼真的從很小就可以開始了！

• 食物要一樣一樣慢慢加

孩子 4 個月開始就可以吃單獨一種食物泥；6 個月以上可以混合兩種以上不同食物泥。1 歲以後可嘗試堅果、豆類，如蔬菜、水果加堅果，或豆類加堅果。也可以用糙米、胚芽米加豆、蛋、小魚，或者將菇蕈類、海帶類打碎，再加入胚芽米飯裡煮成粥給孩子吃，但建議還是一樣一樣加，觀察幾天，避免孩子過敏或消化不良。萬一有腹瀉或起疹子等過敏現象，可以等 1 個月後再嘗試。其實在 3 歲前，孩子的免疫系統都還沒有發育完全，父母不必太急著列出過敏黑名單，以免孩子營養不均衡。

• 3 歲以後開始喝精力湯

跟大人喝的一樣品項複雜、生熟兼具的精力湯，建議還是 3 歲後再開始。先用一、兩種較甜的水果來打，讓孩子喜歡上精力湯，再慢慢加一些孩子比較陌生或不喜歡的蔬果，讓飲食經驗不斷擴張、營養更均衡。

譬如，我一開始用蘋果、鳳梨、香蕉打成奶昔狀，盡量色香味俱全。等孩子喝習慣了，再慢慢偷渡芽菜、甜菜根、芹菜、青椒這些孩子不喜歡的蔬菜。最重要的是持之以恆，孩子才會體會精力湯的好處而不再抗拒。

• 帶著孩子一起動手做

像前副總統蕭萬長的夫人為了讓孫女多吃蔬果，會帶著她一起打全葡萄汁。孫女一喝就喜歡上葡萄汁香甜的口味；等孫女喝習慣了之後，她再逐漸添加其他蔬果。蕭夫人還把富含胡蘿蔔素、茄紅素的番茄、紅蘿蔔、南瓜等蔬果煮熟打成濃漿，加在燕麥片裡，給先生當愛心早餐。

嬰幼兒成長

eating GUIDELINES 嬰幼兒的飲食守則

- **飲食對象：**

  1. 月齡 4 ～ 6 個月以上。
  2. 體重為出生時的兩倍。
  3. 開始流口水或厭奶 1 週以上。

- **飲食原則：**

  1. 流質→半流質→半固體→固體
  2. 一次一種新食物，由少漸增，由稀漸濃。
  3. 每一種新食物須觀察 3 ～ 5 日，確認是否有過敏問題，若無異狀，則可再更換別種食物。
  4. 寶寶的腎臟尚未發育完全，建議以食物原味為主，不須另外添加調味料。

- **飲食順序：**

  1. 蔬菜湯：只攝取水分，以補充蔬菜釋放至水中的礦物質（如高麗菜等）。
  2. 米糊：依照寶寶可吞嚥的濃稠度來調整水量（約 1 ～ 2 倍不等的水量）。
  3. 果泥、蔬菜泥：如香蕉泥、蘋果泥、菠菜泥、紅蘿蔔泥。
  4. 豆泥（少量，怕過敏）：9 個月以上再嘗試。
  5. 肉泥（先吃魚、雞、豬、牛，海鮮有過敏風險）。
  6. 蛋（先吃蛋黃）、豆腐。

- **建議 1 歲後再嘗試的食物：**

  1. 整顆蛋、帶殼海產。
  2. 堅果、花生、可可。
  3. 柑橘、蜂蜜。

• 5 大守則，遠離病菌：

1. 製作食物前，先將手與烹調器具洗乾淨，因為嬰兒對病菌的抵抗力比幼兒或成人還要弱。

2. 不要讓生食與熟食相互污染，這也是食物致病的原因。

3. 不要在室溫下放置超過 2 個小時，以避免細菌孳生。

4. 使用微波爐加熱或解凍時要小心，在餵寶寶之前要徹底攪拌均勻，並用上唇測試溫度。

5. 不要將稀釋的食物放在奶瓶中餵食，或與水、母奶或配方奶混合。這樣除了危險之外，也會導致寶寶不良飲食習慣的養成。

• 這樣保存，食物才安全：

1. 新鮮的食物放在乾淨的容器中，可以在冰箱保存 3 天。

2. 多的食物可以放在製冰盒中冷凍，然後放入密封的冷凍袋中保存 1 個月。

3. 新鮮的食物要放在乾淨的碗盤中，沒有吃完的部分不應該再隔餐食用，因為唾液可能會污染食物並孳生細菌。

4. 已經冷凍的食物解凍後不可二次冷凍，除非重新加熱過。（若是冷凍水果，煮過後再冷凍，或放在冷藏室 72 小時。）

5. 利用製冰盒儲存食物，標準的製冰盒 1 格的容量大約是 1.5 大匙、21 公克，這可以幫助您計算寶寶的食量。另一個好處是，一次可以製備兩星期的份量，放在冷凍庫保存，每次拿出 1 份解凍，每天都可以自己創造新的菜單。例如，混合 1 格的紅蘿蔔、1 格豆子、1 格的馬鈴薯和 1 格雞肉，就可以做一餐燉雞肉給寶寶吃囉！

menu.01

梨子泥

適用階段：

☑ 4～6 個月以上　☑ 銀髮族

INGREDIENTS

○ 蒸熟梨子（去皮）———— 1 顆 （約 275g）

○ 溫開水———— 90cc

營養成分表	
熱量	103.7kcal
脂肪	0.8g
蛋白質	1.1g
醣類	25.9g
膳食纖維	4.4g
鈉	33mg

STEP

1.　將所有材料置入容杯，蓋緊杯蓋，打 30 秒即可完成。

營養即時通

水梨　　含有大量果膠有助腸胃消化，所含糖類多為果糖，甜度高，幼兒接受度也高。蒸熟的水梨有潤肺止咳、清熱化痰功效，感冒、熱咳幼兒可食用此副食品。

嬰幼兒成長

menu.02

豌豆泥

適用階段：

☑ 6 個月以上　☑ 銀髮族

200cc

INGREDIENTS

○ 蒸熟豌豆 —— 150g
○ 溫開水 —— 90cc

營養成分表	
熱量	237.1kcal
脂肪	0.8g
蛋白質	18.2g
醣類	41.3g
膳食纖維	12.9g
鈉	8mg

STEP

1. 將所有材料置入容杯，蓋緊杯蓋，打 30 秒即可完成。

營養即時通

豌豆（甜豌豆）　　熱量不高，但營養素種類齊全，含鐵比黃豆、黑豆還高，又有維生素 A，因此對造血、強化黏膜細胞避免感染都有助益。豌豆屬連續採收作物，農藥殘留較多，這類蔬菜包括豌豆、四季豆、胡瓜、小黃瓜、韭菜花等，要多用流動的水沖洗。可以選用以冬天盛產期製作的冷凍蔬菜，如豌豆、四季豆、花椰菜，因冬天蟲害少，施藥也較少，再加上冷凍前又熱水殺青過，相當安全，營養流失也不多。

嬰幼兒成長

menu.03

香蕉大黃瓜泥

適用階段：

☑ 6 個月以上　☑ 銀髮族

350cc

INGREDIENTS

○ 蒸熟大黃瓜 —— 200g

○ 香蕉 —— 150g

營養成分表	
熱量	166.3kcal
脂肪	0.7g
蛋白質	3.8g
醣類	41g
膳食纖維	4.2g
鈉	22mg

STEP

1. 將所有材料置入容杯，蓋緊杯蓋，打 30 秒即可完成。

營養即時通

大黃瓜　　含有水分和纖維，可利尿通腸。

香蕉　　　大量色胺酸可穩定情緒、幫助入眠；豐富果膠有助潤腸通便，防止便秘。果糖與
葡萄糖比例為 1:1，人體可快速吸收，有助幼兒新陳代謝速率。

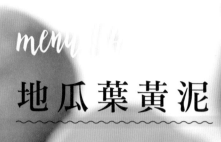

地瓜葉黃泥

適用階段：

☑ 9～12 個月以上　☑ 銀髮族

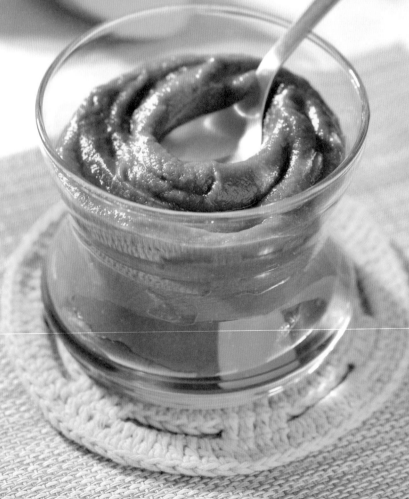

500cc

營養成分表

熱量	385.9kcal
脂肪	1.4g
蛋白質	5.6g
醣類	86.5g
膳食纖維	9.7g
鈉	149mg

INGREDIENTS

○ 燙熟地瓜葉——80g

○ 蒸熟地瓜——300g

○ 溫開水——100cc

STEP

1. 將所有材料置入容杯，蓋緊杯蓋，打 30 秒即可完成。

營養即時通

地瓜葉　含多量鐵質能幫助造血，又豐富葉酸可幫助神經正常發育，還有豐富葉黃素，幫助寶寶眼睛發育。

地瓜泥　熱量足，纖維夠，有飽足感，健胃整腸，防止便秘。

嬰幼兒成長

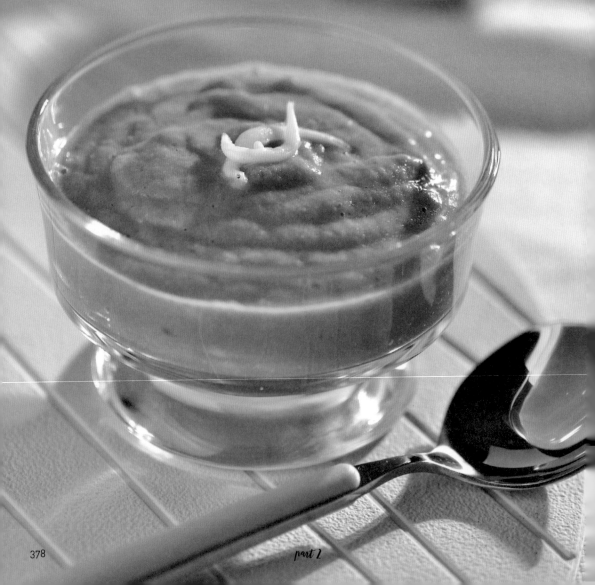

menu.05
莧菜銀魚糙米粥

適用階段：

☑ 1 歲以上 ☑ 銀髮族

part 2

營養成分表

熱量	145kcal
脂肪	2g
蛋白質	8.5g
醣類	24.3g
膳食纖維	4.9g
鈉	123mg

INGREDIENTS

○ 燙熟白莧菜—— 160g

○ 燙熟銀魚—— 30g

○ 燙熟洋蔥—— 50g

○ 糙米飯—— 50g

○ 溫開水—— 100cc

STEP

1. 將所有材料置入容杯，蓋緊杯蓋，打 30 秒，過程中使用攪拌棒協助調理。

營養即時通

莧菜　　與菠菜一樣含有鐵質，卻沒有草酸和植酸，因此不會干擾鐵和鈣的吸收。還有豐富維生素 A（不輸地瓜葉），可幫助幼兒眼睛視紫形成，也可強化呼吸黏膜，增加抵抗力。

小銀魚　富含鈣質。加上糙米豐富的維生素 B1 可維持神經傳導，幫助熱量代謝，可使嬰幼兒正常的發育成長。

嬰幼兒成長

menu.06
南瓜蒸蛋

這些人也適合：
☑ 胃潰瘍 ☑ 肝病 ☑ 術後調養

約 3 碗

INGREDIENTS

○ 蒸熟南瓜 —— 200g（連皮帶籽）
○ 雞蛋 —— 2 顆
○ 冷開水 —— 50cc

○ ○ ○ ○ ○ ○ ○ ○
營養成分表

熱量	278.3kcal
脂肪	11.3g
蛋白質	18.1g
醣類	27.5g
膳食纖維	3.4g
鈉	151mg

STEP

1. 將南瓜外皮刷洗乾淨，連皮帶籽切塊後，放入電鍋內鍋，外鍋放 2 杯水蒸熟，放涼備用。

2. 將蒸熟南瓜和冷開水置入容杯，蓋緊杯蓋，打 1 分鐘。

3. 打開杯蓋，將蛋打入容杯中，蓋緊杯蓋，啟動電源，將調速鈕由 1 轉至 10，再由 10 轉回 1，來回 3 次，利用轉速的變化攪拌食材。完成後打開杯蓋，倒入容器中放至蒸籠，以中火蒸 5 分鐘，再轉小火蒸 10 分鐘，即完成。

營養即時通

南瓜　　含豐富類胡蘿蔔素，可調整免疫功能，保護黏膜；維生素 C、E 可抗發炎和加強修復，有助傷口癒合；加上蛋豐富的蛋白質和完整的營養，熱量足又易於消化吸收，有益寶寶發育成長，也有助潰瘍癒合。

嬰幼兒成長

他的癌細胞消失了 _{新暢銷版}

1~99歲都適合，讓你告別癌細胞、不生病的82道全食物料理 ● ● ●

作　　者 —— 陳月卿

封面設計 —— 季曉彤

內頁設計 —— 戴佳琪

攝　　影 —— 陳志亮

食譜攝影 —— 焦點上設計股份有限公司　辜聖耀

責任編輯
　　　　 —— 汪婷婷
行銷企畫

總 編 輯 —— 周湘琦

董 事 長 —— 趙政岷

出 版 者 —— 時報文化出版企業股份有限公司

　　　　　　108019 台北市和平西路三段 240 號 2 樓

　　　　　　發行專線 —— (02)2306-6842

　　　　　　讀者服務專線 —— 0800-231-705　(02)2304-7103

　　　　　　讀者服務傳真 —— (02)2304-6858

　　　　　　郵撥 —— 19344724 時報文化出版公司

　　　　　　信箱 —— 10899 臺北華江橋郵局第 99 信箱

時報悅讀網 —— http://www.readingtimes.com.tw

電子郵件信箱 —— books@readingtimes.com.tw

法律顧問 —— 理律法律事務所　陳長文律師、李念祖律師

印　　刷 —— 和楹印刷有限公司

初版一刷 —— 2019 年 5 月 17 日

初版二十九刷 —— 2024 年 2 月 5 日

定　　價 —— 新台幣 499 元

特別感謝 大侑健康企業 您健康的好朋友　協助食譜拍攝

他的癌細胞消失了：1～99 歲都適合，讓你告別
癌細胞、不生病的 82 道全食物料理 / 陳月卿作 .
—— 初版 . —— 臺北市 : 時報文化 , 2019.05
　　面；　公分 . —— (養生村)
　ISBN 978-957-13-7805-3(平裝)

1. 健康飲食
411.3　　　　　　　　　　　　　　108006359

時報文化出版公司成立於 1975 年，並於 1999 年股票上櫃公開發行，
於 2008 年脫離中時集團非屬旺中，以「尊重智慧與創意的文化事業」為信念。

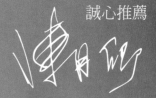
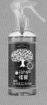
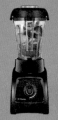

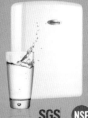

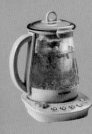

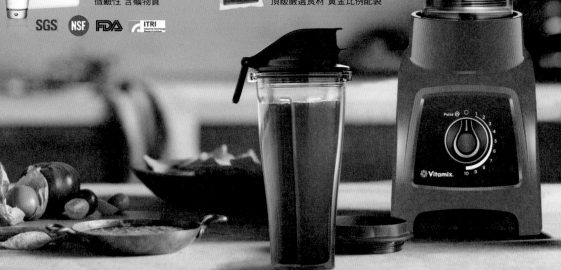
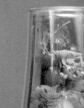

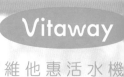

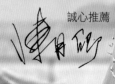